体が整う
ツボの解剖図鑑

アスカ鍼灸治療院
院長
福辻鋭記

X-Knowledge

頭・顔 のツボ

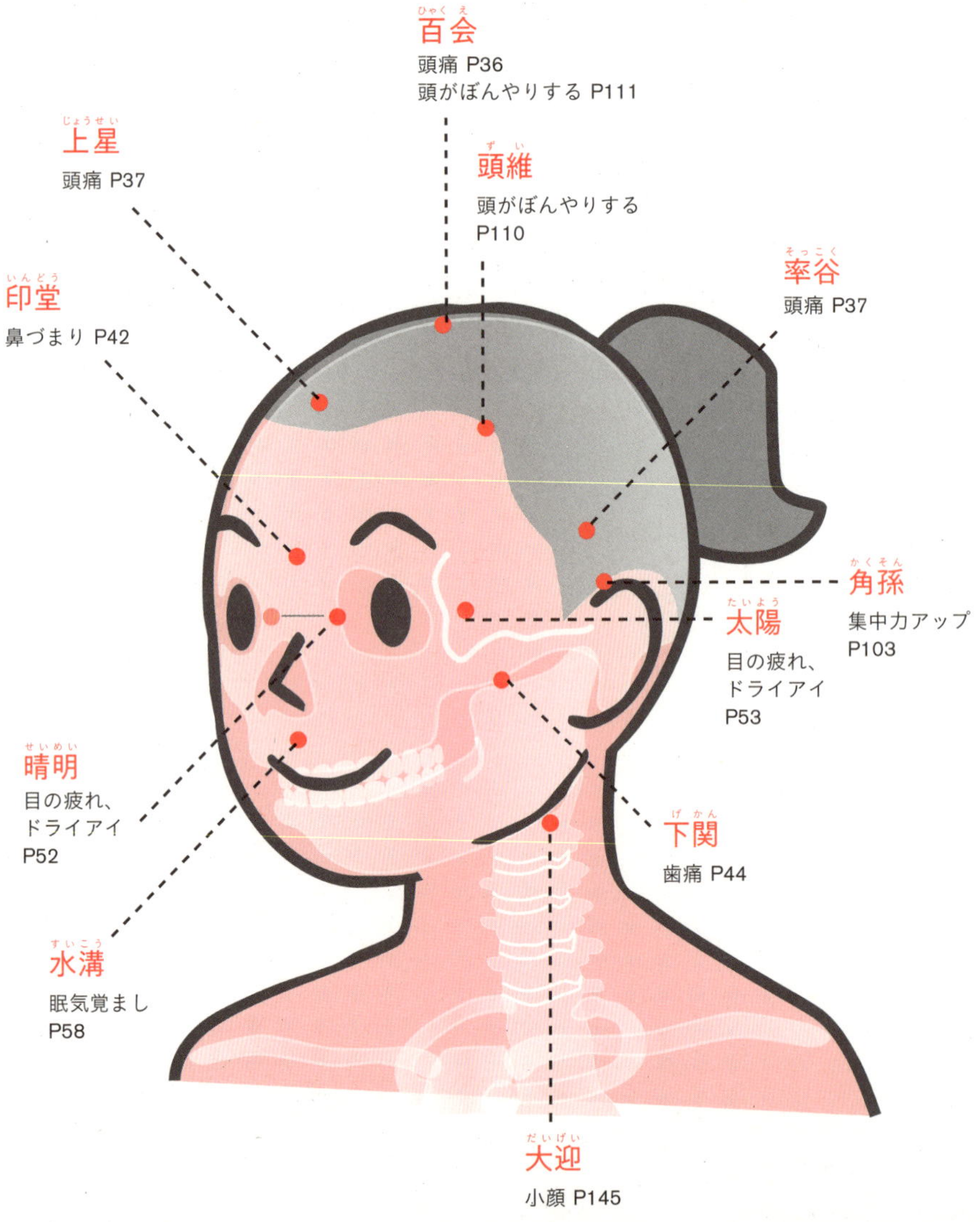

百会《ひゃくえ》
頭痛 P36
頭がぼんやりする P111
上星《じょうせい》
頭痛 P37
頭維《ずい》
頭がぼんやりする
P110
率谷《そっこく》
頭痛 P37
印堂《いんどう》
鼻づまり P42
角孫《かくそん》
集中力アップ
P103
太陽《たいよう》
目の疲れ、
ドライアイ
P53
晴明《せいめい》
目の疲れ、
ドライアイ
P52
下関《げかん》
歯痛 P44
水溝《すいこう》
眠気覚まし
P58
大迎《だいげい》
小顔 P145

後頭部・首 のツボ

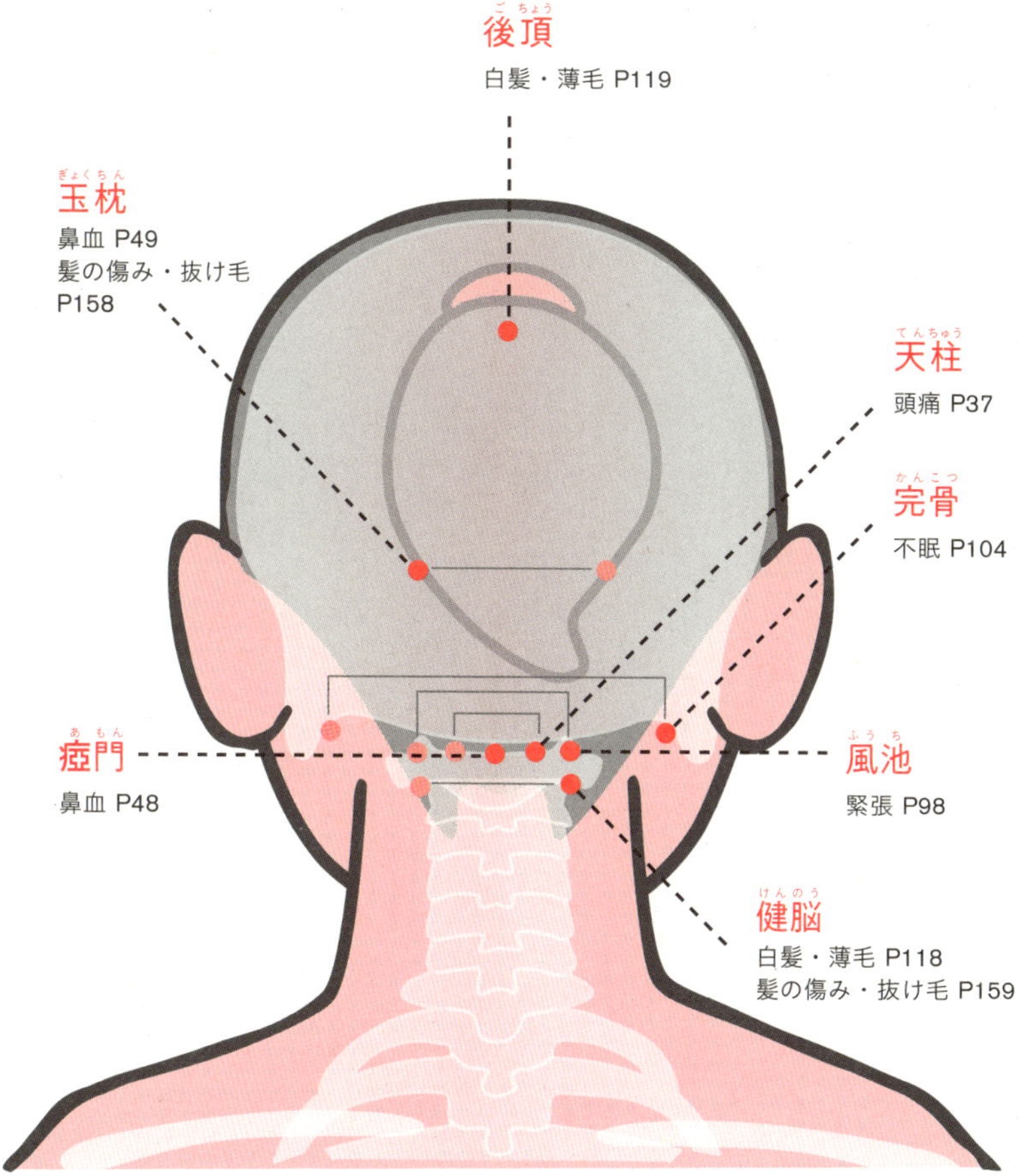
後頂《ごちょう》
白髪・薄毛 P119
玉枕《ぎょくちん》
鼻血 P49
髪の傷み・抜け毛 P158
天柱《てんちゅう》
頭痛 P37
完骨《かんこつ》
不眠 P104
瘂門《あもん》
鼻血 P48
風池《ふうち》
緊張 P98
健脳《けんのう》
白髪・薄毛 P118
髪の傷み・抜け毛 P159

全身ツボMAP

胸・おなか のツボ

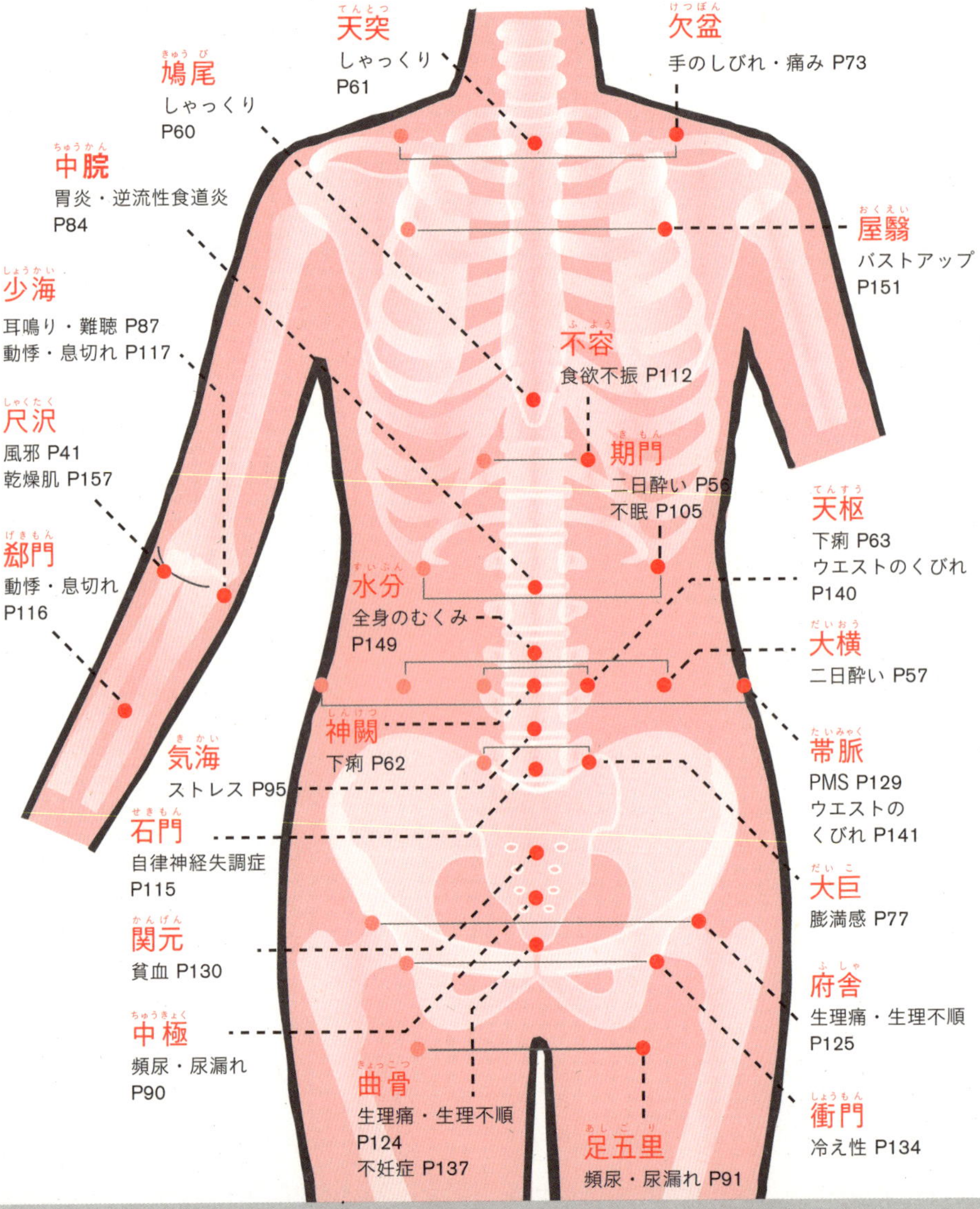

背中・腰・お尻のツボ

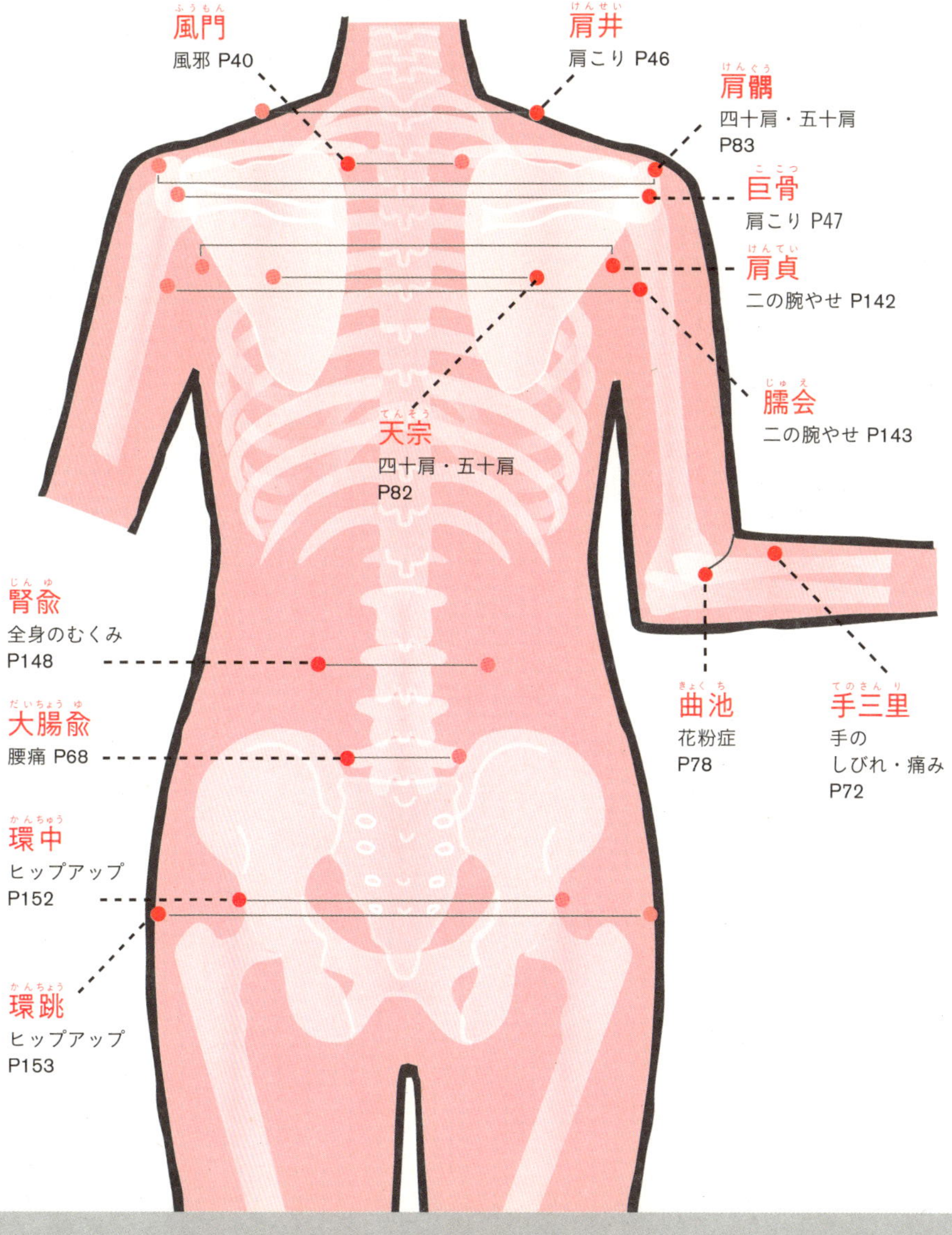

風門《ふうもん》
風邪 P40
肩井《けんせい》
肩こり P46
肩髃《けんぐう》
四十肩・五十肩
P83
巨骨《ここつ》
肩こり P47
肩貞《けんてい》
二の腕やせ P142
臑会《じゅえ》
二の腕やせ P143
天宗《てんそう》
四十肩・五十肩
P82
腎兪《じんゆ》
全身のむくみ
P148
大腸兪《だいちょうゆ》
腰痛 P68
環中《かんちゅう》
ヒップアップ
P152
環跳《かんちょう》
ヒップアップ
P153
曲池《きょくち》
花粉症
P78
手三里《てのさんり》
手の
しびれ・痛み
P72

脚(前面)のツボ

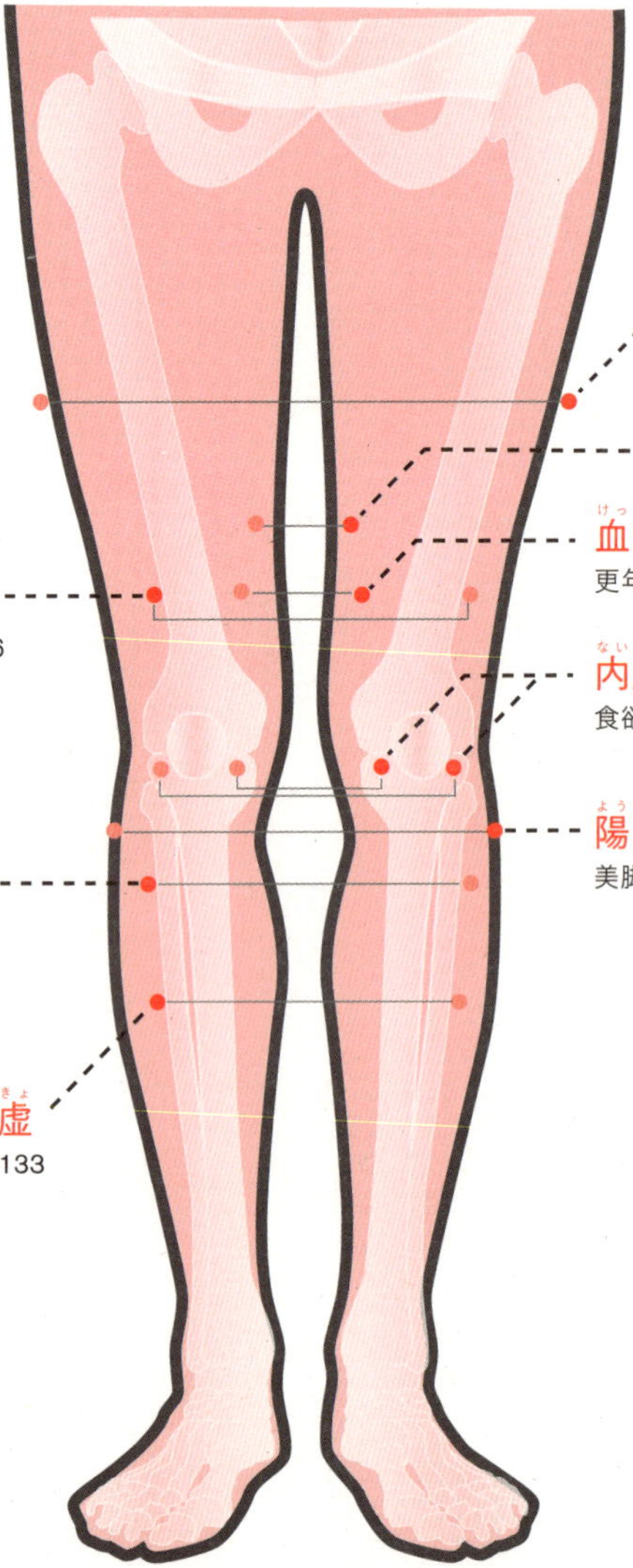
風市《ふうし》
美脚 P146
陰包《いんぽう》
ひざ痛 P80
血海《けっかい》
更年期障害 P126
梁丘《りょうきゅう》
膨満感 P76
内膝眼《ないしつがん》・外膝眼《がいしつがん》
食欲不振 P113
陽陵泉《ようりょうせん》
美脚 P147
足三里《あしのさんり》
脚の疲れ
P74
上巨虚《じょうこきょ》
便秘 P133

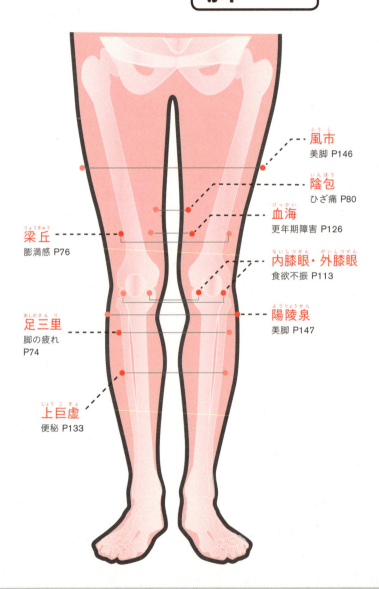

脚（背面）のツボ

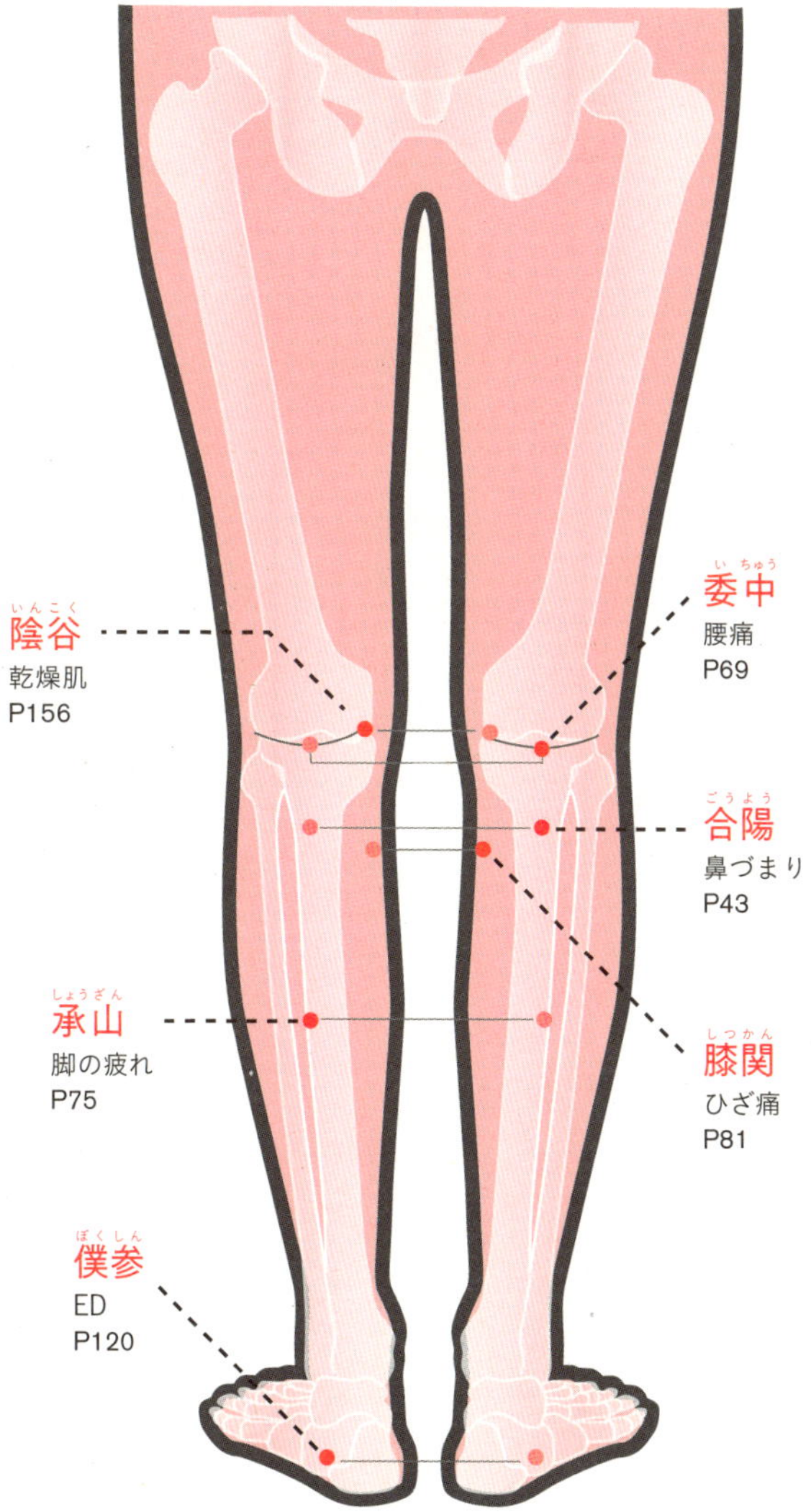
陰谷《いんこく》
乾燥肌
P156
委中《いちゅう》
腰痛
P69
合陽《ごうよう》
鼻づまり
P43
承山《しょうざん》
脚の疲れ
P75
膝関《しつかん》
ひざ痛
P81
僕参《ぼくしん》
ED
P120

手のひらのツボ

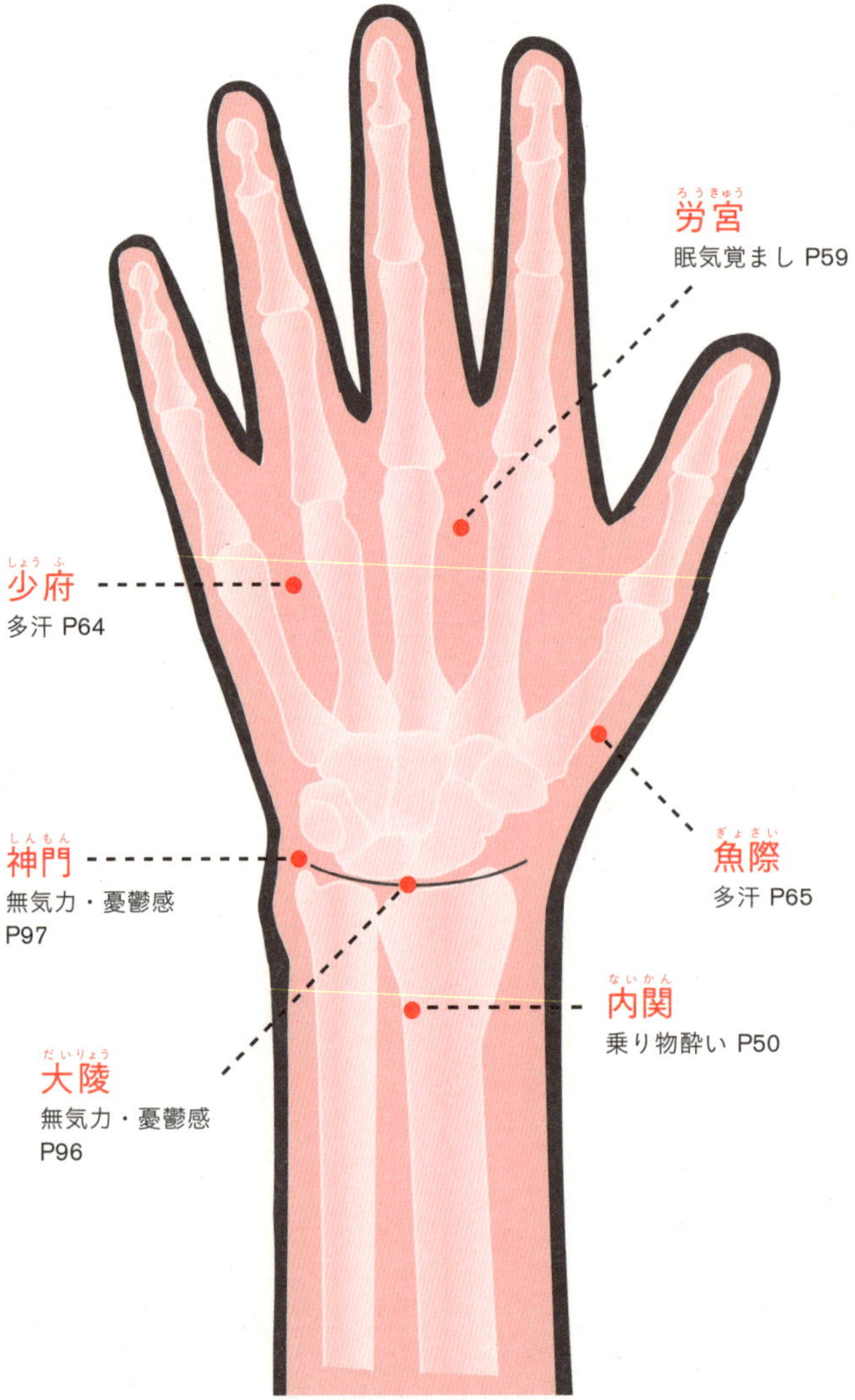

労宮《ろうきゅう》
眠気覚まし P59
少府《しょうふ》
多汗 P64
神門《しんもん》
無気力・憂鬱感
P97
魚際《ぎょさい》
多汗 P65
内関《ないかん》
乗り物酔い P50
大陵《だいりょう》
無気力・憂鬱感
P96

手の甲のツボ

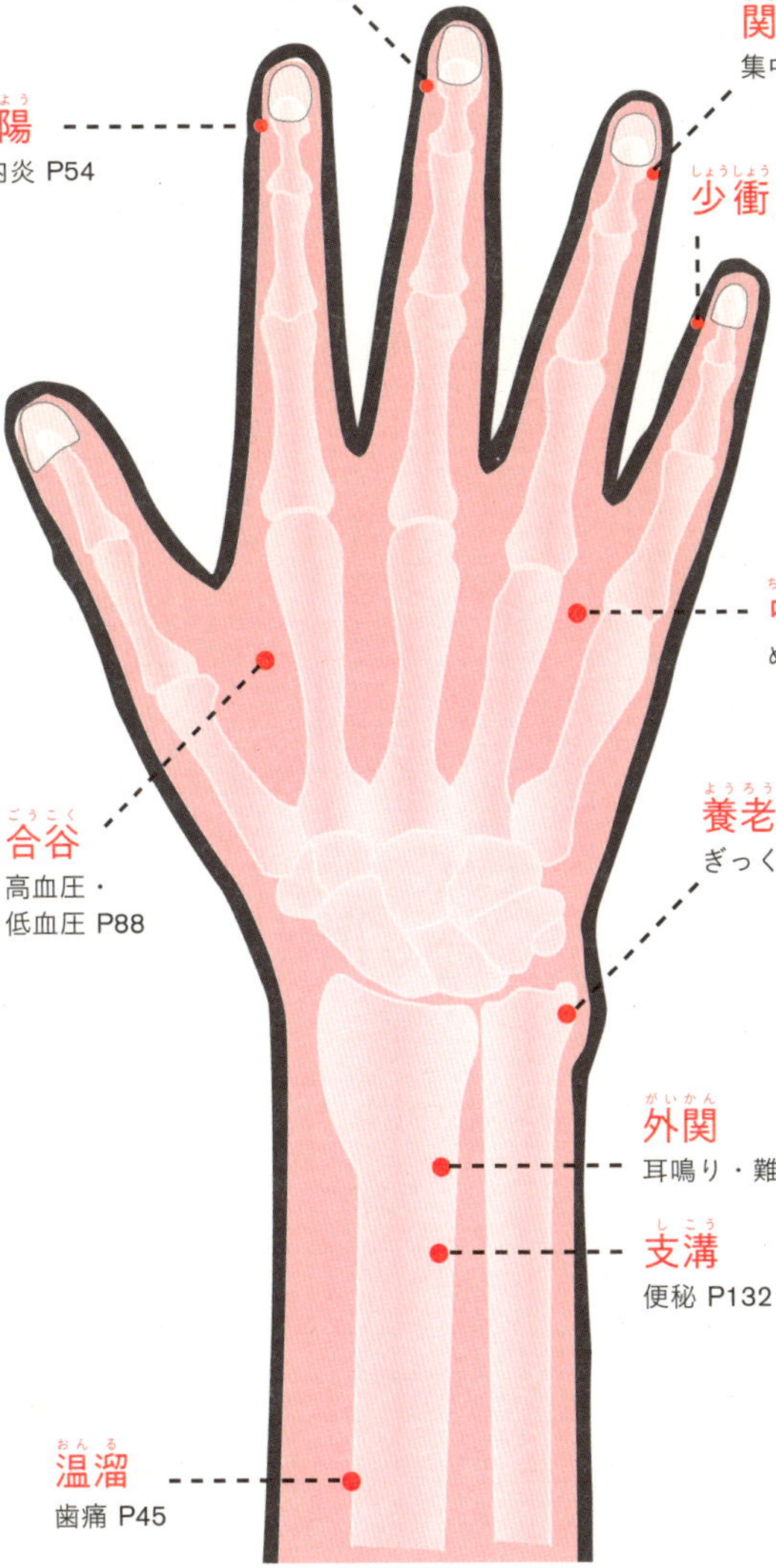
中衝《ちゅうしょう》
ストレス P94
関衝《かんしょう》
集中力アップ P102
商陽《しょうよう》
口内炎 P54
少衝《しょうしょう》 自律神経失調症 P114
中渚《ちゅうしょ》
めまい P38
合谷《ごうこく》
高血圧・
低血圧 P88
養老《ようろう》
ぎっくり腰 P71
外関《がいかん》
耳鳴り・難聴 P86
支溝《しこう》
便秘 P132
温溜《おんる》
歯痛 P45

足の甲のツボ

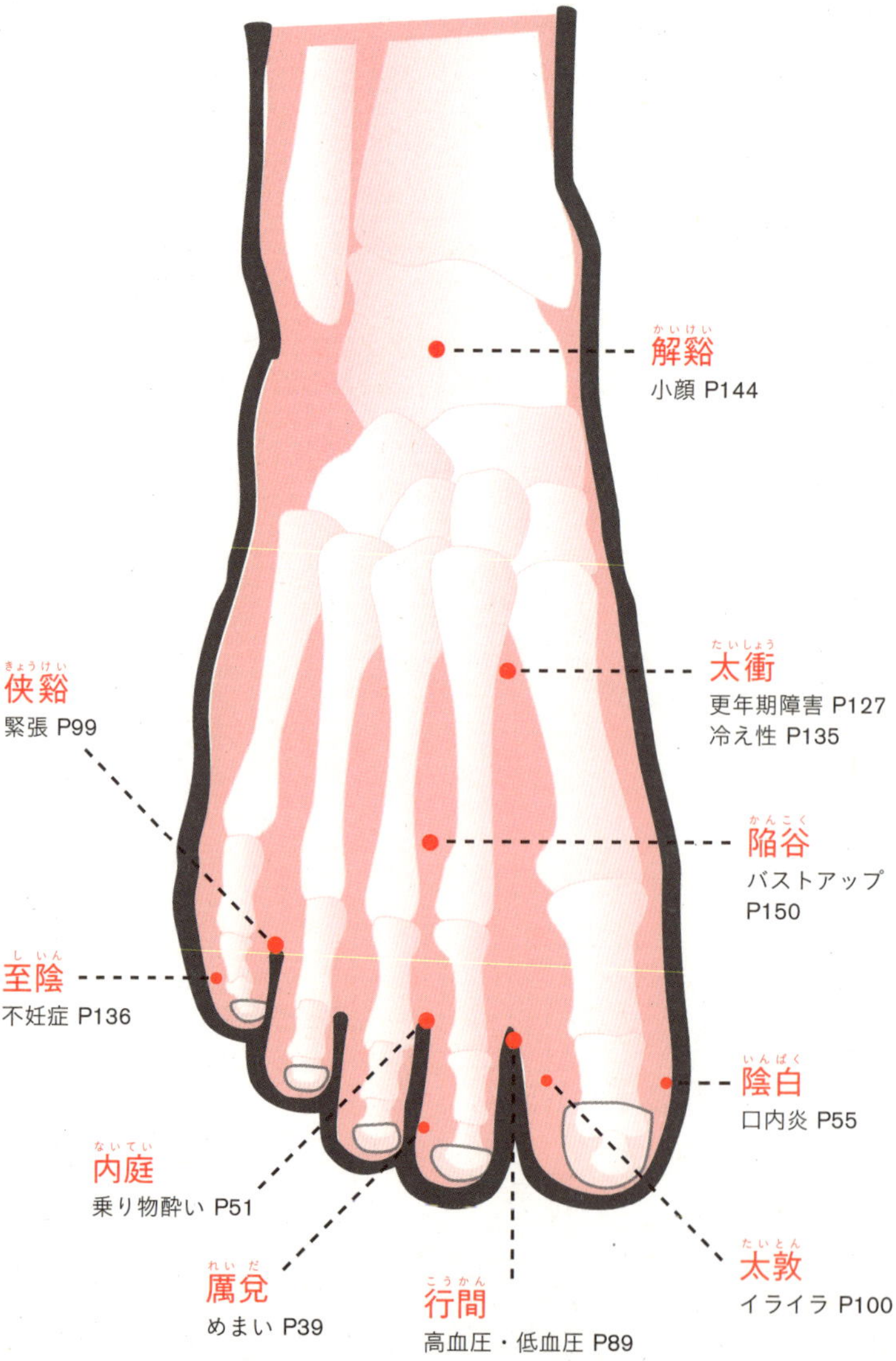
解谿《かいけい》
小顔 P144
太衝《たいしょう》
更年期障害 P127
冷え性 P135
侠谿《きょうけい》
緊張 P99
陥谷《かんこく》
バストアップ
P150
至陰《しいん》
不妊症 P136
陰白《いんぱく》
口内炎 P55
内庭《ないてい》
乗り物酔い P51
厲兌《れいだ》
めまい P39
行間《こうかん》
高血圧・低血圧 P89
太敦《たいとん》
イライラ P100

足側面のツボ

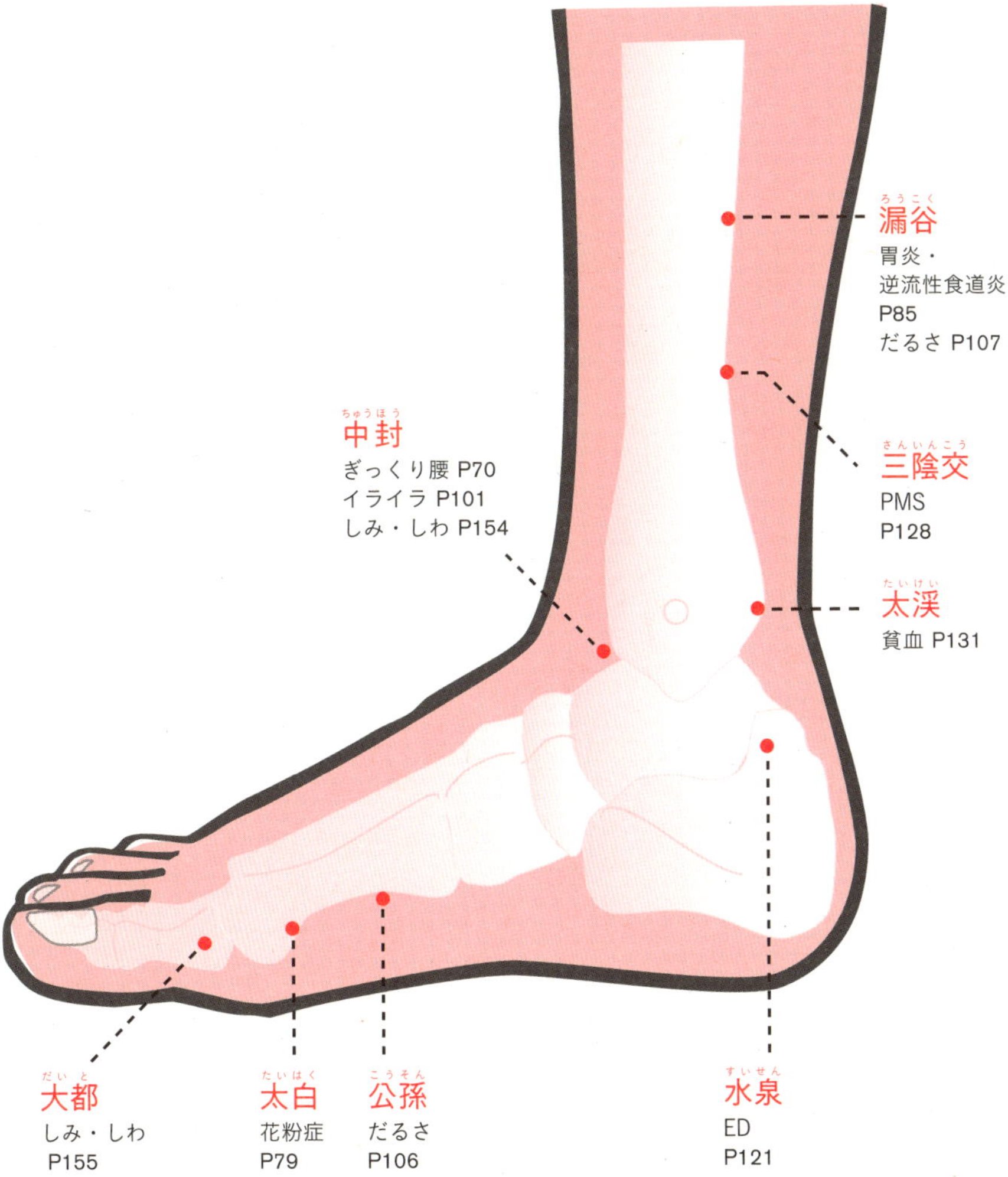
漏谷《ろうこく》
胃炎・
逆流性食道炎
P85
だるさ P107
中封《ちゅうほう》
ぎっくり腰 P70
イライラ P101
しみ・しわ P154
三陰交《さんいんこう》
PMS
P128
太渓《たいけい》
貧血 P131
大都《だいと》
しみ・しわ
P155
太白《たいはく》
花粉症
P79
公孫《こうそん》
だるさ
P106
水泉《すいせん》
ED
P121

体が整うツボの解剖図鑑
Contents

イラスト：下西早苗
デザイン：奥山志乃（細山田デザイン事務所）
DTP：横村葵
構成：岩村優子
印刷：シナノ書籍印刷

◎

ツボの基礎知識

そもそもツボって何？　という素朴な疑問から
ツボの見つけ方、押し方のコツまで
まず最初にここでおさえておきましょう

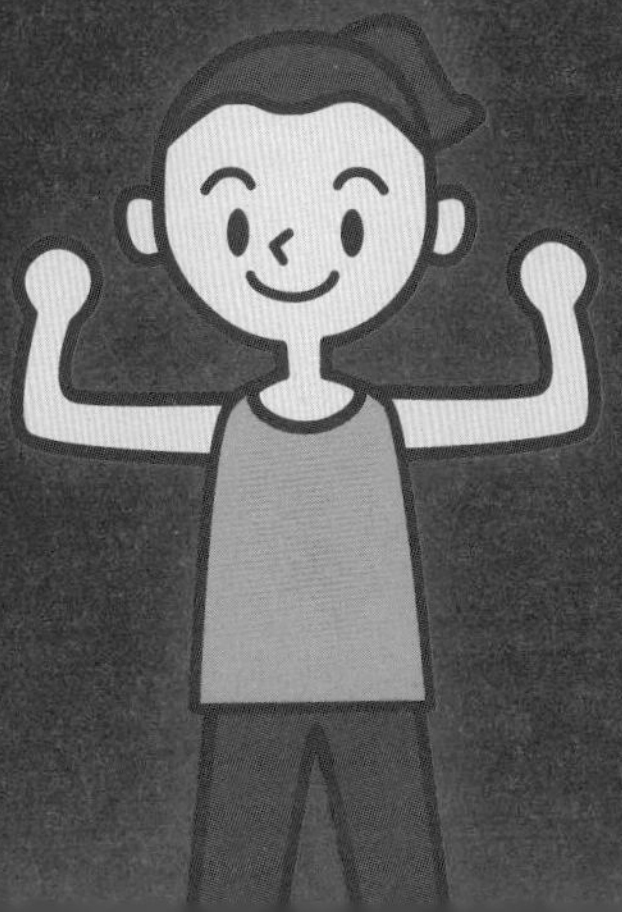

ツボのはじまり

千年以上、日本の医療を支えてきたツボ治療

ツボ療法の起源は今から2000年以上前、古代の中国。当時はもちろん病院もなく、レントゲンやMRIで体の内部を見ることもできませんでした。病気になると加持祈祷に頼っていましたが、体をさすったり、押したりしているうちに、体のある部分を押さえると、特定の症状が緩和されることが分かってきました。これがツボ療法の始まりだといわれています。

ツボの効果が広まるにつれて、魚の骨でツボを突いたり、太陽で温められた石をおなかに当てるなど、現在の鍼灸の原型となるような療法も行われるようになりました。

仏教とともに日本に鍼灸が伝わったのは奈良時代で、のちに明治時代に西洋医学の医療制度が始まるまで、1000年以上に渡って、漢方とともに日本の医療を支えてきました。近年、社会の高齢化が進む中、「病院に行くほどではないが、何となく体調が悪い」といった「未病」に対する予防医学や慢性疾患の治療において、東洋医学が再び脚光を浴びています。

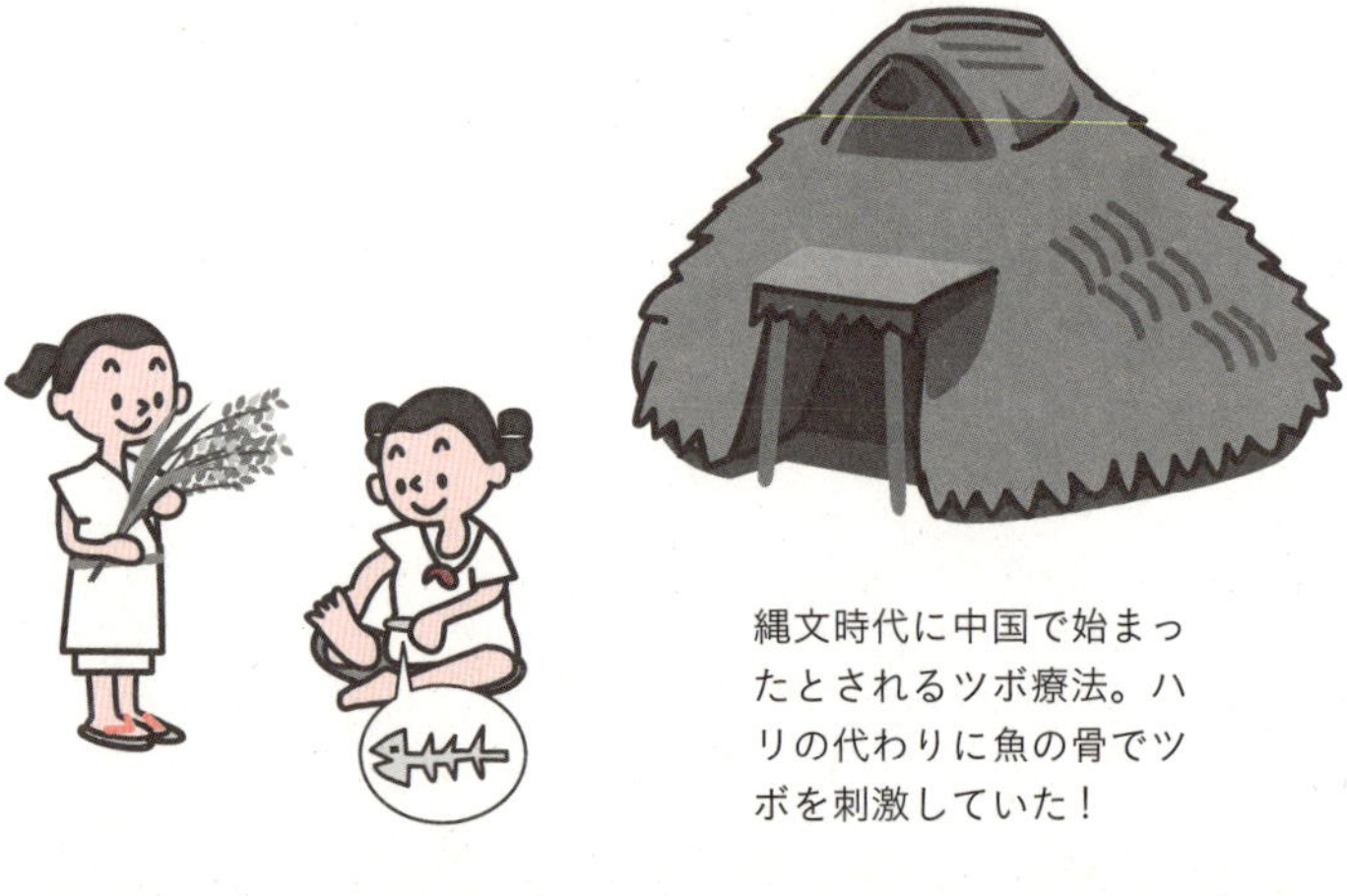

縄文時代に中国で始まったとされるツボ療法。ハリの代わりに魚の骨でツボを刺激していた！

ツボとは、体の不調を教えてくれるシグナル

西洋医学では、目は眼科、耳は耳鼻科というように、症状によって診療科が細分化されていますが、東洋医学では、目や耳の症状だけでなく、それらの根本的な原因となっている内臓の不調との関連を探ります。脈診や腹診、舌診、肌の色つやなどから体全体の調子やバランスを見て、包括的に治療していきます。例えば目まいの症状が腎臓の弱りからきていると診断されたら、目から遠く離れた腎臓の周囲のツボを刺激して治すということも少なくありません。

ツボは不調を改善する治療ポイントであると同時に、体調を知るための手がかりにもなります。別名「反応点」とも呼ばれ、押して痛みやズーンと響く反応があるときは、そのツボに関連する内臓や神経、筋肉などが弱っていることを教えてくれます。

ツボ療法には大きく分けて、ハリ、灸、指圧の3つがありますが、道具も不要で一般人にも手軽にできて、すぐに効果を実感しやすいのが指圧、いわゆるツボ押しです。どの症状にどのツボを使うかの選択は鍼灸師によって異なり、組み合わせが難しいのですが、本書では最も効果が高いとされるツボを各症状に2つずつ紹介しました（頭痛のみ4つ）。日常生活にツボ押しのセルフケアを取り入れて、不調を改善していきましょう。

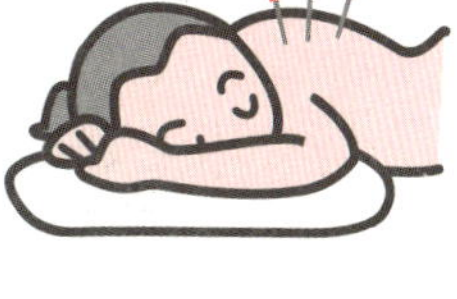
ハリ

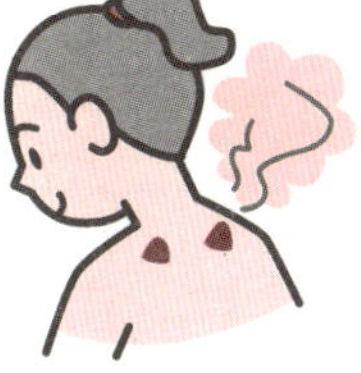
灸

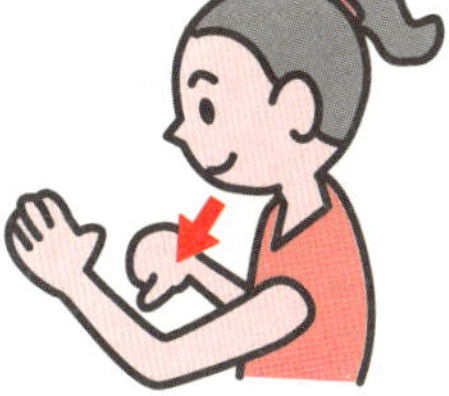
指圧（ツボ押し）

主なツボ療法はハリ、灸、指圧（ツボ押し）の3つ

全身を流れる14の経絡

「気」の流れる道が「経絡」その出入口が「経穴」(ツボ)

東洋医学では、人間の体には「気」が流れていると考えられています。気とは、人間が生きるのに必要な生命エネルギーのこと。ほかにも体内には「血」(血液とそれが運ぶ栄養分)、「水」(リンパ液、汗、唾液、尿などの体液)が流れており、これらがバランスよくスムーズに流れることで、健康を保っています。この「気」が流れる道が「経絡《けいらく》」、経絡上の要所にある気の出入り口が「経穴《けいけつ》」(ツボ)です。どちらも目には見えませんが、近年研究が進み、2006年にはWHO(世界保健機関)でも361の経穴が認定されています。

全身を巡る経絡は14本あり、そのうち12本は体の六臓六腑《ろくぞうろっぷ》(下記表)と結びついています。六臓とは肝、脾、心、肺、腎、心包のことで、例えば肝に対応する経絡を「肝経」といいます。六腑とは胆、胃、小腸、大腸、膀胱《ぼうこう》、三焦《さんしょう》のこと。あとの2本の経路は体の中心を流れています。

すべてのツボはこの14本いずれかの経絡上にあります。ツボを押して痛

六臓	経絡	特徴
肝	肝経	血液を貯蔵、循環させる。自律神経や感情を安定させる。
脾	脾経	消化吸収を担い、栄養を運び、エネルギーを生み出す。
心	心経	血液を体に循環させる。思考や記憶をつかさどる。
肺	肺経	呼吸を調整。体内の水分代謝や体温調節の役割も担う。
腎	腎経	不要な水分を尿として排泄、成長を促し、生殖機能を担う。
心包	心包経	心臓を保護し、血液循環をサポートする。

六腑	経絡	特徴
胆	胆経	胆汁を貯え、消化・吸収をサポートする。
胃	胃経	食べ物を消化する
小腸	小腸経	胃で消化された食べ物を分解し、栄養分を吸収する。
大腸	大腸経	水分やミネラルを吸収し、便として排出する。
膀胱	膀胱経	血液や体液を浄化し、排尿をおこなう。
三焦	三焦経	体温を保ち、ホルモンや自律神経を整える。

みを感じるときは、それに対応する内臓器官に不調があるというサインです。足のツボを押して腰痛が治ったりするのも、足と腰が経絡でつながっているからです。

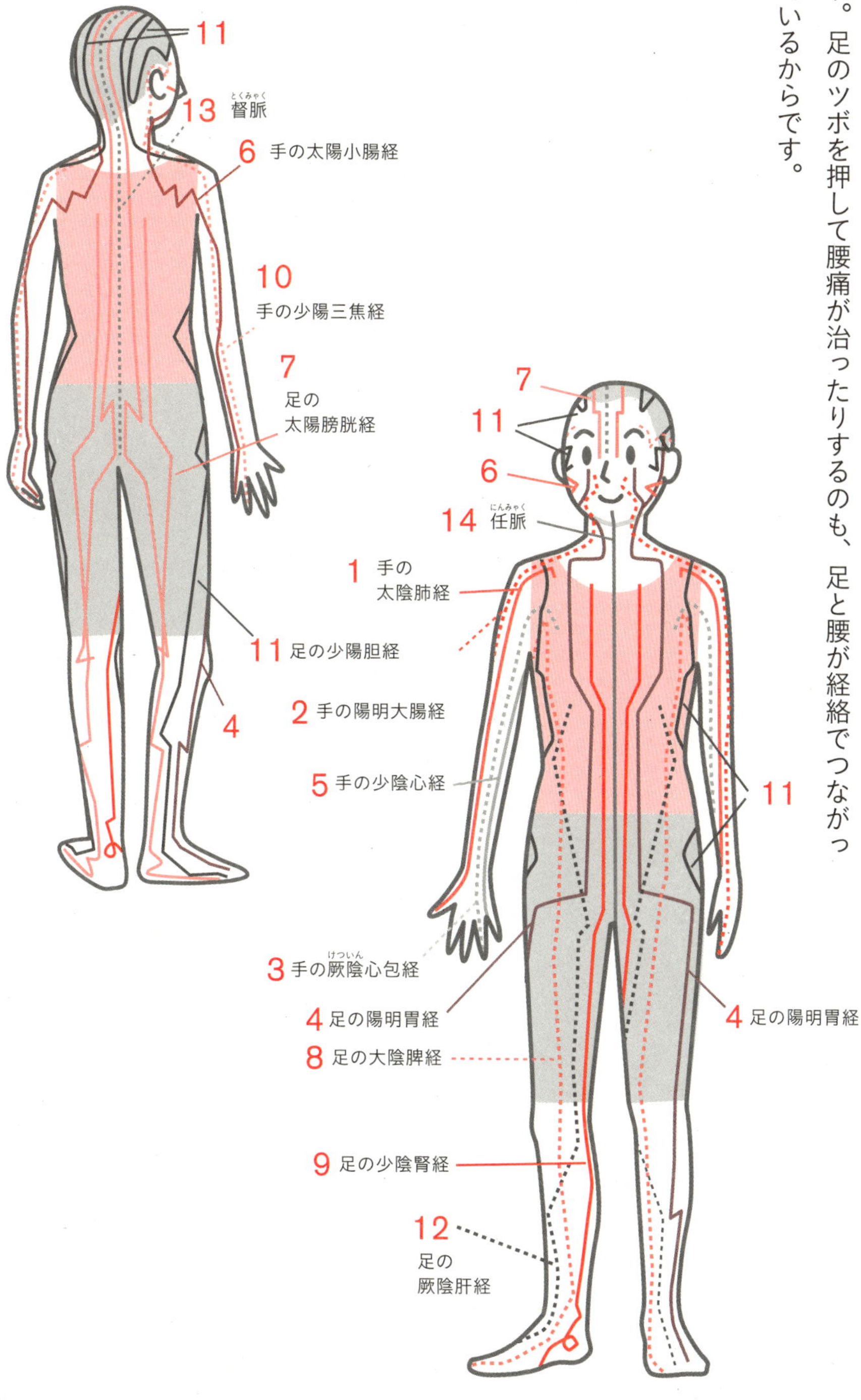

ツボ押しの効果

血液や神経、内臓、筋肉を刺激し、全身を活性化

ツボを押すと、実際にどんな効果があるのでしょうか。一言でいえば、気（生命エネルギー）の流れが良くなるということです。東洋医学では、気の流れが滞ると、体調が崩れて気力もなくなり、文字通り「病気」になると考えられています。ツボを刺激することで気の流れが良くなり、全身にエネルギーがみなぎります。

目に見えるツボ押し効果の代表格が血流の改善です。水が出ているホースの先を指でつまむのと同じで、ツボを押すと血管が圧縮され、一旦その部分の血流が止まります。その後パッと手を離すと、血管を拡張する神経伝達物質が分泌されて、一気に血液が流れ始めます。それを繰り返すことで、血行不良によるあらゆる不調の改善に役立ちます。

全身のツボはそれぞれ内臓と密接に関係し、内臓の働きを調整する効果もあります。例えば下の図のように、胃の膨満感の症状で、ひざ上の「梁丘」のツボを押すと、その部分の神経が活性化。情報が脊髄の中枢神経を

足のツボを押して
胃の症状が改善するしくみ

①ひざ上の「梁丘」のツボを押すと神経が活性化

↓

②脊髄の中枢神経を通って情報が脳に伝わる

↓

③視床下部からの指令で胃の働きを調整

↓

④胃の膨満感が改善

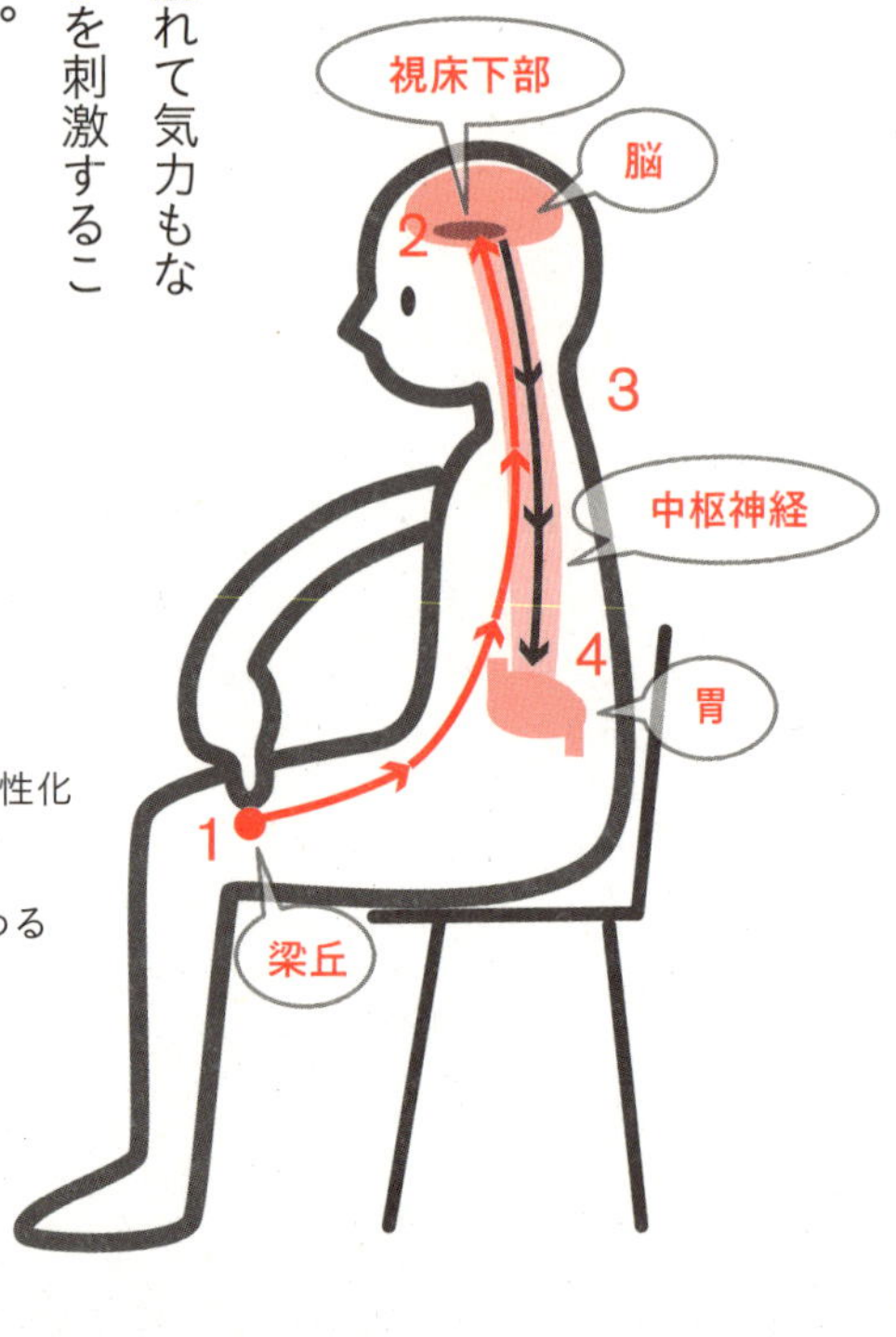

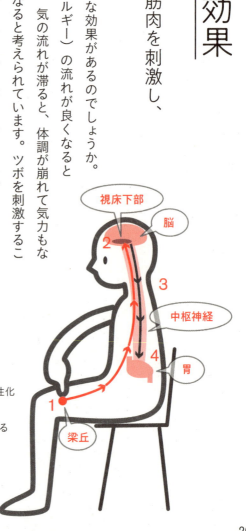

通って脳に伝わり、自律神経をつかさどる視床下部を刺激します。すると視床下部から指令が出て、そのツボに関係する内臓（この場合は胃）の働きを調整し、膨満感が改善するというしくみです。ツボ押しによって内臓が活性化し、六蔵六腑がバランスよく働くことで、免疫力も強くなります。

ツボ押しの主な効果

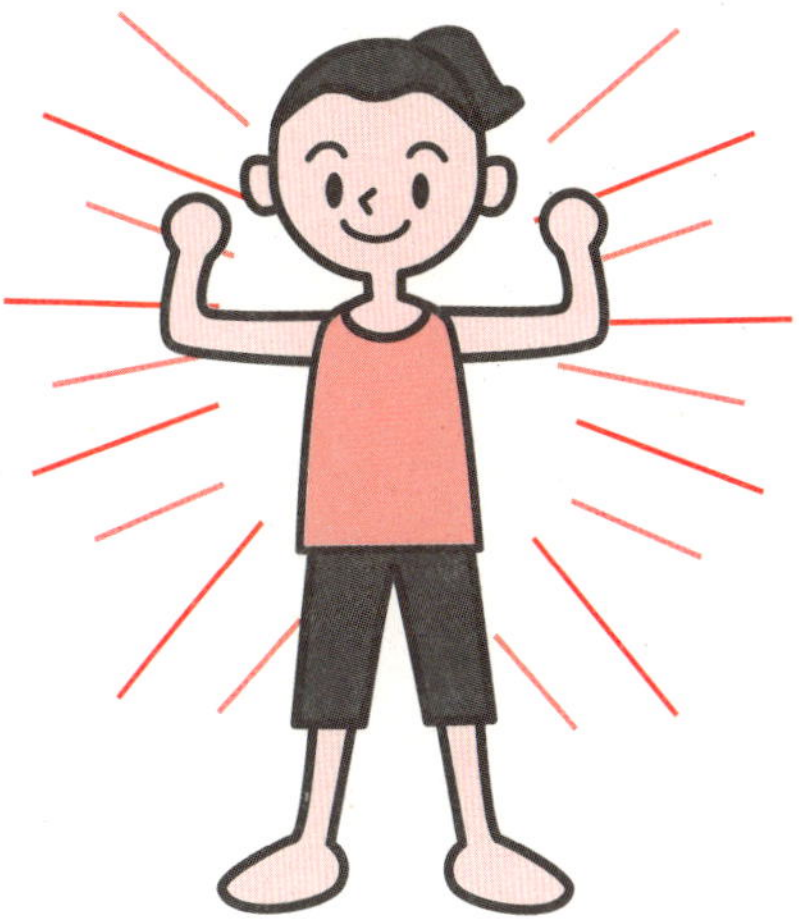

①
血行を改善する

ツボを押して一時的に血管を圧迫し、一気に開放すると、血管を拡張する神経伝達物質が分泌されて、血流が改善。冷え性をはじめ、血行不良による諸症状を緩和します。

②
痛みやこりをやわらげる

ツボの刺激が脳に伝わり、痛みを抑制する物質が分泌されます。また神経や筋肉の緊張がほぐれ、血行も良くなると、疲労物質が排出され、痛みやこりが緩和されます。

③
内臓の働きを調整

ツボ周辺の神経から脊髄を通って脳へと刺激が伝わり、視床下部から指令が出て、ツボに関連する内臓の調子を整えます。

④
精神を安定させる

自律神経を刺激することで、交感神経と副交感神経のバランスがとれ、心身の緊張をほぐし、リラックスします。また、気力や集中力を高めるツボもあります。

⑤
美容と若返り

代謝がよくなり、やせやすい体になります。また、細胞が活性化して肌の調子も良くなり、目や耳も老化しにくくなるなど、アンチエイジング効果も期待できます。

正しいツボの探し方 1 骨のキワをたどる

骨をたどればツボに当たるズーンと響く感覚が目印

ツボ押しの効果を上げるには、正しいツボの場所を見つけることが大切です。では、目に見えないツボをどうやって探せばよいのでしょうか？

ツボの多くは骨のキワに点在しています。本書のイラストを参考に、目印となる骨のキワを指でたどっていき、大体このあたりかなと思うところまできたら、押してみましょう。骨のキワに指を当て、押し上げるようにして、ツボの場所を探ります。

骨をたどって合谷のツボを探してみよう

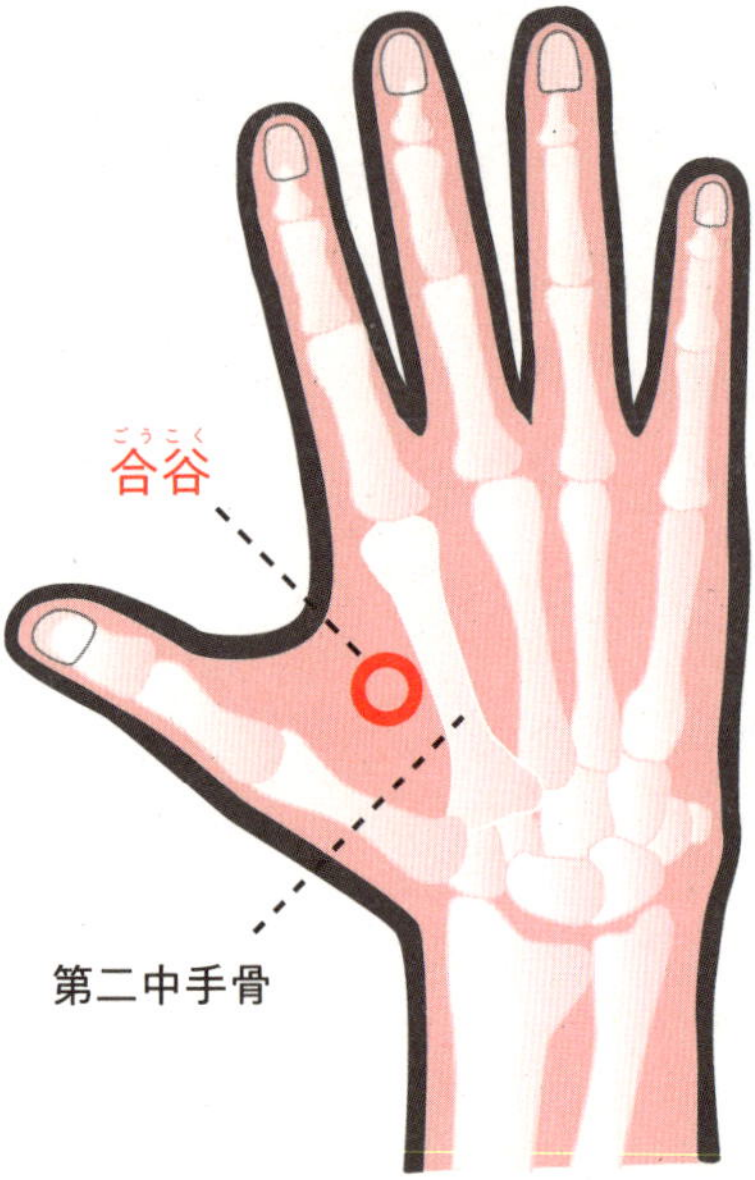

① 目印となる骨を見つける

手の甲にある「合谷」のツボを探してみましょう。この場合、目印になるのは人差し指の第二中手骨です。

②
骨のキワをたどる

第二中手骨に沿って指をスライドさせていくと、親指の骨と交わる手前の少しくぼんだ部分で指が自然に止まります。このあたりがツボです。

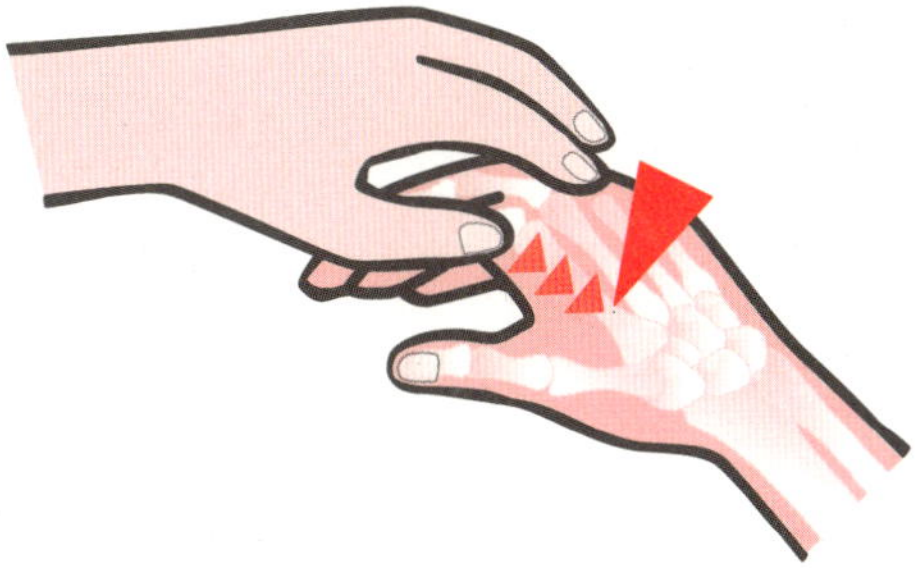

③
押してズーンとくる場所を探す

第二中手骨を巻き込むようにして押し上げてみます。ズーンと響くような感覚があれば、そこがツボです。

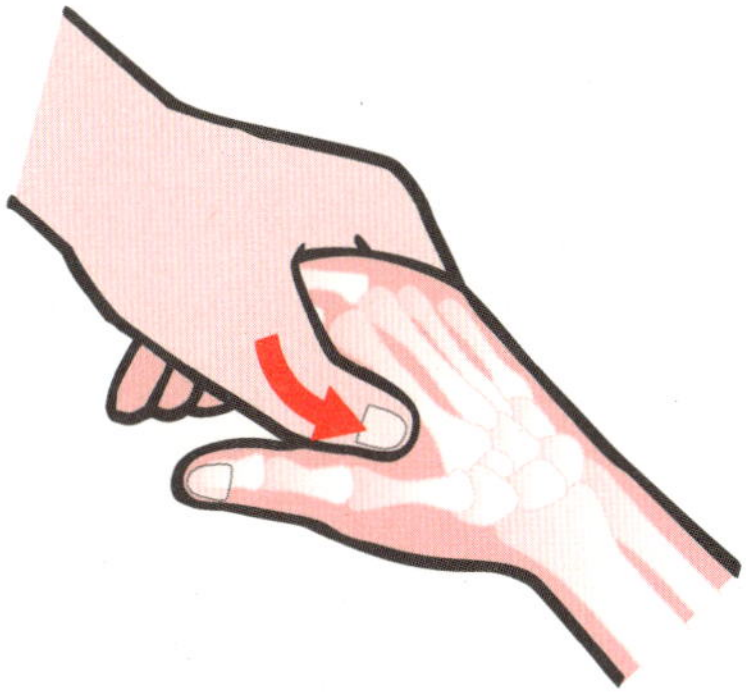

コリッとしたしこりがあったり、響くような感覚や痛み、気持ちよさなどの反応がある場所がツボです。ツボによって、痛みが出やすいツボ、気持ちいいと感じやすいツボがあります。正しい場所に当たると、ズーンと響くような独特の感覚があります。

多少場所がずれていても問題はないので、あまり神経質にならずに、ここだと思う場所を押しましょう。人それぞれ体型が違うように、ツボの場所も違うので、本書イラストの標準的な位置から多少ずれていても、自分の感覚を大事にしてください。

正しいツボの探し方 ② 指幅で測る

指幅を使って内関のツボを探してみよう!

①
目印を見つける

手首にある「内関」のツボを探してみましょう。手首内側の一番深い横じわの中央が起点になります。

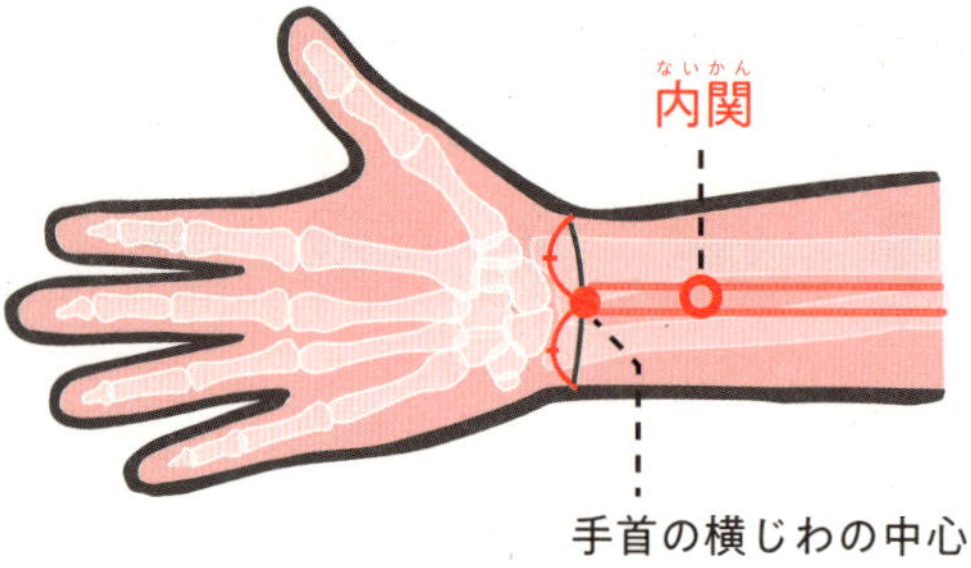

②
指幅で測る

手首の横じわの中央に手を当てて、そこからひじ方向へ指二本分（人差し指と中指）のところがツボです。握りこぶしを作ったときに手首にできる縦二本のすじの間にあります。

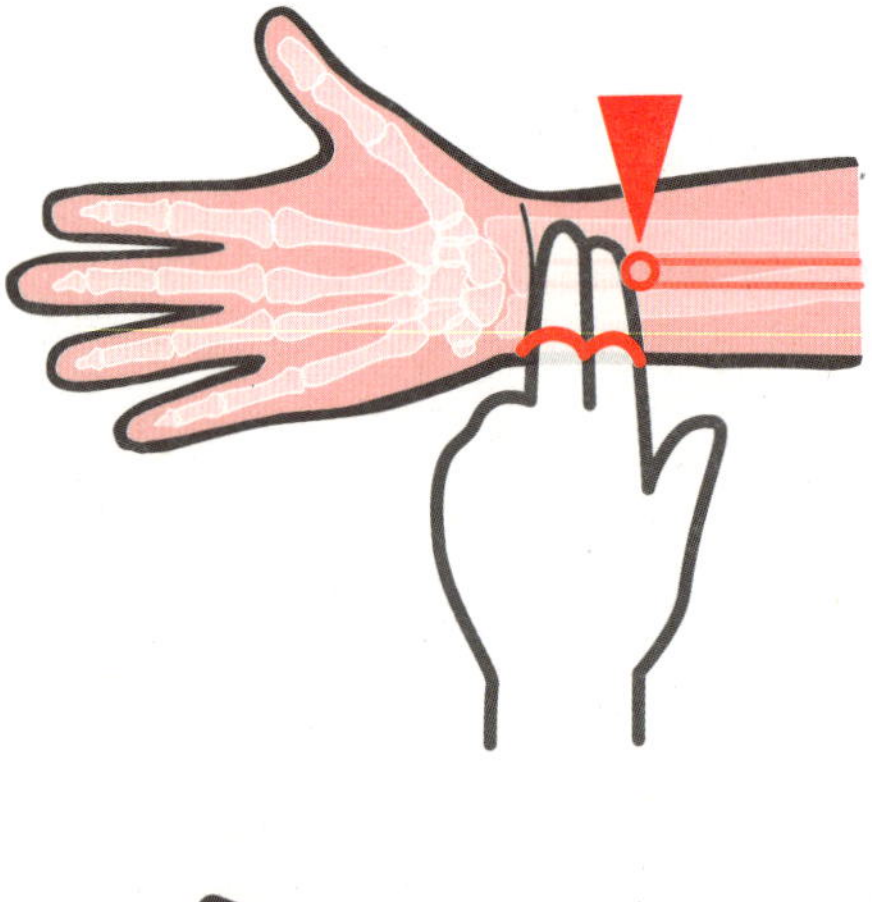

③
押してズーンとくる場所を探す

二本のすじの間に指を押し込むようにして、押してみます。ズーンと響くような感覚があれば、そこがツボです。

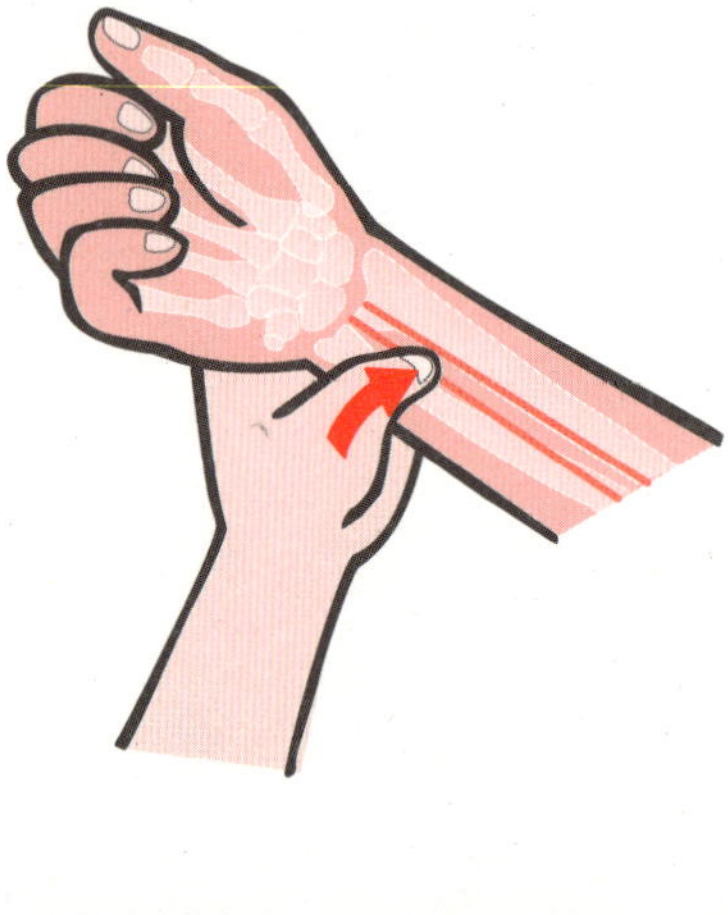

指のものさしで正しいツボの位置を発見!

ツボを探すもうひとつの方法は指幅で測るやり方です。指をものさしとして使って、関節のくぼみなど、基準となる体の部分から、指定の方向へ指幅〇本分というように測ります。本書でも、「目尻から指2本分外側」「おへそから指3本分上」などと、ツボの探し方を解説しています。

ツボの位置は人によって違い、指何本分というのは大体の目安ですので、実際に押してみて、痛みや気持ち良さなどの反応を感じる場所を探してみてください。

指幅のルール

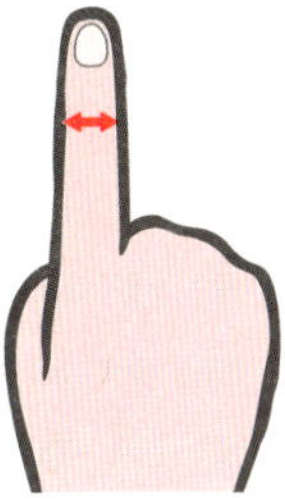

指幅1本分

人差し指の第一関節の横幅。

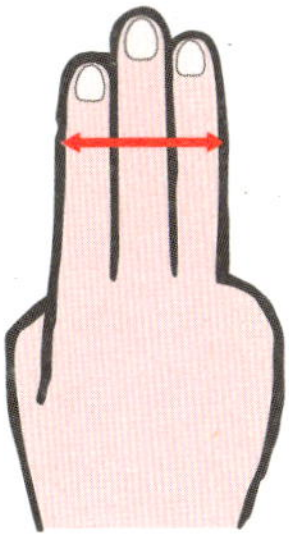

指幅3本分

人差し指、中指、薬指を並べた横幅。人差し指の第一関節のラインが目安。

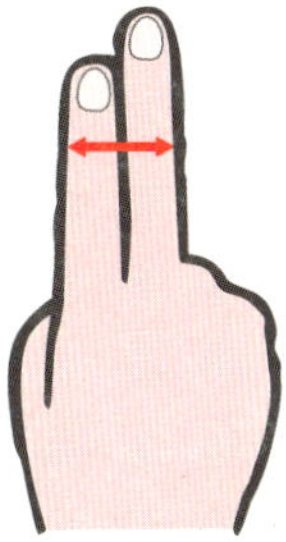

指幅2本分

人差し指と中指を並べた横幅。人差し指の第一関節のラインが目安。

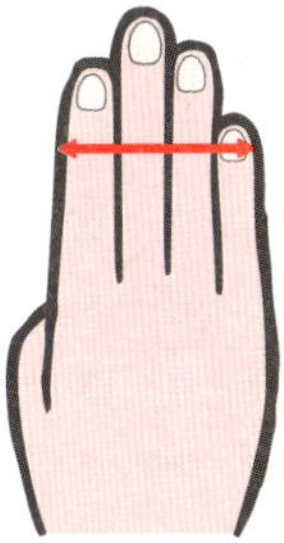

指幅4本分

人差し指から小指までを並べた横幅。人差し指の第一関節のラインが目安。

誰でもできる！
ツボ押しのコツ

① 向き

手や脚の中心に向かって

特別な記載がないほとんどのツボは、手なら手、脚なら脚の中心に向かって押します。下の図のように、腕や脚を丸太と考えて、その中心に向かって押しましょう。期門（P56）や合谷（P88）のように骨を巻き込むようにして押し上げるツボもあります。

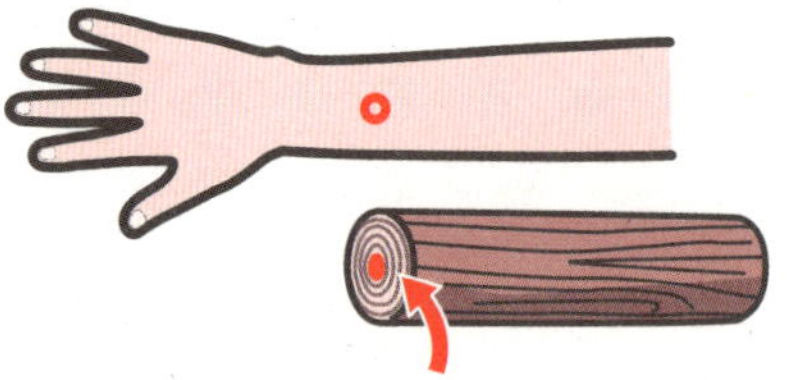

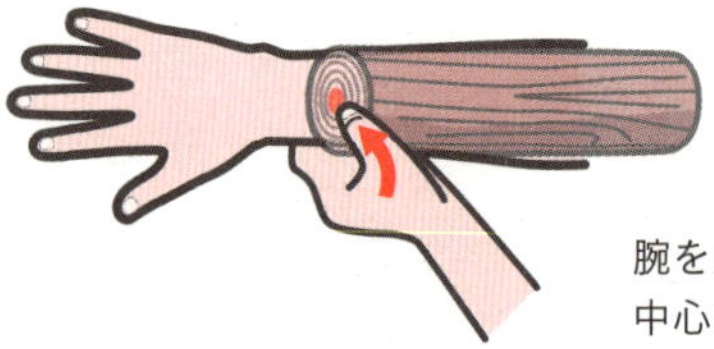

腕を丸太に見立てて、その中心に向かって押す

特別なテクは必要なし！無理なく気長に続けよう

セルフケアのツボ押しに特別な技術は必要ありません。また、絶対にこうしなければいけないという厳格なルールもほとんどありません。多少ツボの場所を間違えていてもOKなので、リラックスして行うのが一番です。

ここにツボを押す強さや向き、回数などの大体の目安を挙げましたが、やっていくうちに、自分のやりやすい方法を見つけてください。すぐに効果が現れなくてもあきらめず、気長にツボ押しの習慣を続けましょう。

② 強さ

自分が気持ちいい強さで

グイグイ強く押さえる必要はありません。自分が気持ち良いと感じる強さでOKです。経絡は皮膚の表面近くを通っているので、軽く押すだけでも効果があります。強めに押した方がよいツボに関しては、それぞれのツボのページに記載しています。

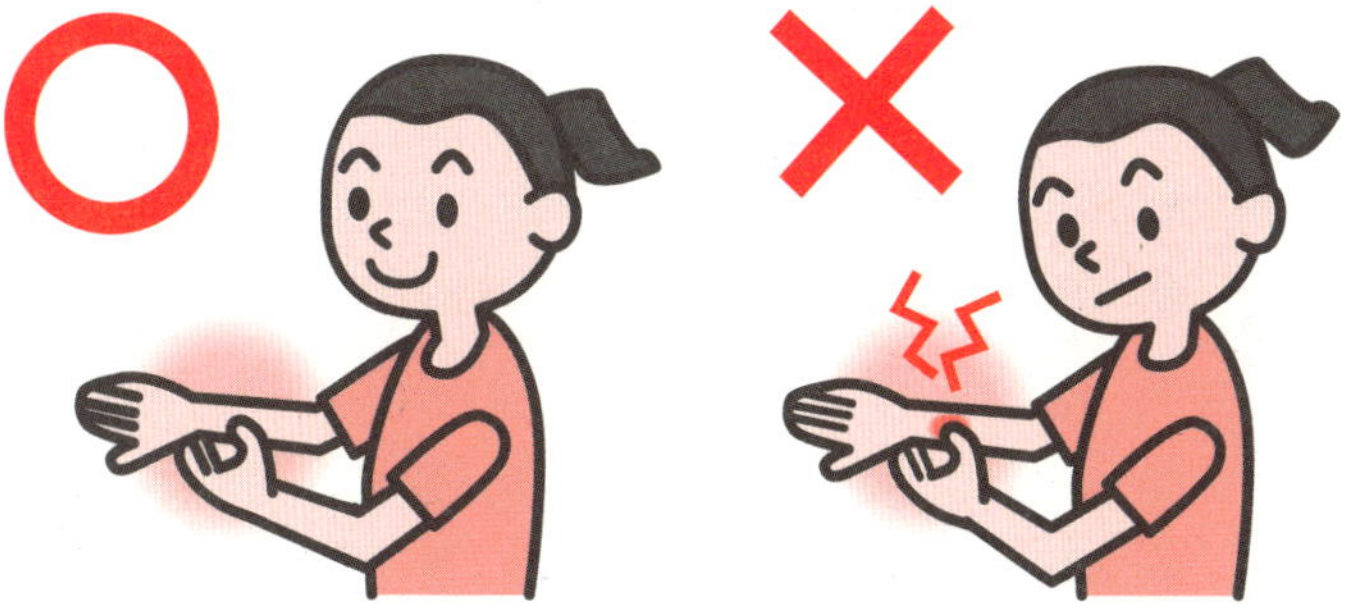

③ 回数

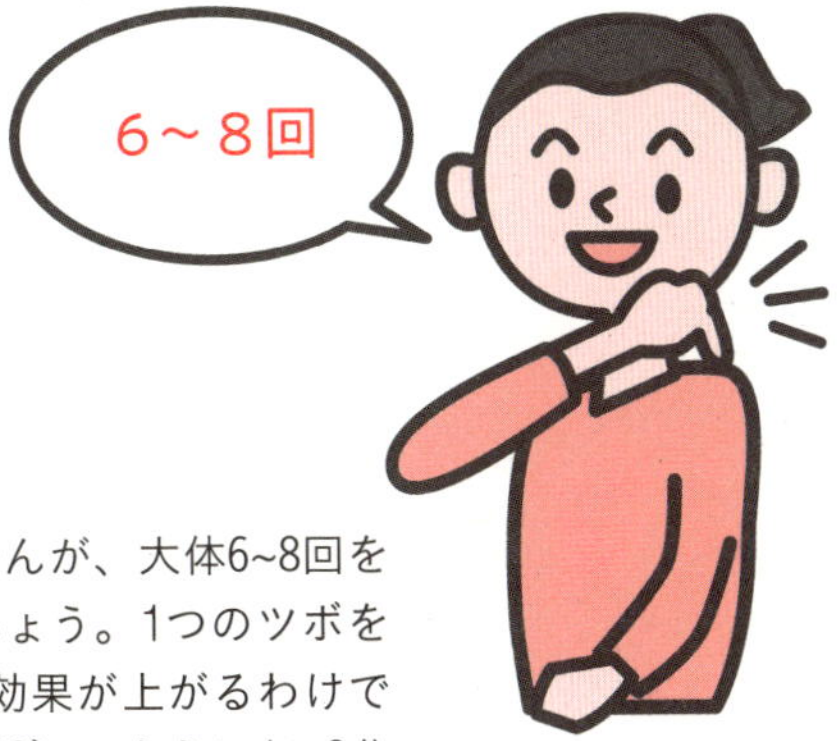

6～8回を目安に

決まった回数はありませんが、大体6~8回を目安にゆっくり押しましょう。1つのツボを50回100回と押しても、効果が上がるわけではありません。鳩尾（P60）のように1～2分押さえ続けるツボや、神闕（P62）のように手のひらを当てるだけのツボもあります。

誰でもできる！

ツボ押しのコツ

④ 呼吸

吐くことに意識を向けて

ゆっくり息を吐きながらツボを押して、1、2、3、4と数えます。そして息を吸いながらゆるめて、5、6、7、8と数えます。鳩尾のツボ（P60）のように、1〜2分間押さえ続ける場合も、リラックスして、ゆったりと長い呼吸を心がけましょう。

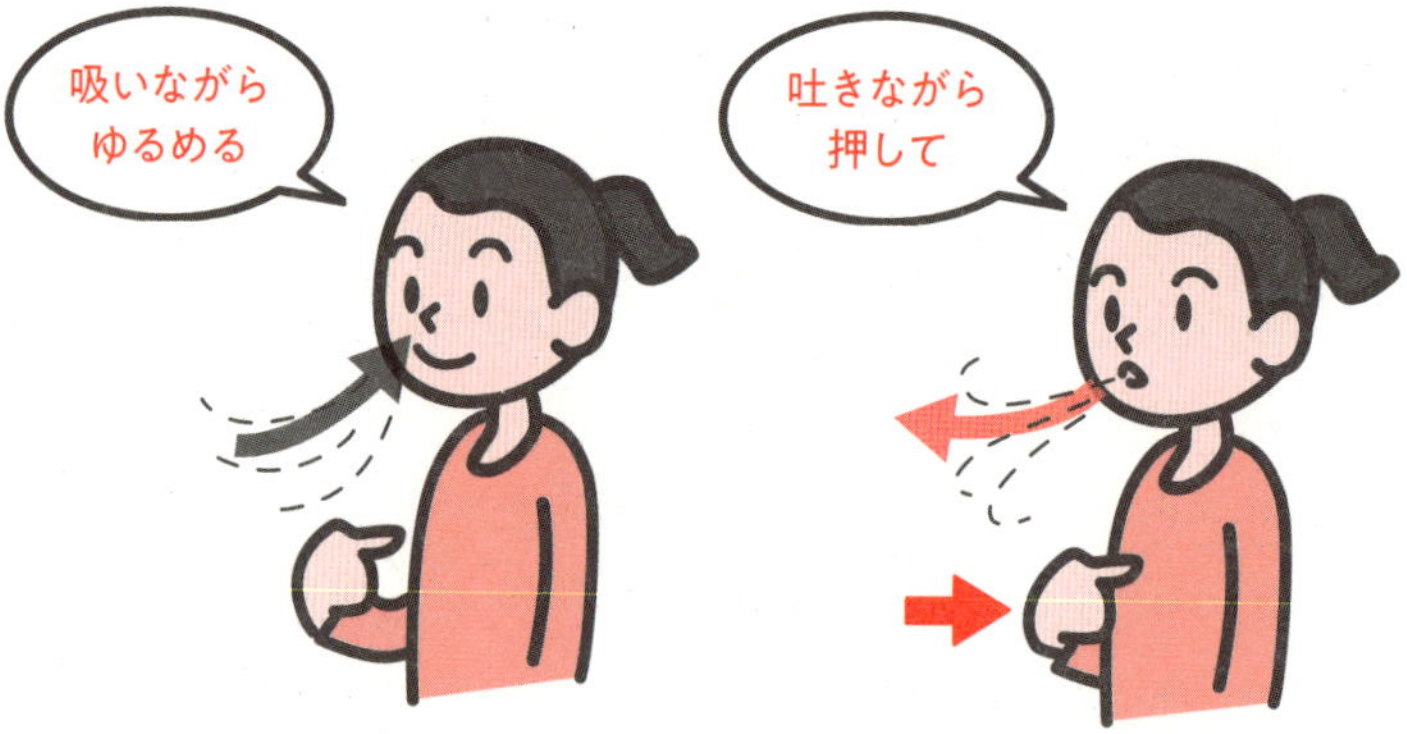

ゆっくりと呼吸に合わせて押すことで、効果アップ！

ツボ押しはゆったりとした呼吸に合わせて行います。緊張しているときは呼吸が浅くなりがちですが、息を吸うことより、ゆっくり長く吐くことに意識を向けましょう。息を吐くと心身がリラックスして、ツボ押しの効果も高まります。

基本的には息を吐きながらツボを押し、吸いながらゆるめます。呼吸を意識すぎてうまくいかない場合は、自然な呼吸で行えばOKです。普段からゆっくり呼吸をする習慣をつけることで、健康に長生きすることにもつながります。

⑤ 時間

食後は1時間あけて

ツボを押すのは1日のうち、いつでも大丈夫です。例えば朝起きて押し、寝る前に再び押すなど、リラックスしているときに行いましょう。ただし、食後におなかのツボを押すと気持ち悪くなることがあるので、1時間はあけてください。不眠症の方は夜の入浴後に行うと、心身も落ち着き、安眠効果が高まります。

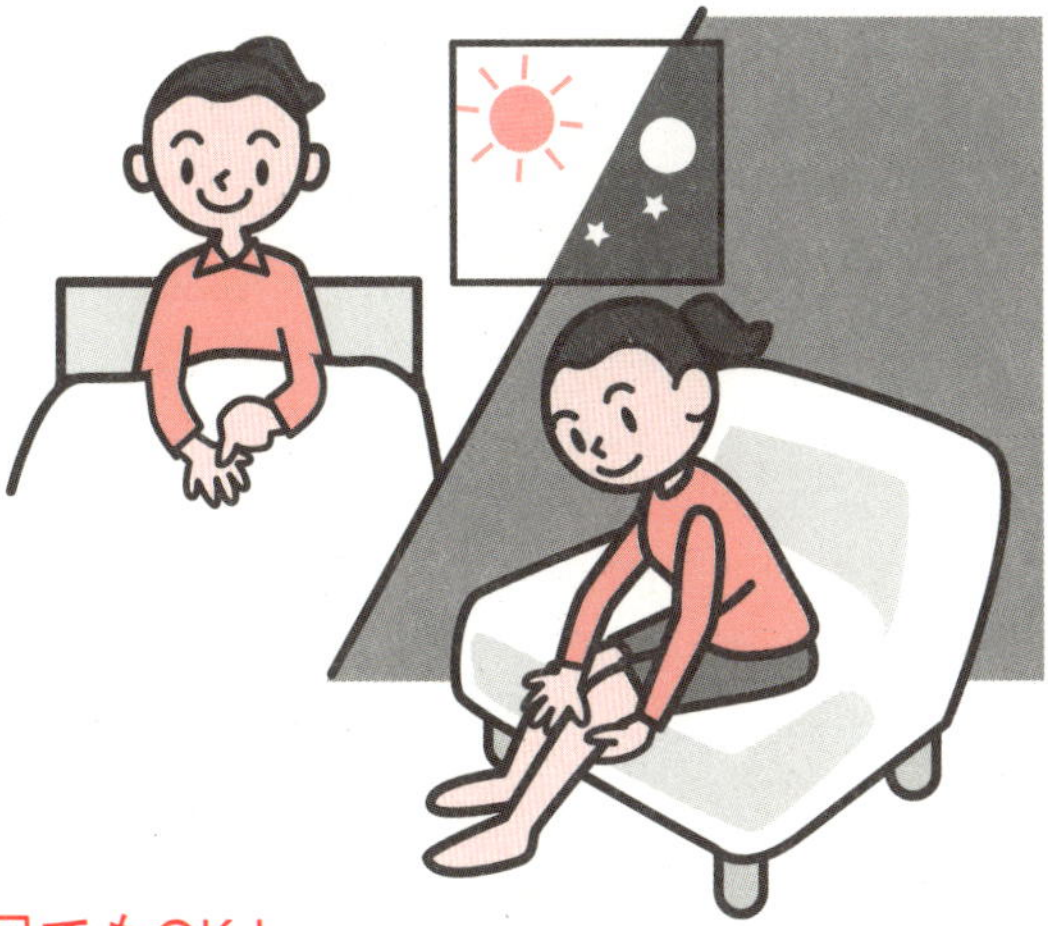

⑥ 頻度

1日何回でもOK！

毎日押しても大丈夫ですし、1〜2日あいても問題ありません。セルフケアの場合は1日のうちに数回行ってもOK。すぐに効果が出なくてもあきらめず、気長に続けてみてください。ぎっくり腰など急性の痛みがあるときは集中的に行いましょう。

ツボ押しのギモンを一気に解消!

Q&A

Q ちゃんと正しいツボの位置を押せているか不安です。

A ツボの位置は当たらずとも遠からずで、多少ずれていても効果はあるので大丈夫。押している指の中心でなくても、どこかがツボに当たっていればよいのです。これでいいのかな？　と不安に思いながら押すより、絶対に効く！　と信じて押す方が効果があります。

Q 押し方の注意点はありますか。

A 初心者に多いのが、早く治そうとしてむやみに強く押さえすぎること。これはかえって逆効果なので、ソフトに優しく押さえましょう。効いているのかな？　と思うくらいでちょうどいいのです。

Q 背中側のツボはどうやって押すのですか。

A 一番いいのは、他の人に押してもらうこと。本書には、自分で押すことが難しいツボはほとんど入れていませんが、押しにくい場合はテニスボールや硬い枕などをツボのあたりに当てて、その上に寝て圧をかけるのもいいでしょう。

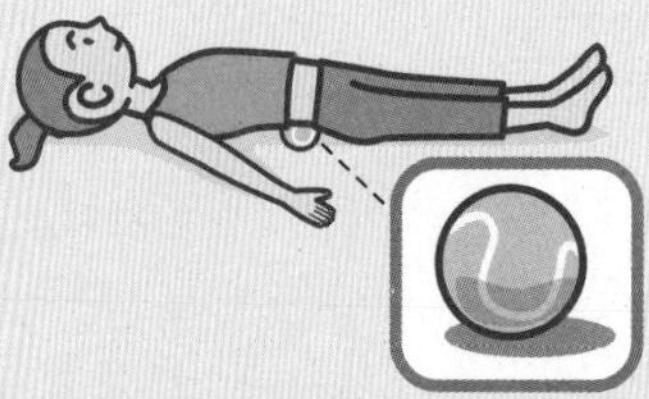

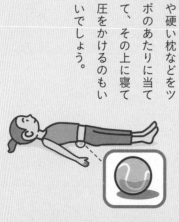

Q 入浴中にツボを押してもいいですか。

A 健康な若い人なら構いませんが、年配の方は避けてください。入浴中は心臓をはじめ、全身に負担がかかっています。ツボ押しでさらに刺激を与えることは控えて、のんびりリラックスする時間にしましょう。入浴前、入浴後はOKです。

Q ツボ押しの前に準備しておくことは？

A 爪が伸びていると押しにくいので、短く切って、手を洗いましょう。ネイルをしている方はペンやツボ押し棒などを使うか、他の人に押してもらうといいでしょう。

Q ツボを押さない方がいい人は？

A 水ぶくれやじゅくじゅくした湿疹ができたとき、高熱が出たとき、お酒に酔ったときなどは控えた方がいいでしょう。妊娠中の方は流産の可能性がある3ヵ月くらいまでは控えてください。安定期に入って医師のOKが出たら、三陰交（P128）など安産に効くツボを積極的に押しましょう。また、ガン患者はツボ押しで血液やリンパの流れが良くなりすぎると、逆効果になる場合もあるので、自己判断でツボを押すのは避けた方がいいでしょう。

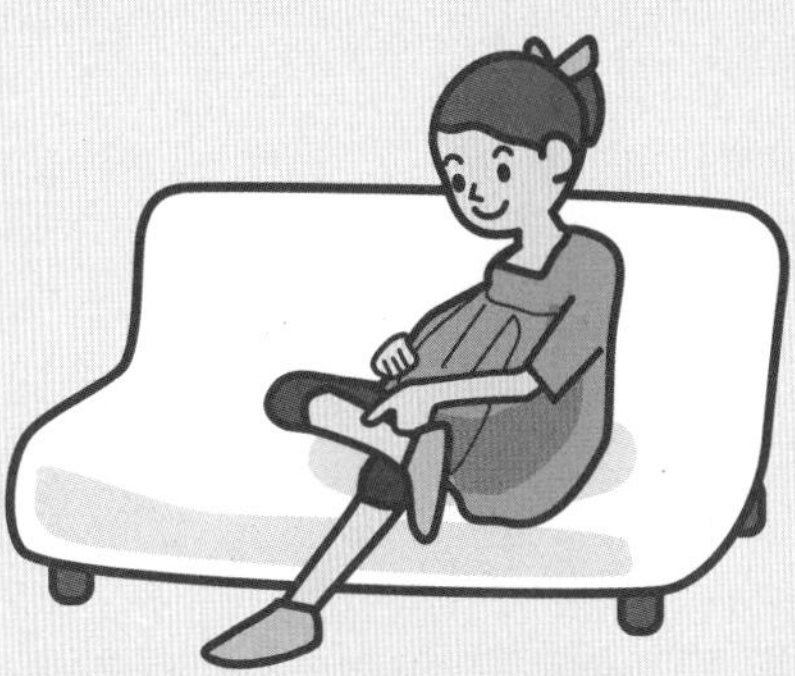

全身を引き締め、不調を改善

1日3分！整体枕ストレッチ

基本編

整体枕の作り方

〈材料〉　バスタオル2枚、ビニールひも

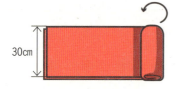

バスタオルを2枚重ねて固く巻く

バスタオルを横に4つに折り、2枚重ねて、短い方の辺の端から巻いていきます。特に巻き始めはぎゅっと巻いて芯を作り、最後まで緩まないように。

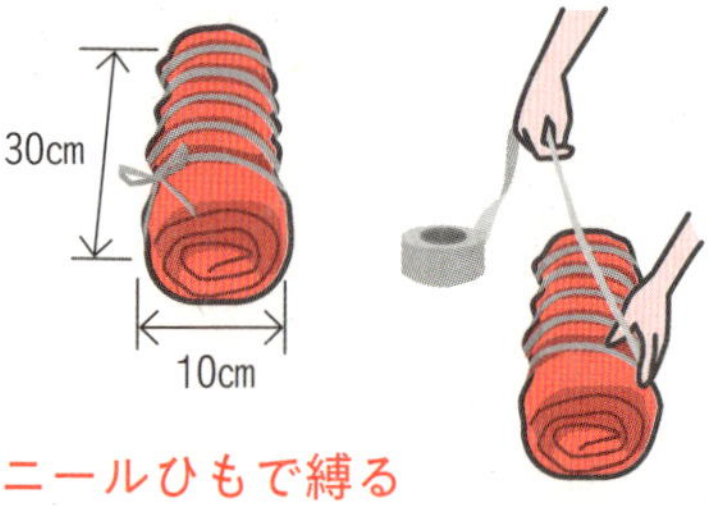

ビニールひもで縛る

巻いたタオルをビニールひもできつく巻いていきます。端まで行ったら、また戻って、タオルに食い込むくらいしっかり巻いて、ひもを縛ります。

内臓下垂や骨盤の歪みを改善し、全身スッキリ！

私が考案した整体枕ストレッチは、タオルで作った枕を背中に当てて寝るだけで、全身の筋肉や関節を伸ばし、血液やリンパの流れ、自律神経、ホルモンの働きなど活性化するという画期的なメソッド。

腰に整体枕を当てて寝ると、開いていた骨盤が閉じ、下垂していた内臓も元の位置に戻り、正常に働くようになります。姿勢がよくなり、バストアップやおなかの引き締めなど、全身のシェイプアップにも効果あり。

1日3～5分、整体枕の上に寝るだけでOK。ツボ押しと併用することで、さらに効果が高まります。

①
枕を腰に当てる
足を揃えて整体枕の前に座り、背筋を伸ばして、枕をお尻にぴったり当てます。

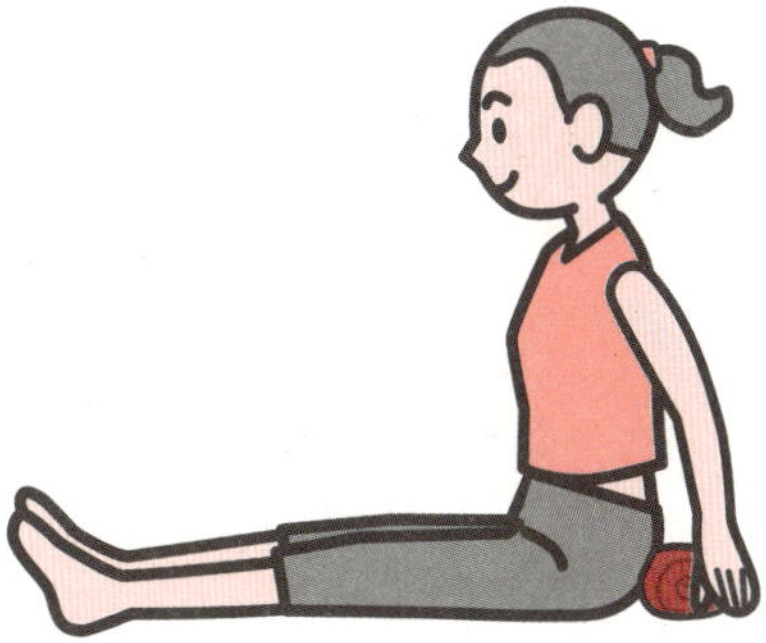

②
上体を倒す
枕の両端を手で押さえて、上体を倒します。枕がへその真下にくるように。

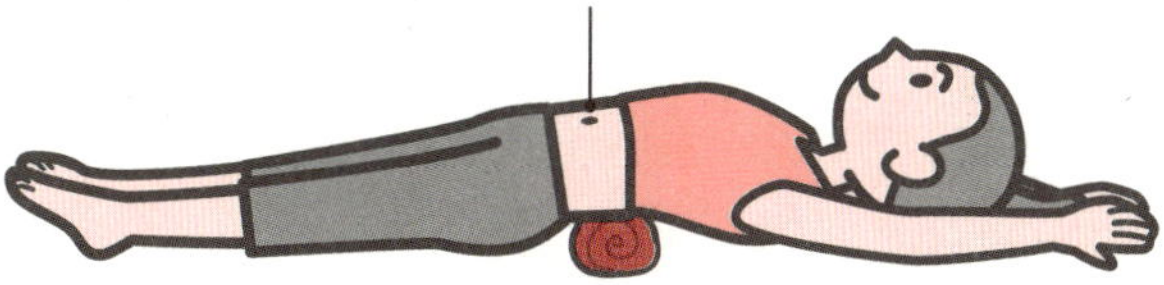

整体枕ストレッチの主な効果
- 骨盤の歪みを改善
- 全身のシェイプアップ
- 全身のこりをほぐす
- 内臓の働きを活性化

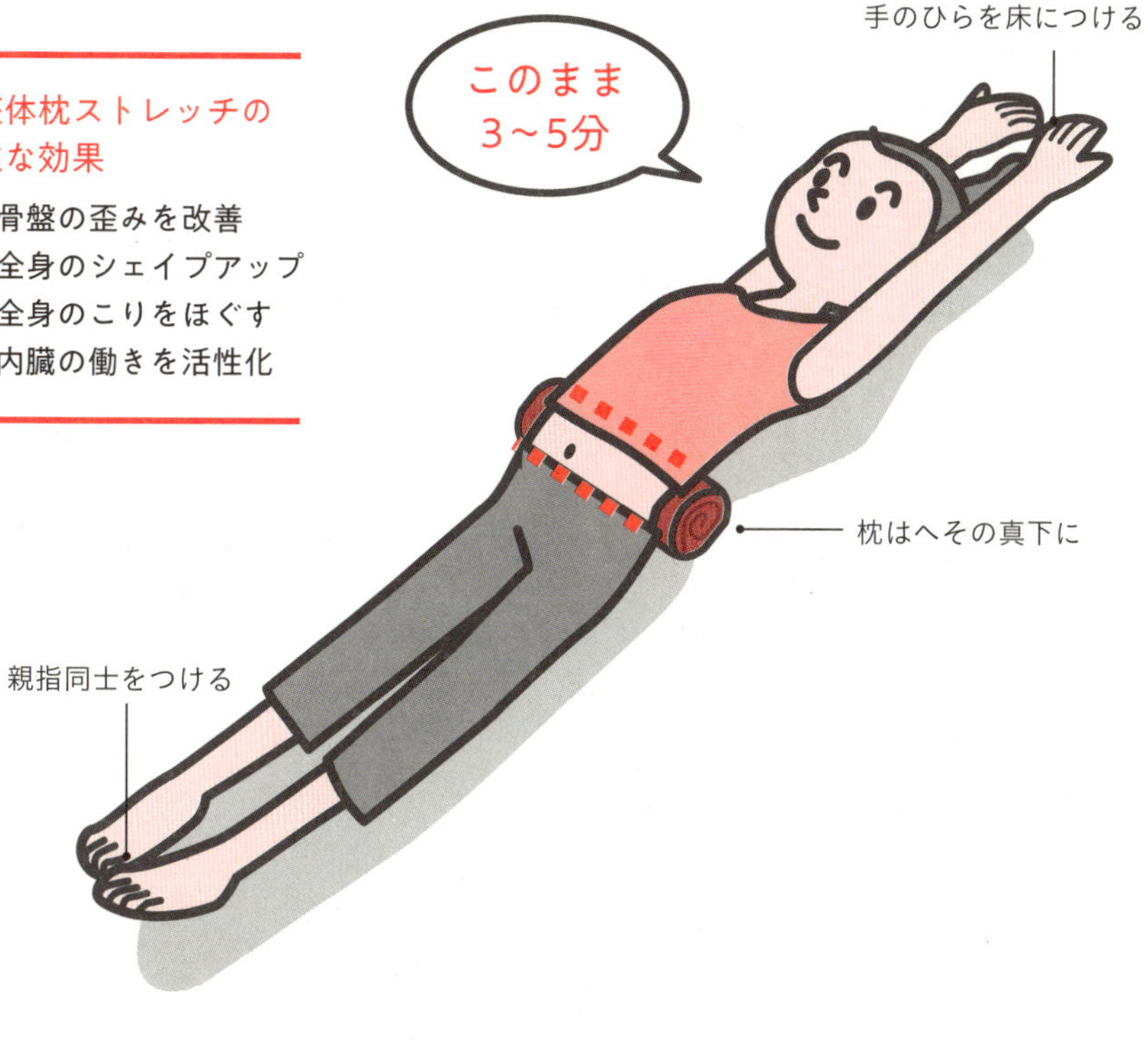

枕の位置を変えて、
美容・健康効果アップ

整体枕ストレッチ

応用編

前頁で紹介したように、整体枕はへその真下に当てるのが基本ですが、位置を変えることで、さらなる美容・健康効果が得られます。1か所3分を目安に枕の位置を変えてみましょう。基本編と合わせても4か所で12分、六臓六腑を活性化し、免疫力もアップします。

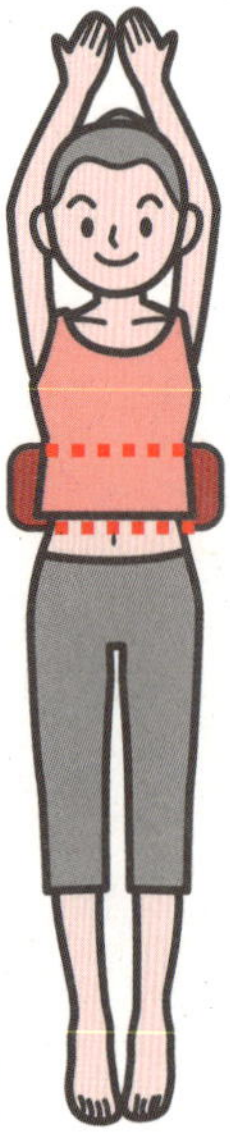

応用 1

胃の真裏に枕を置く

●効果：ウエストのくびれ、
　　　　胃痛、胸やけ

前頁の基本形（へその下に整体枕）より少し上、胃の真下に整体枕を置いてみましょう。肋骨を引き締め、内臓を押し上げて消化器を活性化し、ウエストのくびれを作ります。

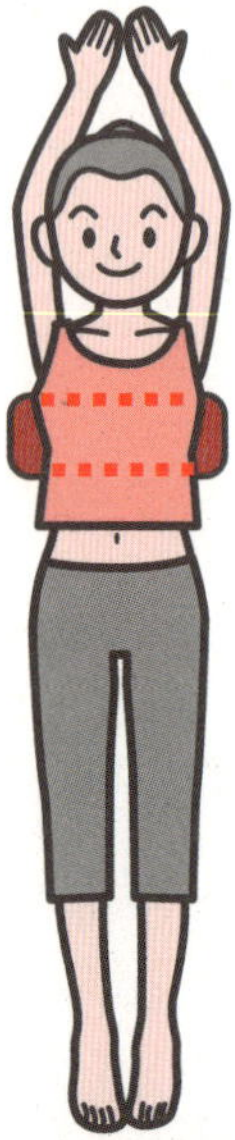

応用 2

胸の真下に枕を置く

●効果：バストアップ、
　　　　動悸、息切れ

応用1よりさらに上、胸の真下に整体枕を置いてみましょう。大胸筋や肋間筋を伸ばしてバストアップ、猫背で圧迫されていた心臓や肺を活性化して、動悸や息切れも改善します。

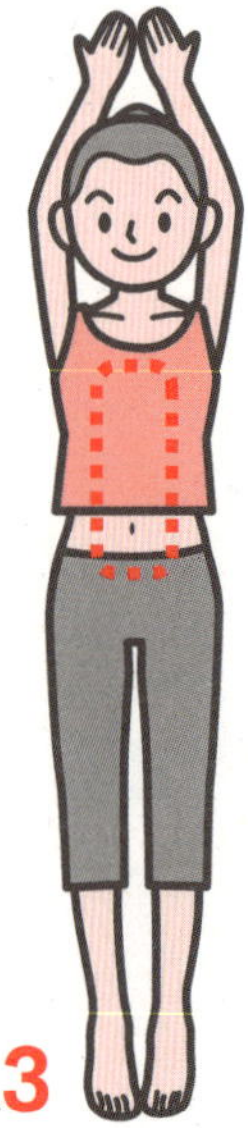

応用 3

縦に枕を置く

●効果：巻き肩、二の腕のたるみ、
　　　　免疫力アップ

最後は肩甲骨から腰にかけて、縦に枕を置きます。背骨や肋骨が気持ちよく伸び、巻き肩を改善。姿勢がよくなって、深く呼吸できるようになると、免疫力も高まります。デスクワークが多い方はぜひ！

第1章

困ったときにすぐ効くツボ

急な頭痛やめまいなど、すぐに治したい症状に効くツボをご紹介。繰り返す不調は日ごろからツボ押しで予防しましょう。

◎

- □ 頭痛↓百会
- □ めまい↓中渚
- □ 風邪↓風門
- □ 鼻づまり↓印堂
- □ 歯痛↓下関
- □ 肩こり↓肩井
- □ 鼻血↓瘂門
- □ 乗り物酔い↓内関
- □ 目の疲れ・ドライアイ↓晴明
- □ 口内炎↓商陽
- □ 二日酔い↓期門
- □ 眠気覚まし↓水溝
- □ しゃっくり↓鳩尾
- □ 下痢↓神闕
- □ 多汗↓少府

頭痛に効く

百会

［ひゃくえ］
督脈

頭頂部にある重要なツボ。全身の気を整え、リラックスさせる。

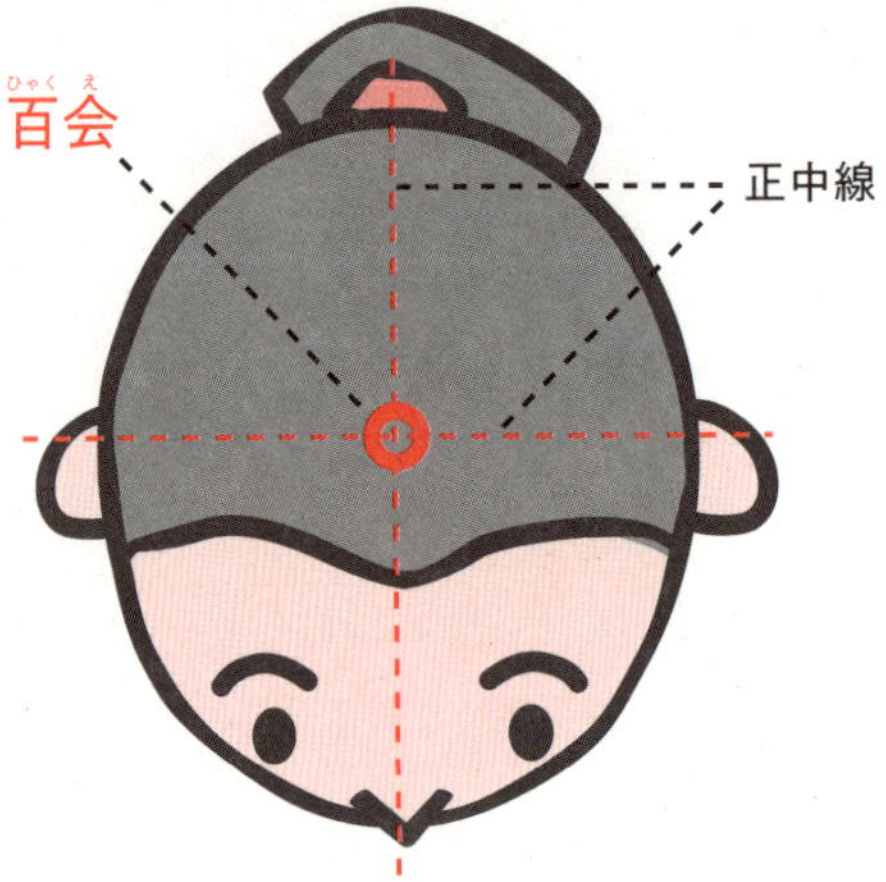

その他の効果
□めまい
□耳鳴り
□抜け毛

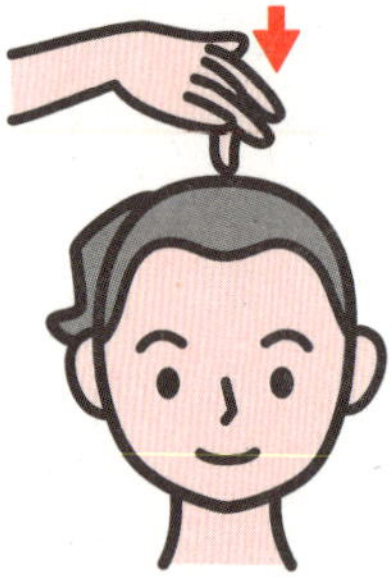

押し方

中指で真下に向かって6〜8回、ゆっくり息を吐きながら押し、吸いながらゆるめます。頭蓋骨はしっかりしているので、ズーンと響くくらい強めに押してもOK。

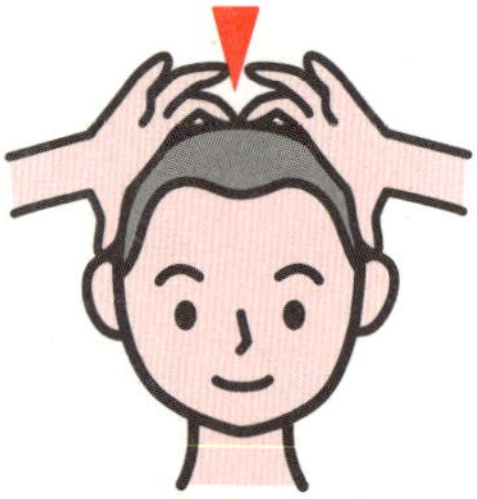

見つけ方

頭の正中線（鼻から頭頂へ垂直に伸ばした線）と、左右の耳の上端を結んだ線が交差する場所にあります。耳の上端に親指を当てて、頭頂に伸ばした左右の中指が重なる場所を探しましょう。

脳内の血液とエネルギーの流れを整えて頭スッキリ

頭痛全般に効く万能ツボ、「百会」。百の生命エネルギーが集まる場所とされるこのツボは経絡のエネルギーの流れを整え、脳内の血流を改善します。また、前頭部の痛みには「上星」、側頭痛には「率谷」、後頭痛には「天柱」というように、痛む場所にピンポイントで効くツボもあります。まず百会を押してから、痛む場所に合ったツボを押してみましょう。

頭痛は「冷えのぼせ」が原因のことも。冷え性の人は頭に血が上って頭痛が起こりがちなので、足を温めるようにしましょう。冷え性のツボ（P134）もご参考に。

上頭部の痛みに

上星

〔じょうせい〕
督脈

前頭部の正中線上。空を見上げると星に届きそうなことから命名。

その他の効果
□鼻づまり
□花粉症
□目の疲れ

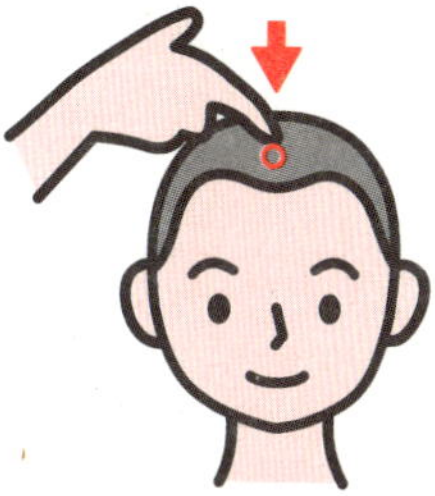

押し方

中指をツボに当てて6〜8回、頭の中心に向かって強めに押します。

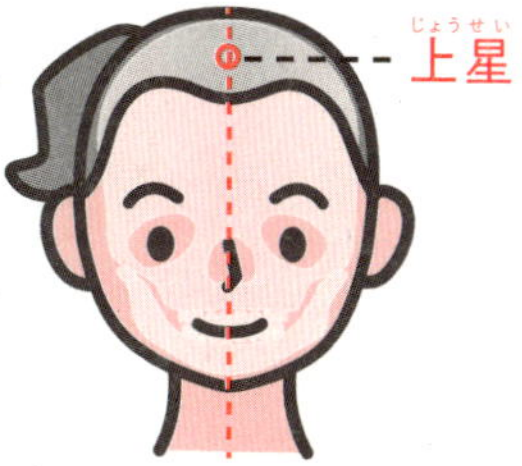

見つけ方

頭の正中線（鼻から頭頂へ垂直に伸ばした線）上、額の中央の髪の生え際から指1本分上にあります。

側頭部の痛みに

率谷

〔そっこく〕
足の少陽胆経

率＝沿う、谷＝穴。耳に沿ってツボを探すという意味。

その他の効果
□めまい
□疲れ目
□顔のたるみ

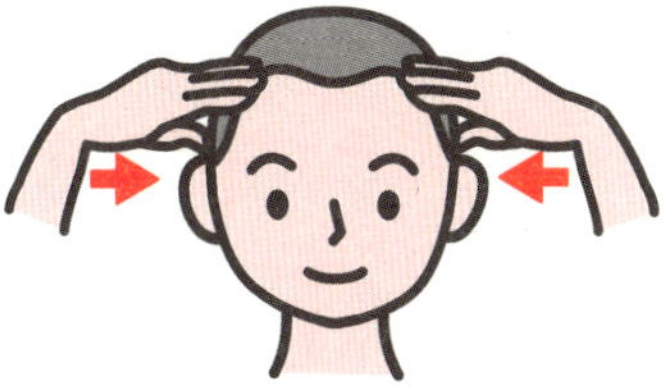

押し方

両手の親指をツボに当てて6〜8回、頭の中心に向かって強めに押します。

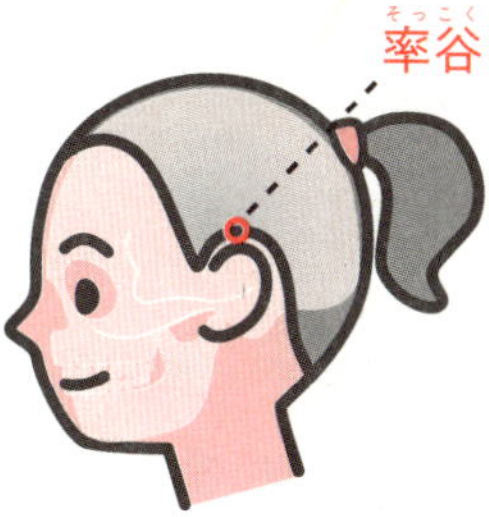

見つけ方

耳の一番高い部分から指1本分上にあります。耳の上の凹んだ部分です。

後頭部の痛みに

天柱

〔てんちゅう〕
足の太陽膀胱経

後頭部にあり、頭を支える大切なツボ。精神的疲労にも有効。

その他の効果
□首のこり
□疲れ目
□集中力アップ

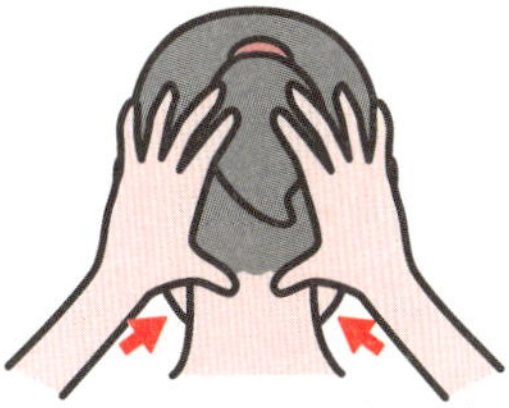

押し方

両手で後頭部を包みこむようにして、親指を左右のツボに当てます。頭の中心に向かって6〜8回押します。

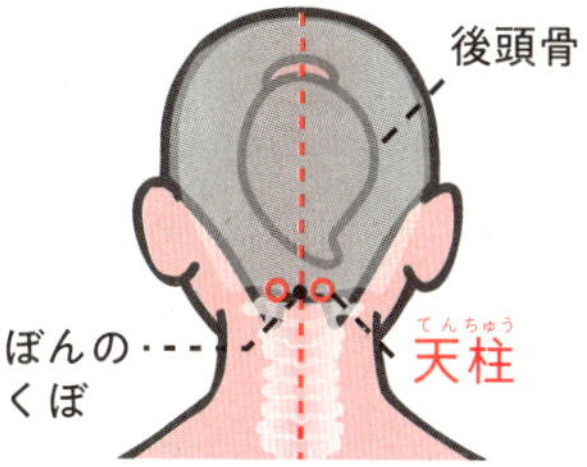

見つけ方

髪の生え際の少し上、後頭骨の下縁の中央にある「ぼんのくぼ」というくぼみから左右に指1本分のところにあります。

「めまいに効く」

中渚

[ちゅうしょ]
手の少陽三焦経

薬指と小指の間にある。内臓全体を整えて生命力を強くする。

その他の効果
- □耳鳴り
- □腰痛
- □二日酔い

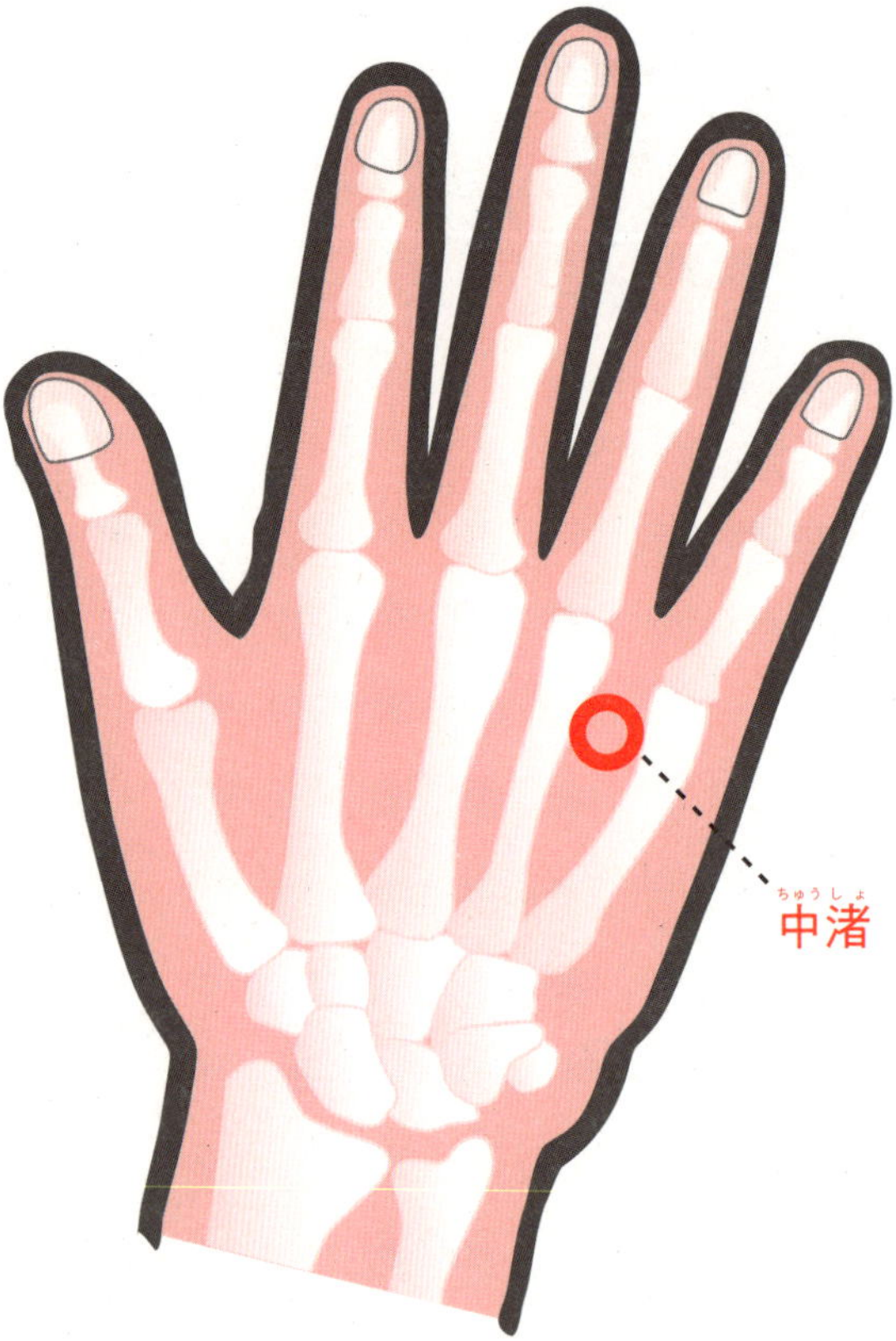

押し方

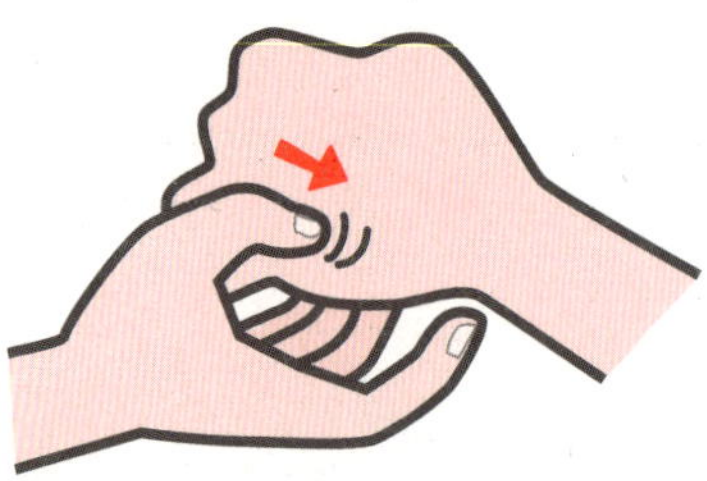

親指をツボに当て、薬指の骨のきわに沿って手首に向かって上から下へゆっくり6〜8回、痛くない程度に押し下げるようにします。左右どちらも行いましょう。

見つけ方

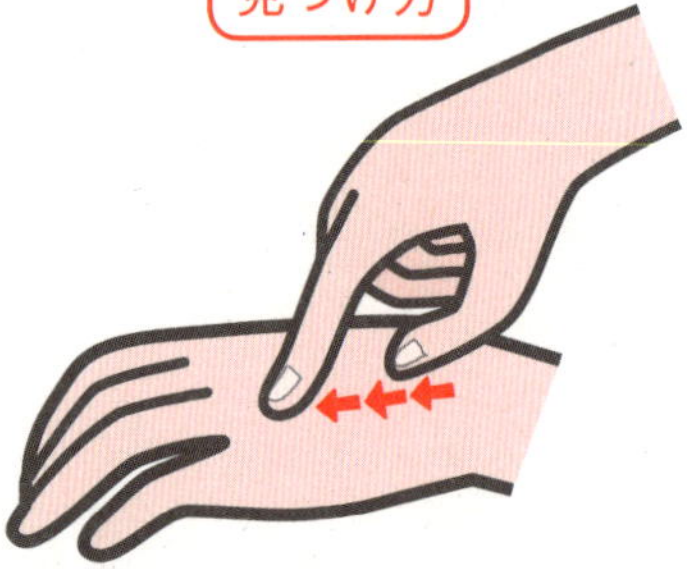

手の甲の小指と薬指の骨の間にできるくぼみにあります。手首側から骨の間を指でたどり、薬指の出っ張った骨の手前で指が止まるところです。

内耳の三半規管を整え脳の血流を改善

めまいには、周囲がぐるぐる回る回転性のめまい、立ち上がった瞬間に頭がくらくらする立ちくらみなど、様々な種類があります。回転性のめまいは平衡感覚をつかさどる内耳の三半規管の異常で起こることが多く、立ちくらみは脳内の血流が悪くなることが原因。ストレスや疲労で自律神経が乱れ、血圧の調整がうまくできなくなると、めまいが起こりやすくなります。

めまいがしたら、まずは三半規管を整える「中渚」のツボを押してみましょう。「厲兌」のツボはめまいによる吐き気にも効果アリ。

こんなツボも効果的！

厲兌

［れいだ］
足の陽明胃経

爪先にあるツボ。兌は先端という意味がある。

その他の効果

- □吐き気
- □花粉症
- □うつ

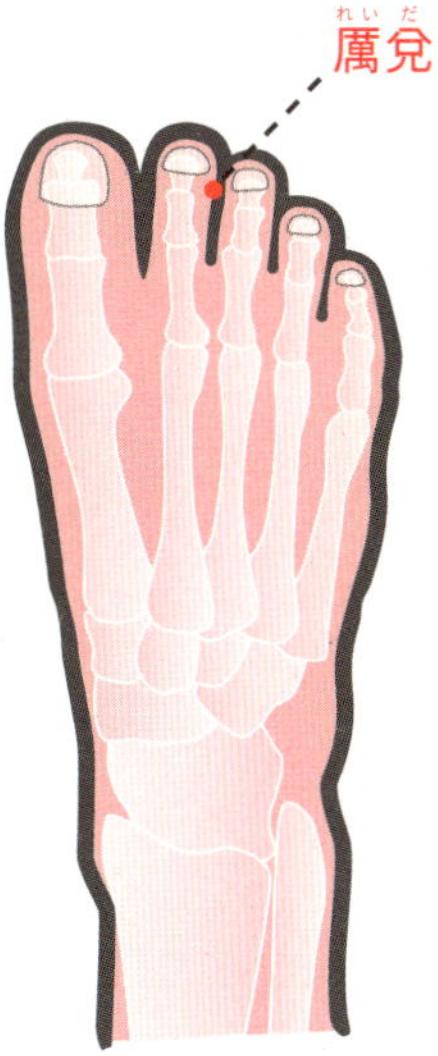

こんな方法も！

めまいがしている間、サージカルテープなどでお米を一粒、厲兌のツボに貼ってみましょう。持続的にツボを刺激することができ、効果が長続きします。中渚のツボに貼ってもOKです。

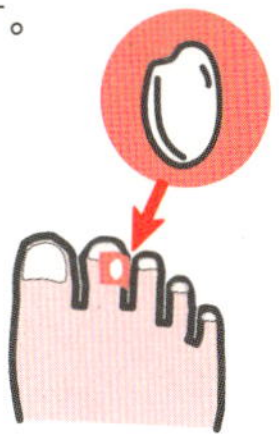

押し方

親指をツボに当て、人差し指で裏側から支えてつまみ、ゆっくり6〜8回押します。左右どちらも行いましょう。

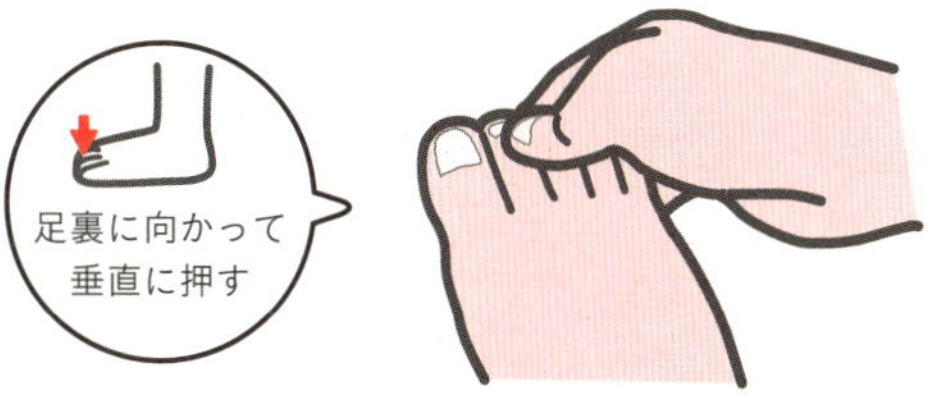

見つけ方

足の人差し指の爪の生えぎわ、中指寄りの角から2mm下、2mm外側にあります。

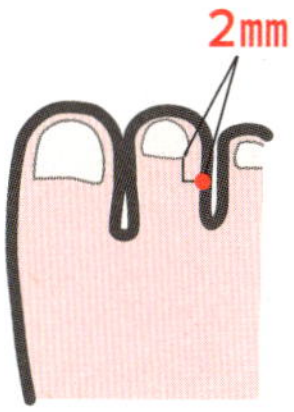

風邪に効く

風門

［ふうもん］足の太陽膀胱経

背中上部、肩甲骨の間にある。肺の気を巡らせ体表機能を改善する。

その他の効果

□喘息
□発熱
□肩こり

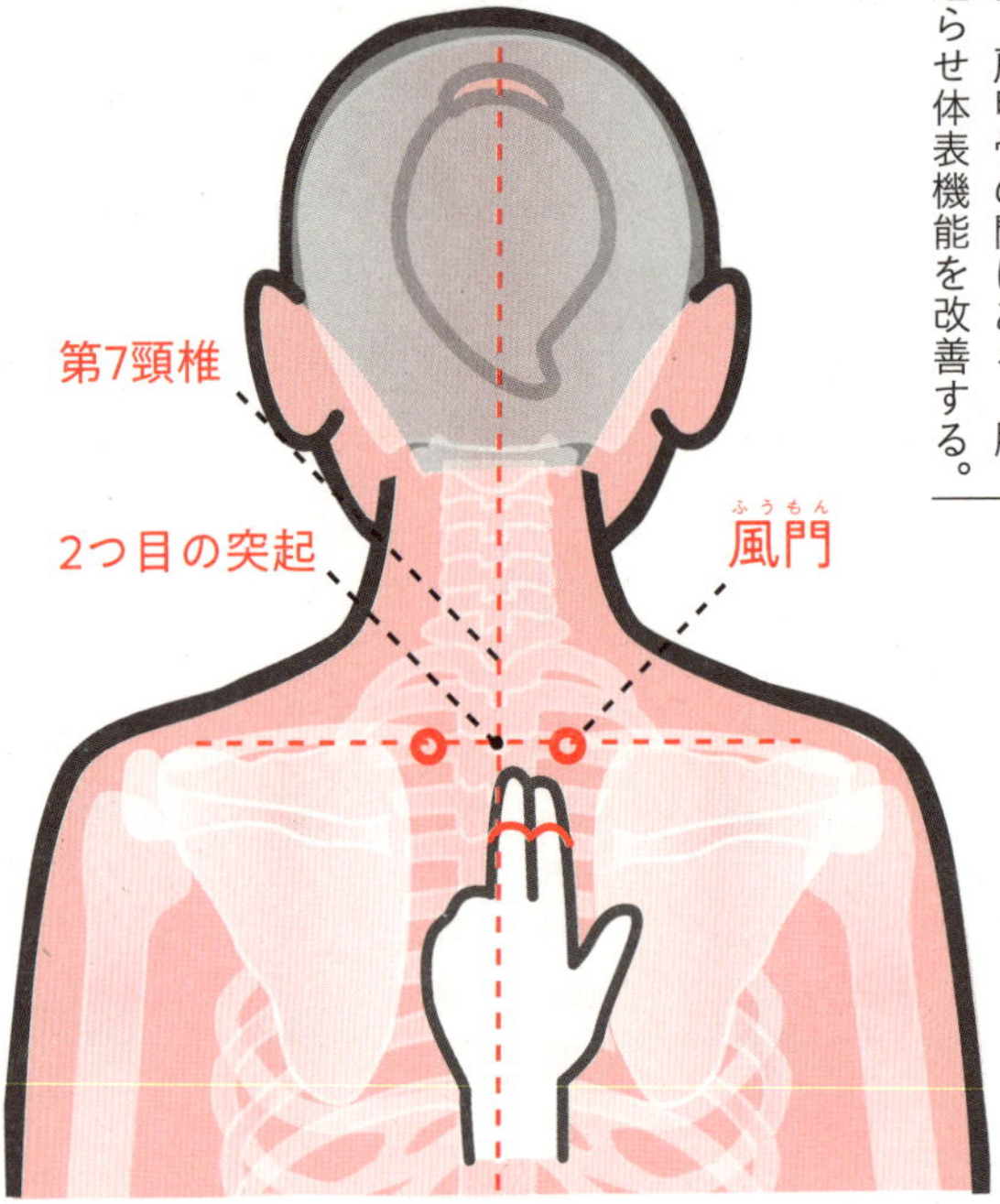

見つけ方

頭を前に傾けて、首の後ろの一番出っ張った骨（第七頸椎）の下、2つ目の突起から、左右に指2本分外側にあります。

押し方

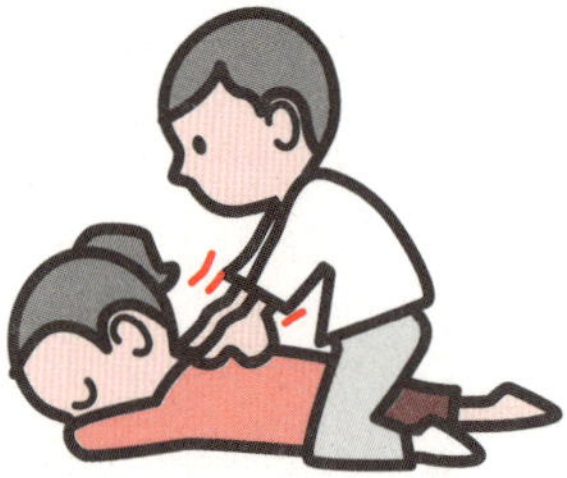

他の人に押してもらうのも効果的。親指で左右同時に押してもらいましょう。

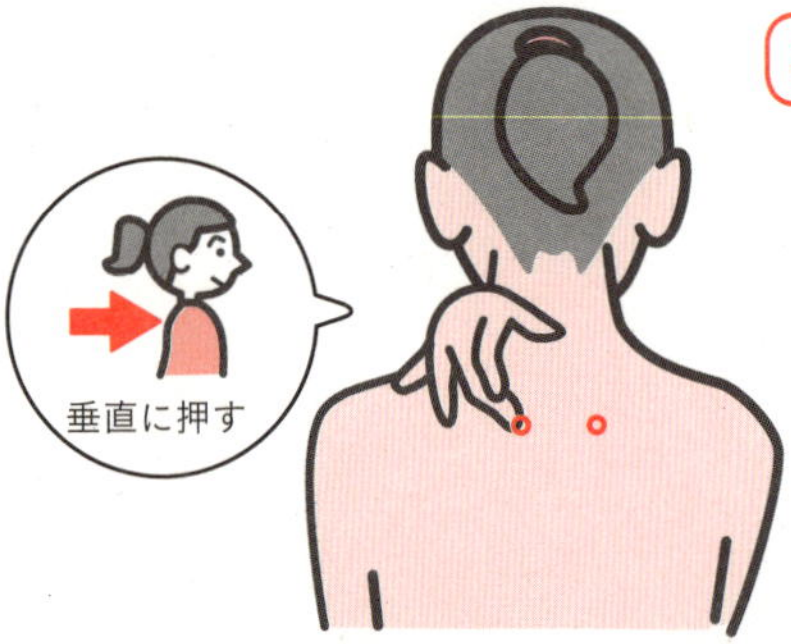

中指をツボに当てて6～8回ずつ、息を吐きながら垂直に押し、息を吸いながらゆるめます。左右どちらも行いましょう。

「風邪」の語源は「風門」から邪気が入ること

古来より東洋医学では、風邪のことを「ふうじゃ」と呼び、「風門」のツボから邪気が入ることによって起こるといわれてきました。普段何気なく使っている「風邪《かぜ》」という言葉は、実は東洋医学がルーツだったのです。体に風が当たり、熱が奪われると、皮膚や粘膜が乾燥し、免疫力が下がって、細菌やウイルスが侵入しやすくなります。普段から首回りを温め、風邪の引き始めには、「風門」のツボを押して、早めのケアを心がけて。肺の経絡上にある「尺沢」はせきや鼻づまりなど呼吸器の症状全般に効くツボです。

こんなツボも効果的！

尺沢

［しゃくたく］
手の太陰肺経

前腕部のくぼんだ位置にある。咳を止めるのに効果のあるツボ。

その他の効果

- □吐き気
- □花粉症
- □うつ

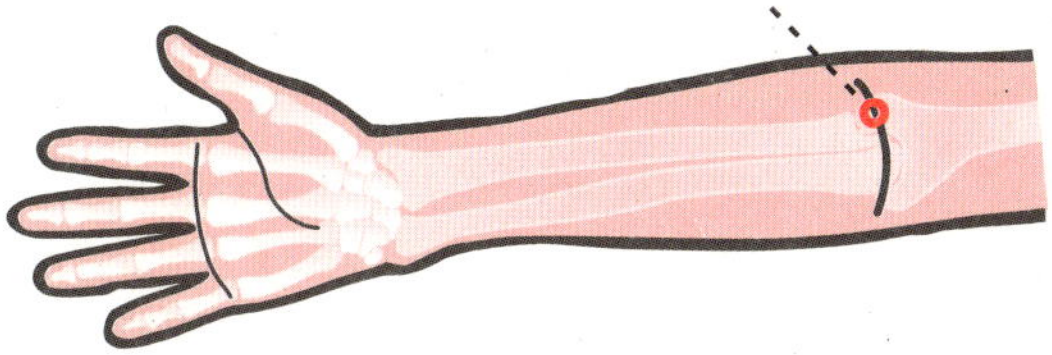

押し方

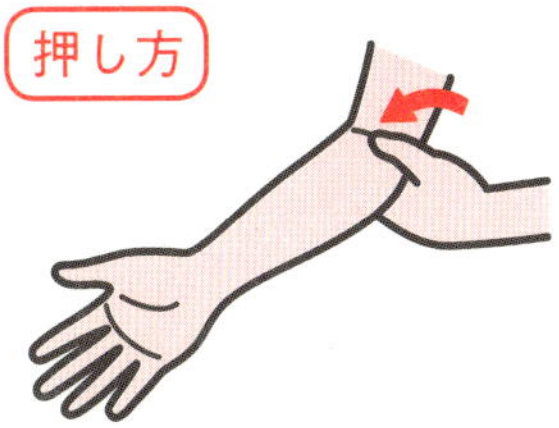

親指をツボに当てて左右6〜8回ずつ、息を吐きながら腕の中心に向かって押し、息を吸いながらゆるめます。左右どちらも行いましょう。

見つけ方

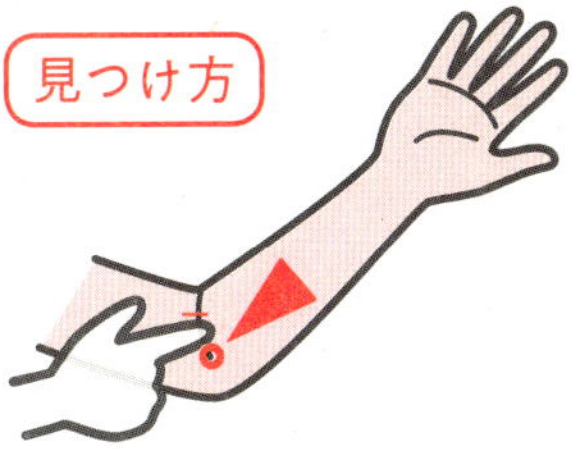

ひじを曲げるとできる横じわの上、しわの中央から指1本分親指寄りのくぼみにあります。

福辻先生のツボコラム 1

風門にカイロを貼って、風邪を撃退

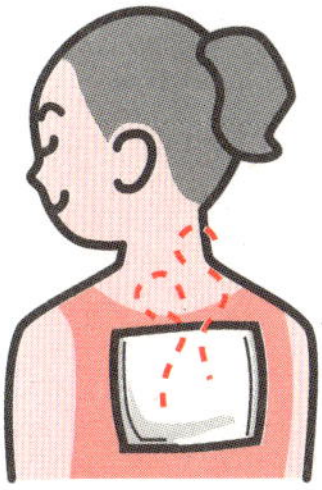

「風門」は風の門と書きます。つまりここから風が入ってきて風邪を引くという意味です。風邪の引き始めには、このあたりがゾクゾクするでしょう？ 風邪かなと思ったら、この場所に使い捨てのミニカイロを貼ってみてください。インナーの上から貼って、汗をかいたらふきましょう。寒い時期は普段からこの場所にカイロを貼っておくと、風邪の予防にもなります。

「鼻づまりに効く」

印堂

【いんどう】
奇穴

眉間の中央部、ややへこんだ部分に位置する。緊張をほぐす効果も。

その他の効果
□頭痛
□眼精疲労
□不眠症

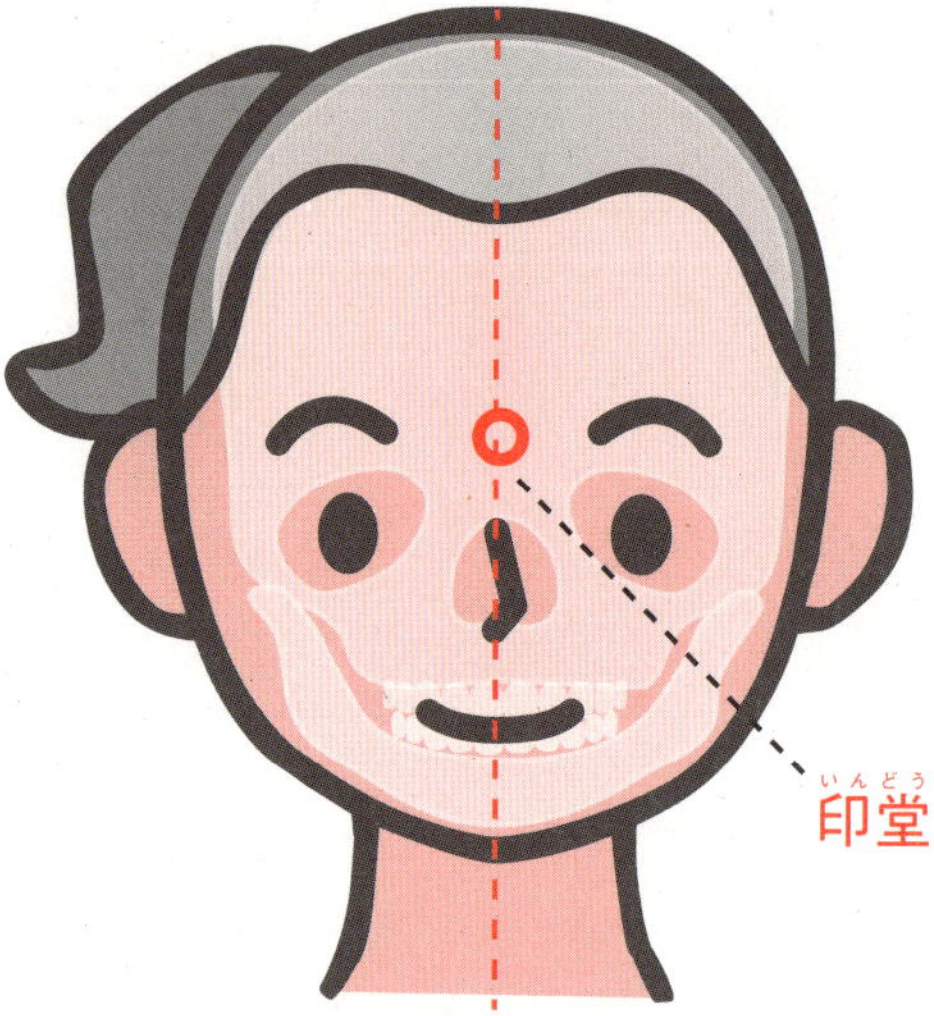

見つけ方

正中線（体の中心線）上にある眉間のくぼみで、押すとズーンと響く場所です。

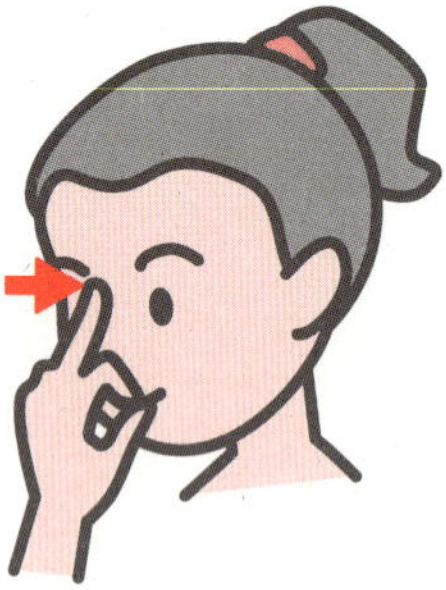

押し方

中指をツボに当てて6〜8回、息を吐きながら頭の中心に向かって押し、息を吸いながらゆるめます。

鼻の粘膜の炎症をおさえ鼻の通りを改善

風邪や花粉症によって、鼻の粘膜が炎症を起こして腫れると、空気が通りにくくなり、鼻水が分泌されます。東洋医学では、基本的に鼻水が出ているときは出してしまった方がいいという考え方ですが、仕事中などで困るときには、ツボを押して応急処置を。

「印堂」は目や鼻のまわりの血流や神経を刺激して、鼻の通りをよくしてくれるツボ。古代インドのヨガでは、このツボを第三の目、チャクラとよび、エネルギーの出入り口であるとされています「合陽」は鼻の粘膜の炎症を改善してくれるツボです。

こんなツボも効果的！

合陽

〔ごうよう〕
足の太陽膀胱経

下腿の後ろ側中央にある。腰痛や背中痛をやわらげる効果がある。

その他の効果

□ 腰痛
□ 坐骨神経痛
□ 痔

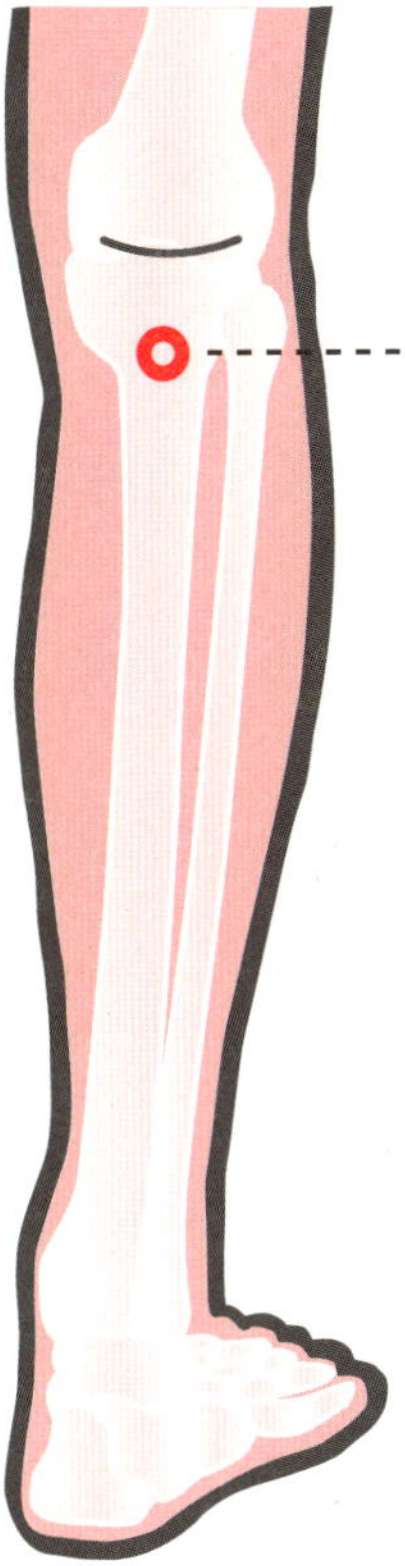

見つけ方

ひざを曲げるとできる横じわの真ん中から、指3本分下がった場所にあります。

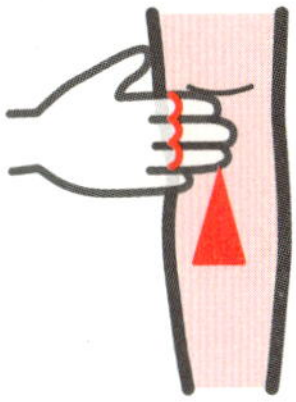

押し方

親指をツボに当てて左右6〜8回ずつ、息を吐きながら脚の中心に向かって強めに押し、息を吸いながらゆるめます。両手の親指を重ねて押してもOKです。左右どちらも行いましょう。

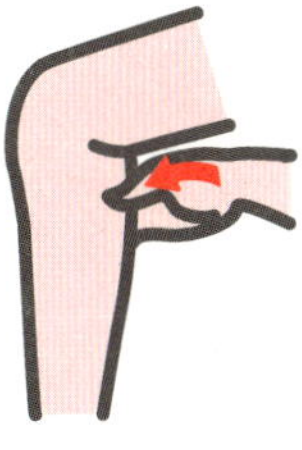

福辻先生のツボコラム 2

鼻がつまったら、腎臓を温めよう

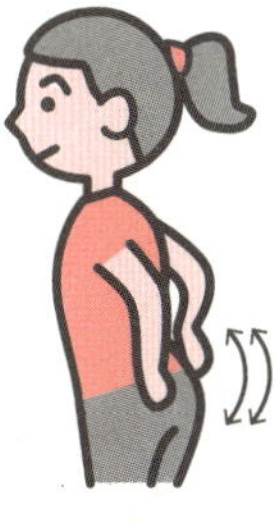

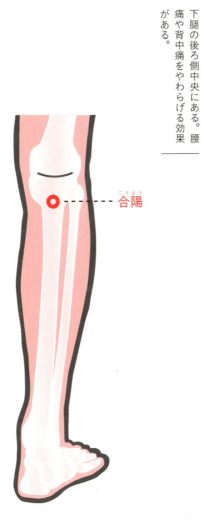

東洋医学では、鼻づまりは体に水分が溜まって、冷えている状態、特に腎臓が弱っているサインだといわれています。そこで腰の左右にある腎臓のあたりを手でさすって温めてみましょう。「腎兪」のツボ（P148）を押したり、腹巻きなどで温めるのも効果的です。ただし、使い捨てカイロを長時間貼るのはデリケートな腎臓に負担をかけるので避けてください。

〔歯痛に効く〕

その他の効果
□頭痛
□顔のむくみ
□顔のたるみ

下関

〔げかん〕
足の陽明胃経

頬骨の下にあるツボ。「関」は下顎骨を指すため、この名になった。

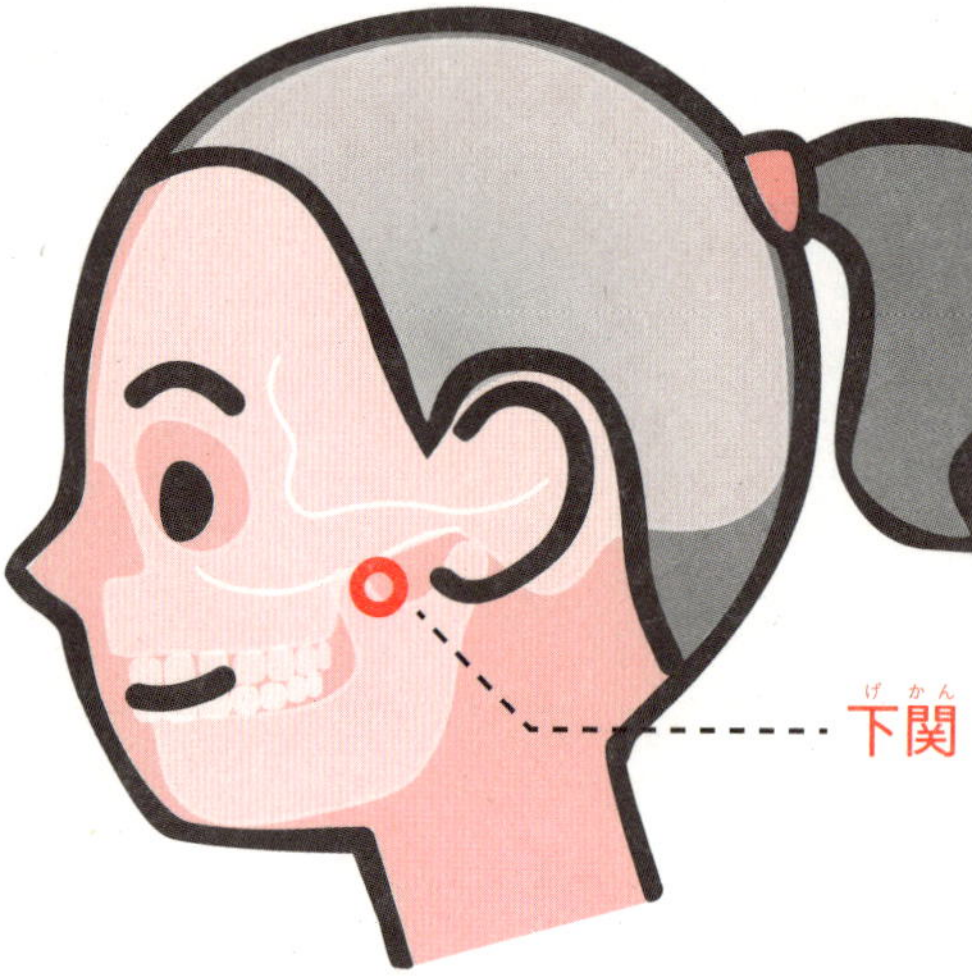

押し方

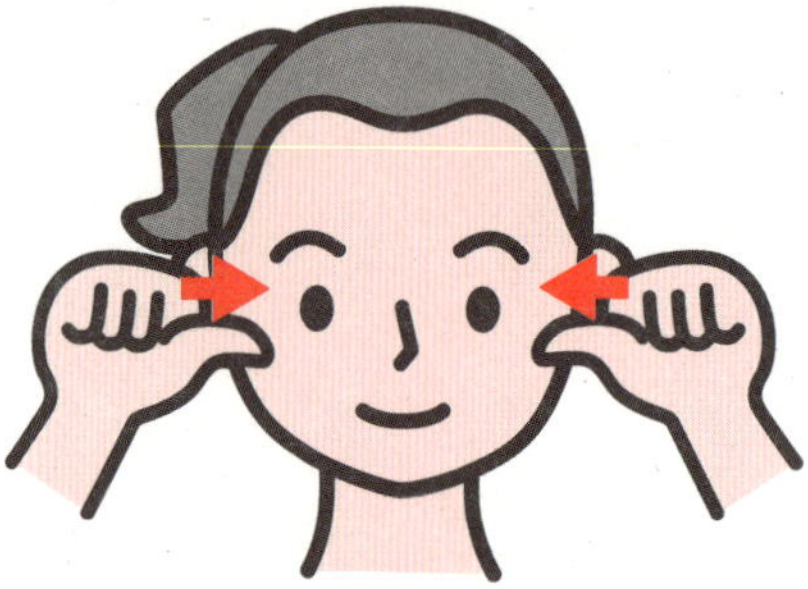

両手の親指を左右のツボに当て、頭の中心に向かって6〜8回、息を吐きながらゆっくり押し、息を吸いながらゆるめます。

見つけ方

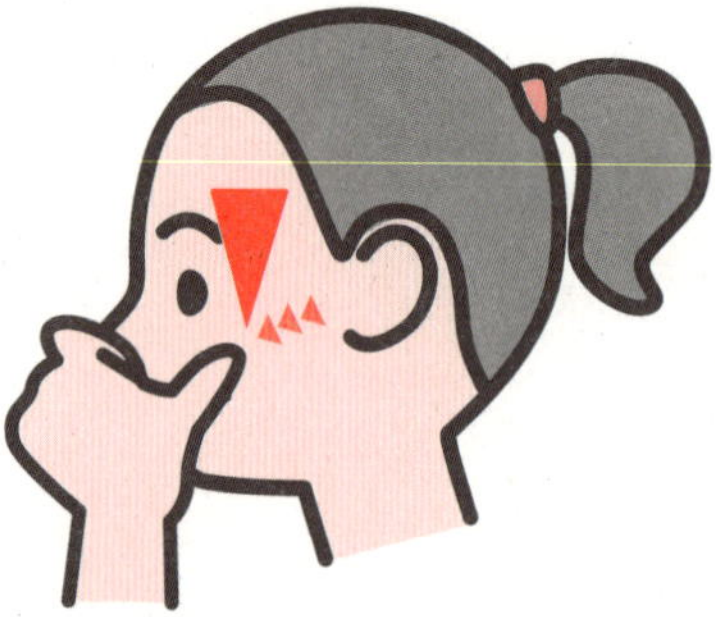

耳の前から頬骨の下辺を指でたどっていくと、一番凹んでいる部分。口を閉じると凹み、口を開けるとあごの骨が出っ張ってくる場所にあります。

鎮痛効果の高いツボで急な痛みの応急処置を

歯痛の原因は虫歯、歯周病、疲労などさまざま。虫歯や歯周病は歯医者に行かないと治療できませんが、仕事中や夜中、急な痛みに襲われたときは、ツボを押すことでつらい痛みをおさえることは可能です。また、疲労によって歯の神経が過敏になって痛んだり、冷えすぎて歯が痛くなった場合は、ツボ押しだけで十分効果があります。

鎮痛効果の高い「下関」と「温溜」は歯の神経に直接働きかけ、炎症を和らげてくれます。突然の痛みの応急処置に最適なツボです。

こんなツボも効果的！

温溜

［おんる］
手の陽明大腸経

温＝陽気、溜＝流れるの意味。陽気が流れる穴の意味から。

その他の効果
□鼻血
□のどの痛み
□肩こり

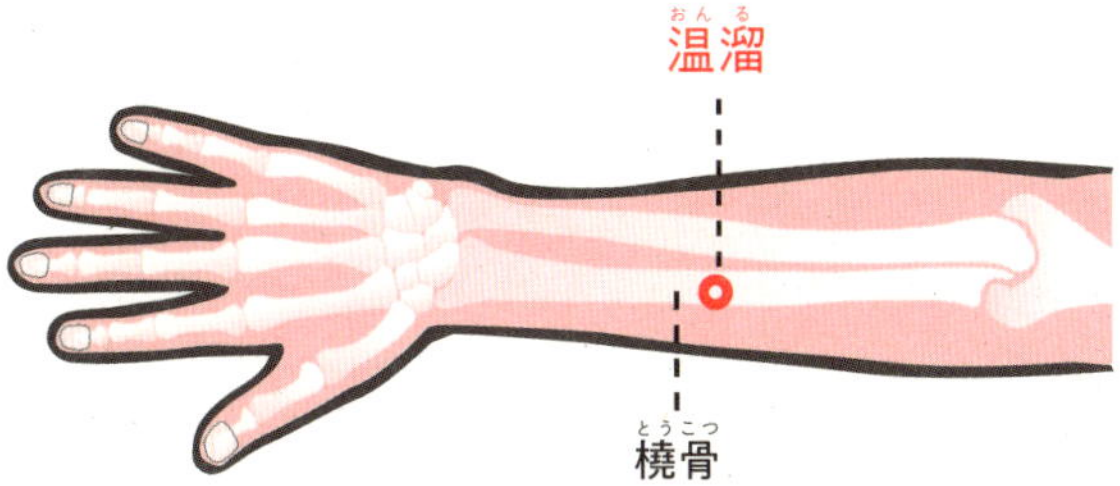

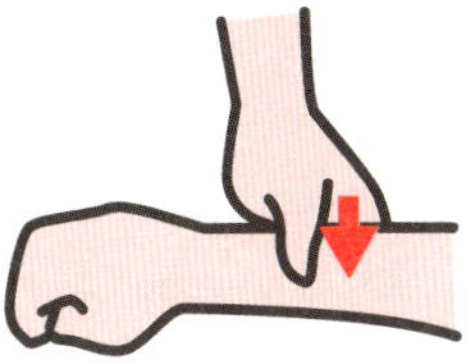

押し方

親指をツボに当て、息を吐きながら腕の中心に向かって強めに押します。6～8回ずつ、左右どちらも行いましょう。

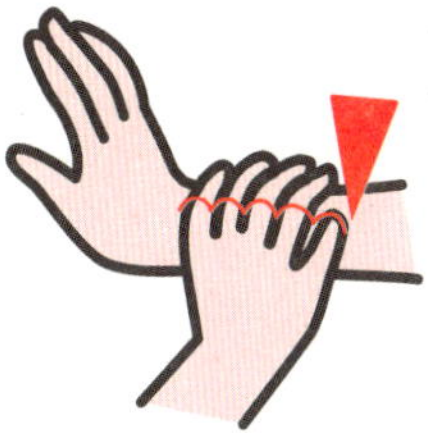

見つけ方

手首を曲げる関節からひじ方向へ指5本分、橈骨（前腕の親指側の長い骨）の上にあります。

こんな方法も！

歯がズキズキ痛いときは、上記のように呼吸に合わせて6～8回ツボを押すだけでなく、1分以上ずっとツボを押し続けるのも効果的。痛む間はずっと押し続けてもOK。また、アルミホイルを米粒大に丸め、サージカルテープで貼る方法も、持続的にツボを刺激できて、おすすめです。

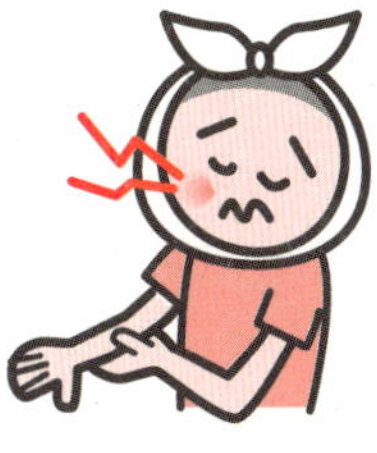

「肩こりに効く」

肩井

［けんせい］
足の少陽胆経

首の根本から肩先までの中央部。井は湧き出る、始まるの意味がある。

その他の効果
□歯痛
□頭痛
□うつ

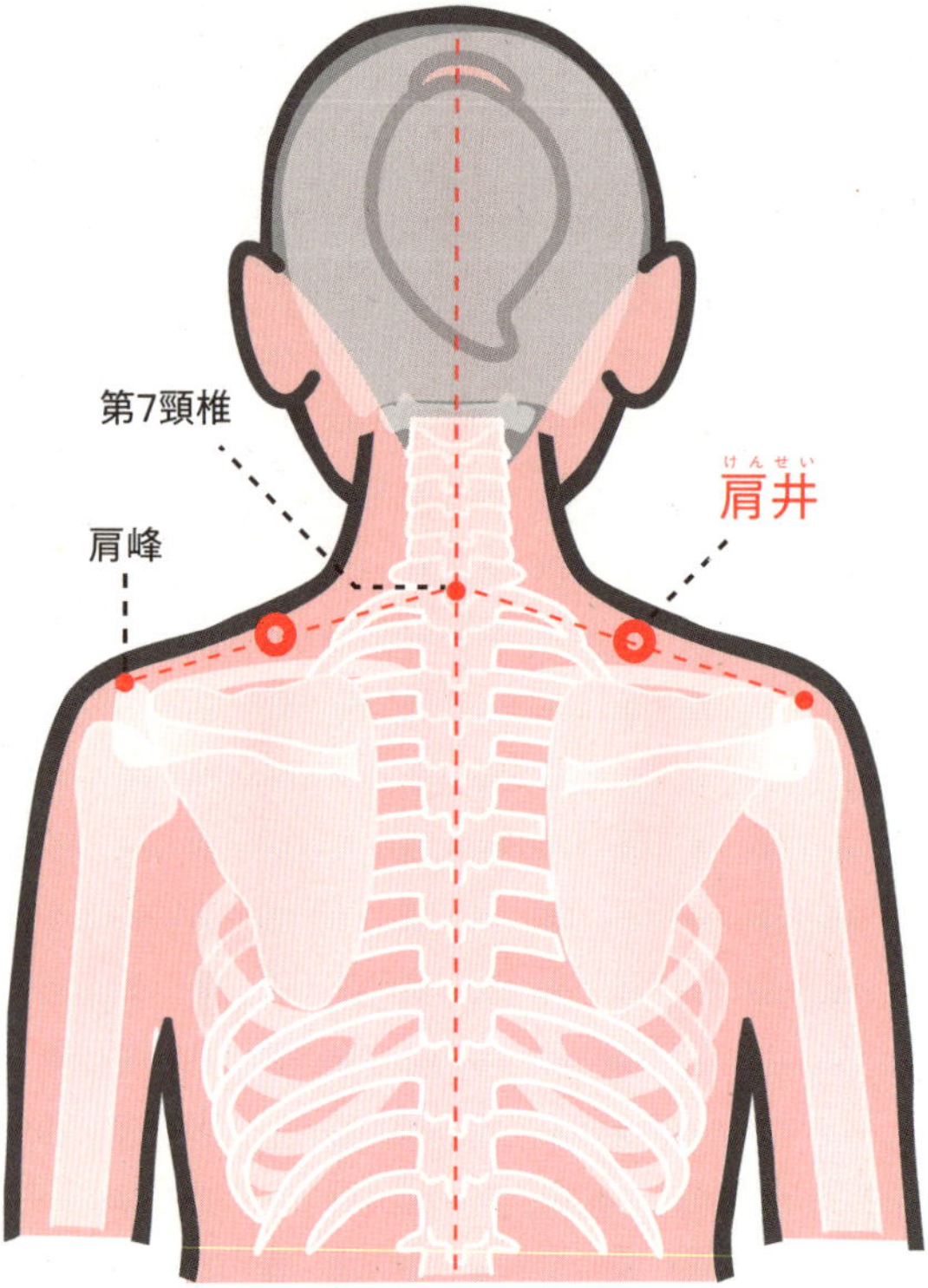

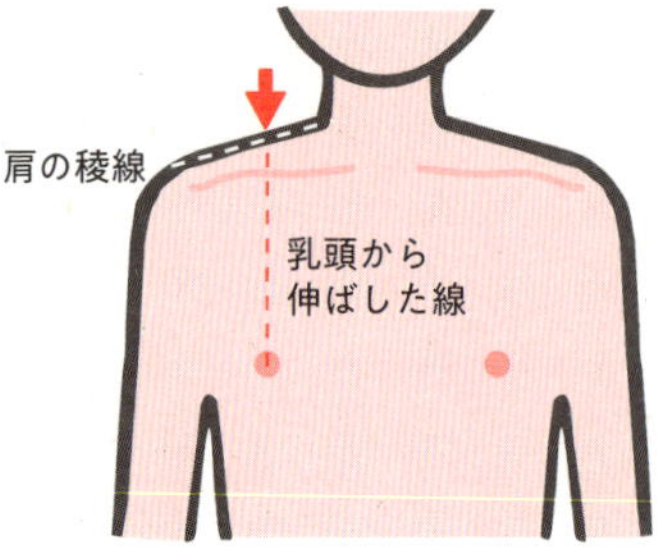

見つけ方

頭を前に傾けて、首の後ろの一番出っ張った骨（第七頸椎）と、肩の先端（肩峰）を結んだラインの真ん中にあります。乳頭から垂直に手をすり上げて、肩の一番高いところです。肩こりの人は押さえると、ズーンとした痛みがあります。

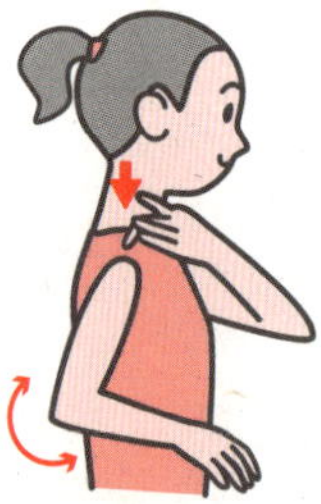

このツボを押しながら、腕を6～8回、前後に回すとさらに効果的です。次頁の巨骨も同様に。

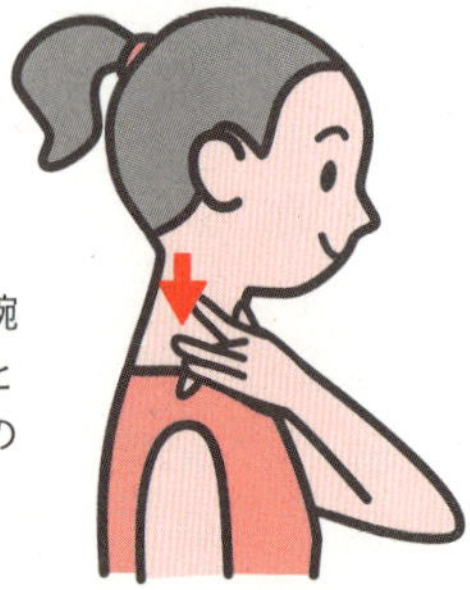

押し方

中指をツボに当てて6～8回ずつ、息を吐きながら垂直に押し、息を吸いながらゆるめます。

緊張した筋肉をほぐし疲労物質を流す

スマホやパソコンで長時間、同じ姿勢を続けていると、首から肩、背中の筋肉が緊張し、肩こりの原因に。キーボードを打つ作業によって、腕につながる肩回りの筋肉も疲労します。また、精神的な緊張やストレスから肩がこる場合もあります。

まずは肩こりの代表的なツボ「肩井」と「巨骨」を押して、最もこりやすい部分をダイレクトに刺激してみましょう。血流がよくなり、たまった乳酸などの疲労物質が排出され、こりが改善します。仕事中など、こりを感じたらすぐに押す習慣をつけましょう。

こんなツボも効果的！

巨骨［ここつ］

任脈

肩の後ろ側上部に位置する。肩関節の痛みに効くツボ。

その他の効果

□上腕神経痛
□リウマチ
□歯痛

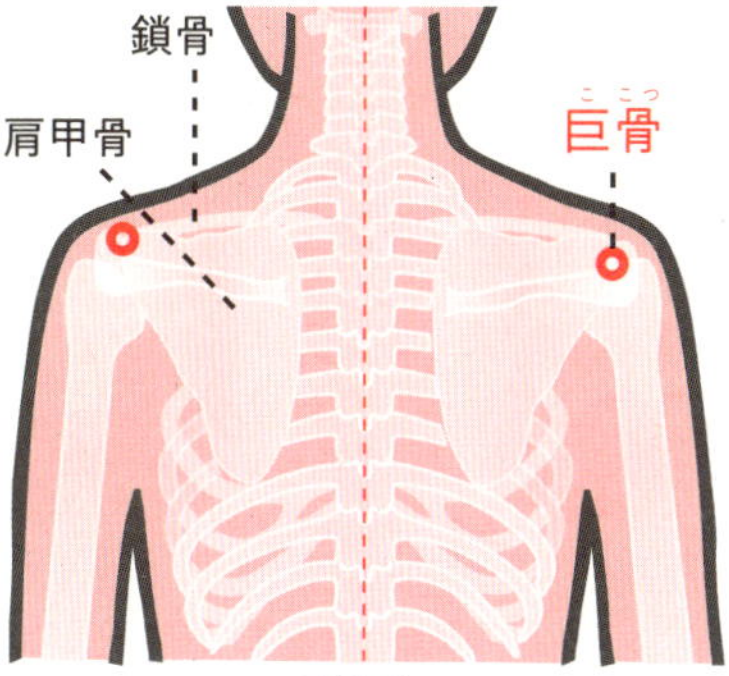

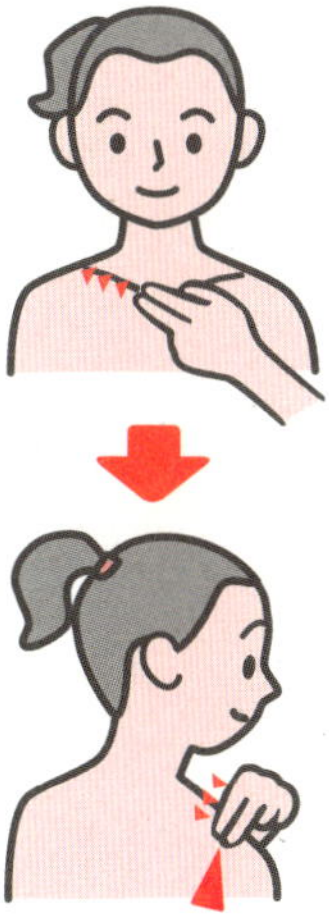

押し方

中指をツボに当てて6～8回ずつ、息を吐きながら垂直に押し、息を吸いながらゆるめます。

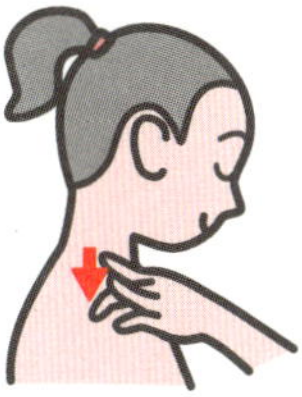

見つけ方

鎖骨の内側をあごの下から肩の裏側まで指でたどっていき、肩の付け根の三角形のくぼみにあります。鎖骨と肩甲骨の合わせ目になります。

福辻先生のツボコラム 3

あなたがこるのは右肩？左肩？

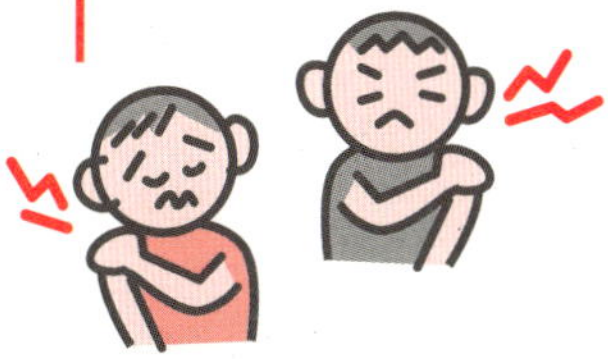

私の治療院には、いつも左右どちらかの肩がこるという患者さんも多いです。東洋医学では、右肩がこる人は肝臓やストレス、左肩がこる人は心臓や消化器が弱っている場合が多いといわれています。左右どちらの肩がこるかによって、右なら肝臓のツボ（P127「太衝」）、左なら心臓のツボ（P97「神門」）など、自分が思い当たる方のツボも併用するといいでしょう。

［鼻血に効く］

瘂門

［あもん］
督脈

瘂は言葉が話せない状態。その治療に用いられたツボ。

その他の効果
□頭痛
□首のこり
□鼻づまり

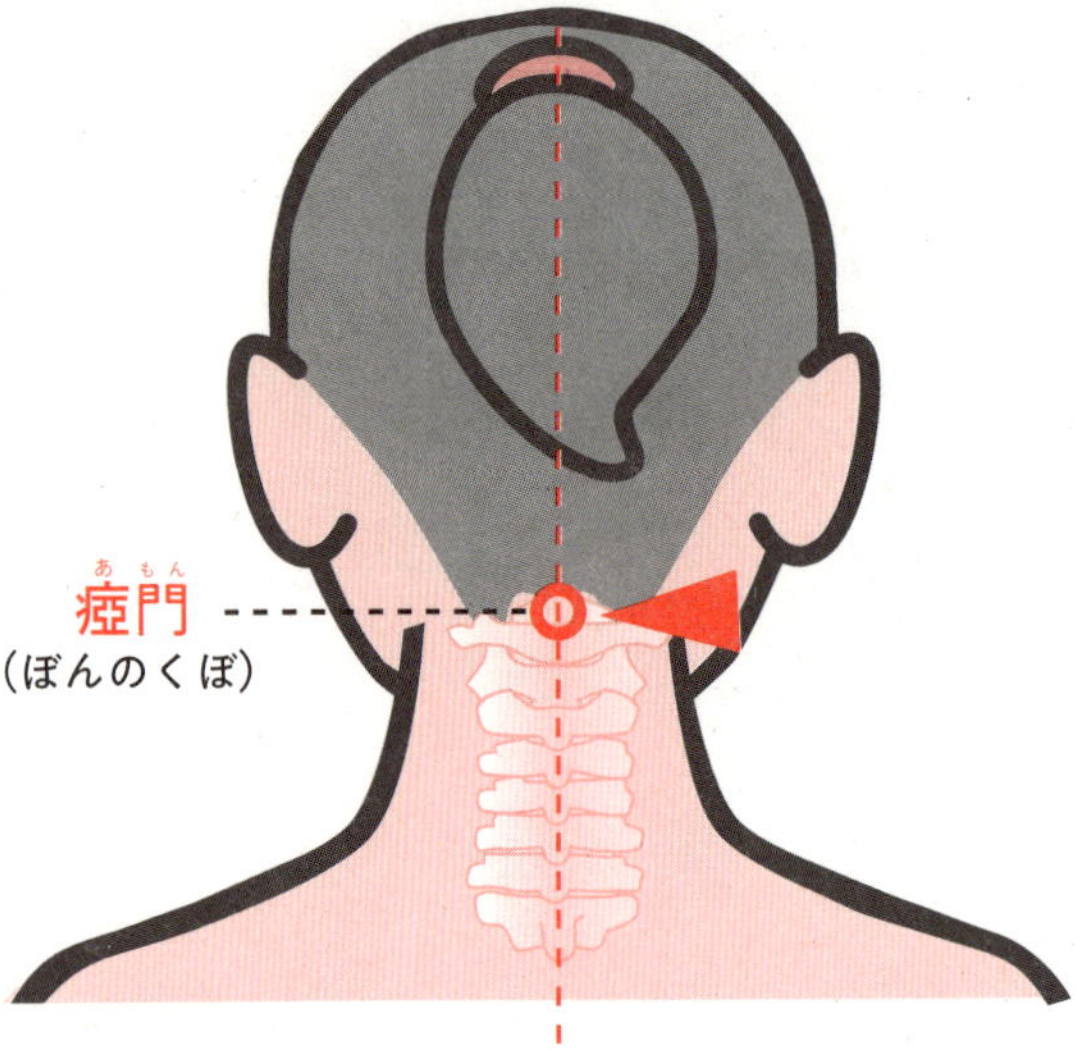

見つけ方

髪の生え際の少し上、後頭骨の下縁の真ん中のくぼみにあります。「ぼんのくぼ」と呼ばれている場所です。

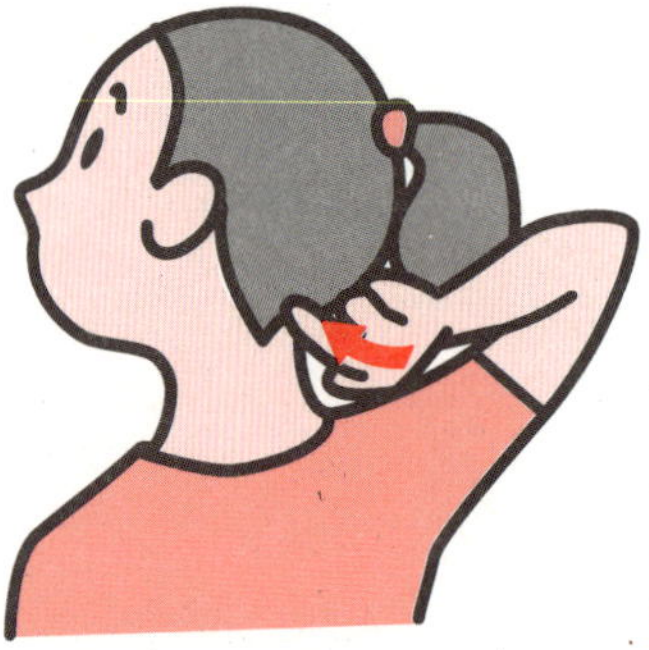

押し方

血が流れないように顔を少し上げます。中指をツボに当てて6～8回、息を吐きながら頭の中心に向かって押し、息を吸いながらゆるめます。

原因不明の鼻血を繰り返すときは要注意

鼻の入り口付近は毛細血管が多く、ちょっといじったり、強く鼻をかんだりしても鼻血が出る場合があります。また、動脈硬化や糖尿病などで血管がもろくなると鼻血が出やすくなります。

東洋医学では、基本的に鼻血は出し切ったほうがいいといわれていますが、仕事中などで止める必要がある場合は、まずは止血のツボ、「瘂門」を押して応急処置を。「玉枕」はのぼせによる鼻血によく効きます。原因不明の鼻血が頻繁に出るときは、重大な病気のサインかもしれないので、早めに耳鼻科を受診しましょう。

こんなツボも効果的！

玉枕

［ぎょくちん］
足の太陽膀胱経

後頭部の一番隆起したところにあるツボ。

その他の効果
- □鼻づまり
- □疲れ目
- □抜け毛

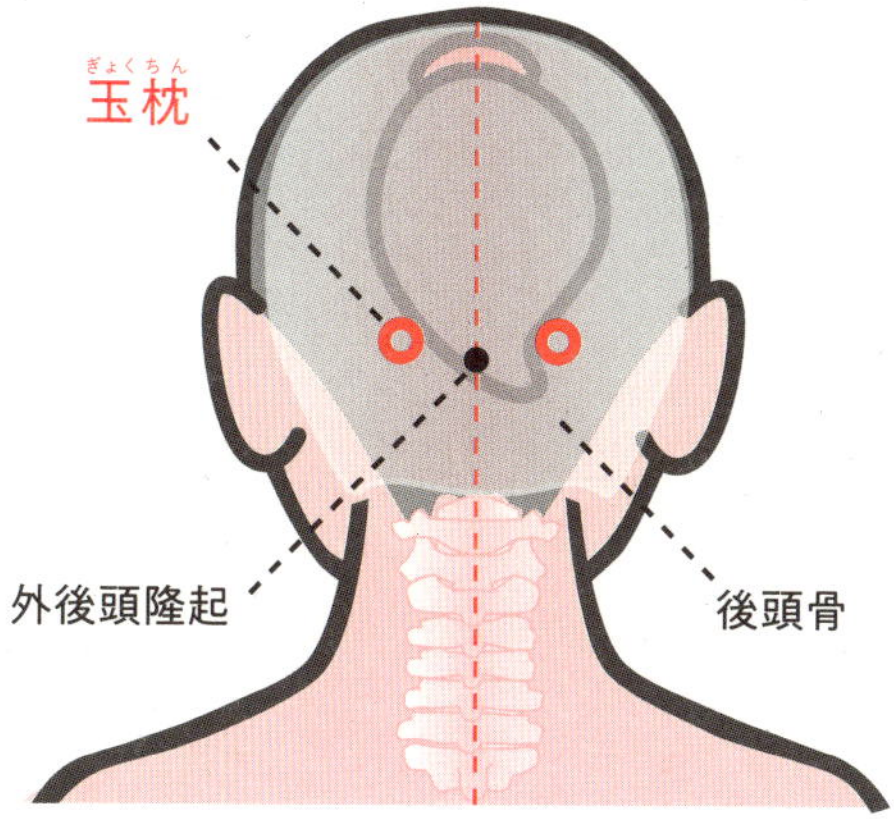

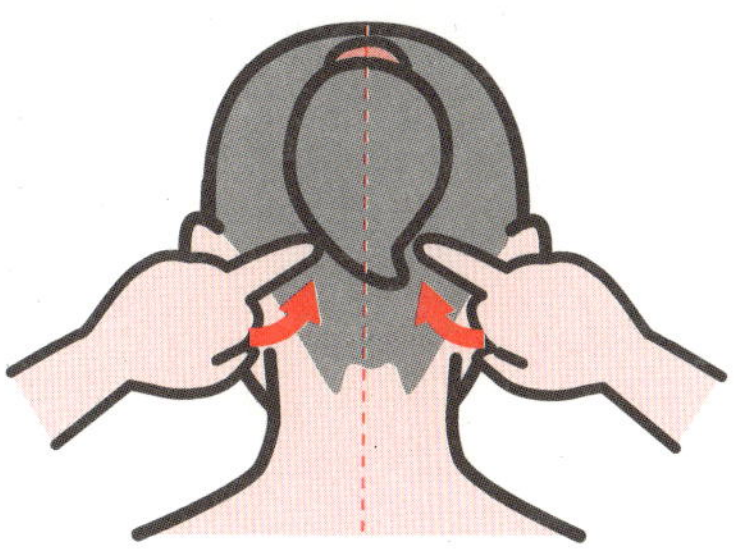

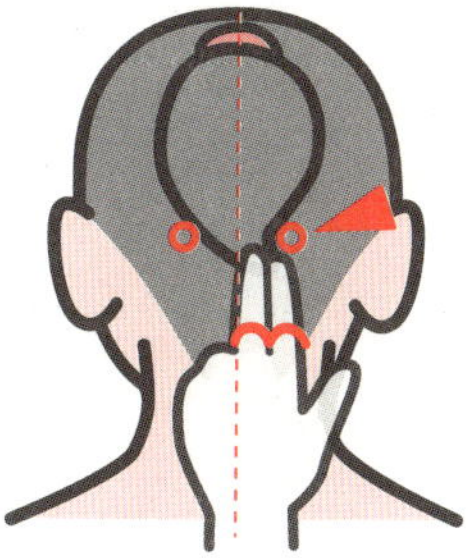

押し方

中指を左右のツボに当てて6～8回、息を吐きながら頭の中心に向かって押し、息を吸いながらゆるめます。

見つけ方

後頭部の一番出っ張ったところ（外後頭隆起）から、左右に指2本分離れた場所にあります。

ツボの名前の由来 1
玉枕

古代中国では、貴重な石の「玉」でできた枕を「玉枕」と呼び、貴人の墓から発掘されています。玉とは、尊いもの、丸いもの、固いものという意味があり、尊いものとして脳を示唆する説や、硬い外後頭隆起を示すという説もあります。枕とは枕骨（後頭骨）のことです。「玉枕」のツボは、寝るときにちょうど枕に頭が当たる場所なので、この名前がつきました。

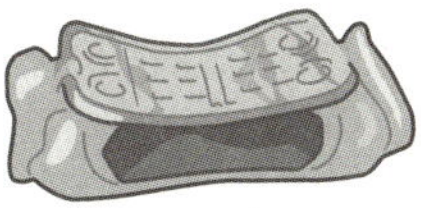
古代中国の玉枕

【乗り物酔いに効く】

内関

［ないかん］
手の厥陰心包経

手首の内側下に位置する。内は内側、関は気血が出入りする要所。

その他の効果
□胃痛
□二日酔い
□イライラ

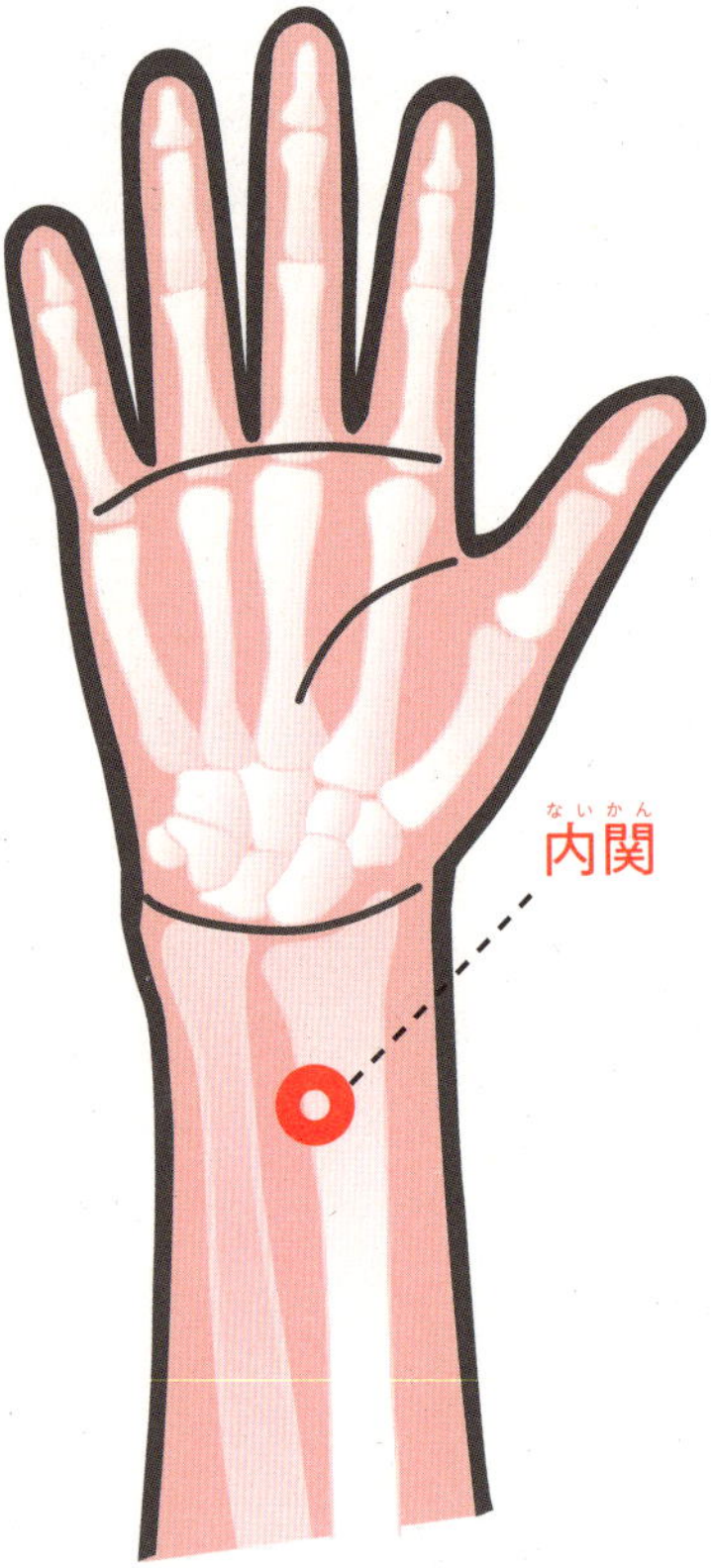

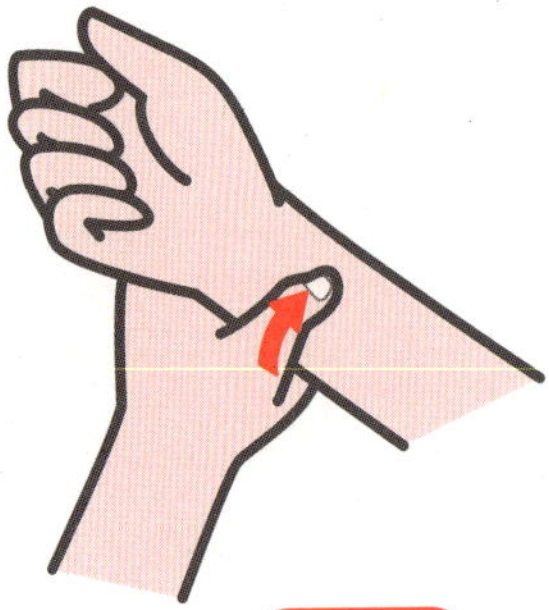

押し方

親指をツボに当てて6〜8回、息を吐きながら垂直に押し、息を吸いながらゆるめます。左右どちらも行いましょう。乗り物に乗る前にもこのツボを押しておくといいでしょう。

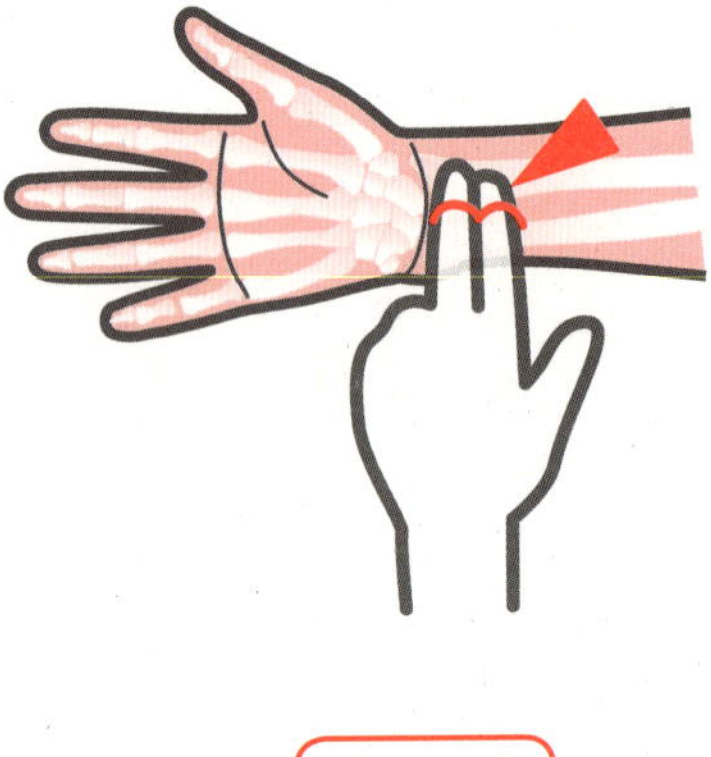

見つけ方

手首内側の横じわの中央から指二本分、ひじ方向にあります。

自律神経の乱れをおさえ気持ちもリラックス

乗り物酔いはバスや車、船などの振動によって、平衡感覚が乱れ、自律神経に異常をきたすことによって起こります。

「内関」はストレスなどによる精神面の安定にも効く万能ツボ。修学旅行などで長時間バスに乗る前に、ここに米粒を貼っておくだけで、気分が落ち着いて、酔わなかったという事例も。「内庭」は胃腸の調子を整え、乗り物酔いのムカムカをおさえてくれるツボです。乗り物に乗る際には、視界と体の揺れのズレを抑えるため、バスの前方など、進行方向がはっきり見える席に座ることも有効です。

こんなツボも効果的！

内庭

［ないてい］足の陽明胃経

足の指にある。指を開くと庭のように広い場所にあることから。

その他の効果

□腹痛
□胃痛
□歯痛

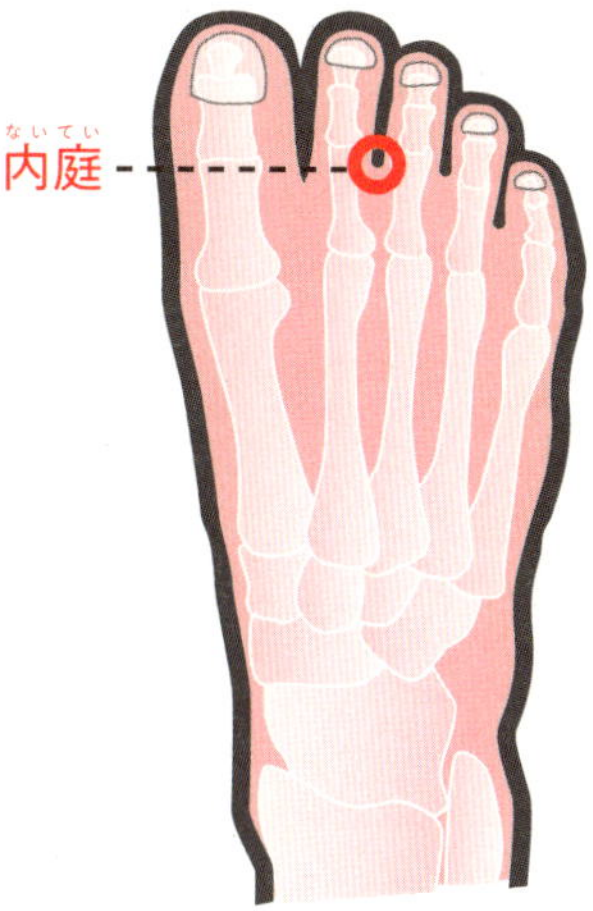

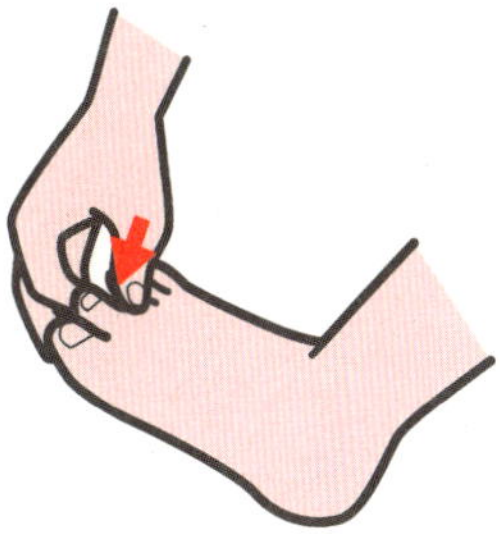

押し方

親指をツボに当て、裏側から人差し指で支えて6～8回、息を吐きながら垂直に押し、息を吸いながらゆるめます。

見つけ方

足の第二指と三指の間の水かき部分の中央にあります。

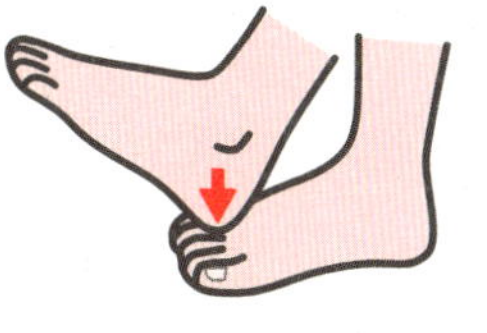

こんな方法も！

バスや車に乗っていて、気持ち悪くなったら、靴を脱いで足を重ね、イラストのように内庭のツボをかかとで押してみましょう。同時に手で内関のツボも押さえると、一層効果的です。

「目の疲れ ドライアイ」に効く

晴明

［せいめい］
足の太陽膀胱経

目頭にある。物がよく見えるようになることから命名された。

その他の効果
- □鼻づまり
- □目のまわりのシワ
- □たるみ

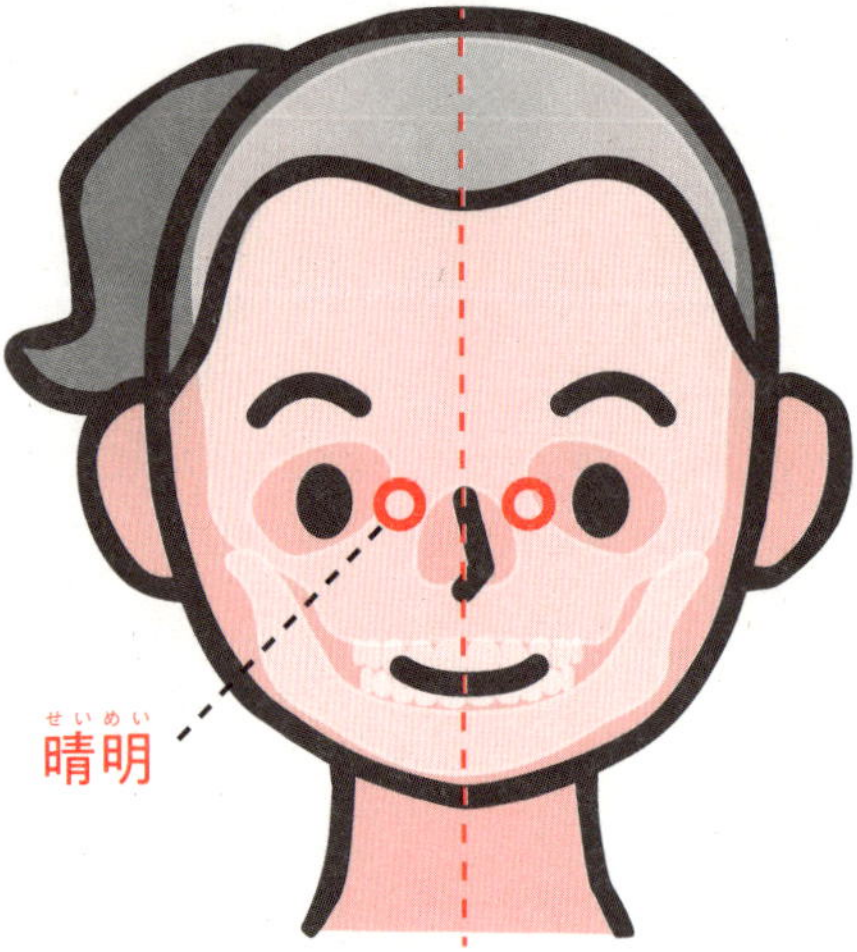

見つけ方

目頭の内側、鼻の根元のくぼみにあります。眼鏡のパッドが当たる部分です。

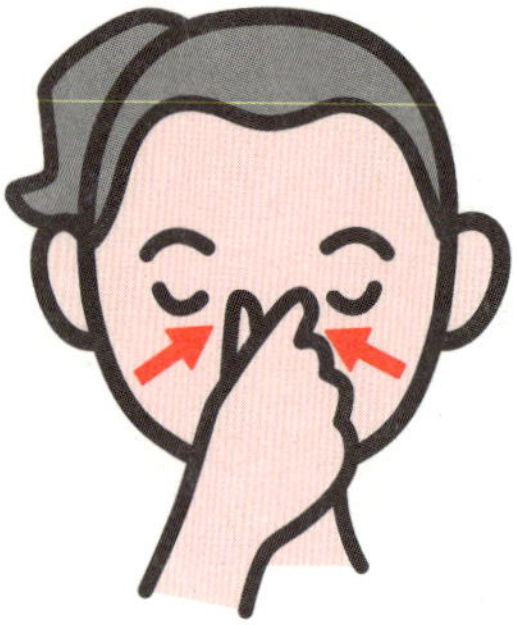

押し方

親指と人差し指を左右のツボに当てて6～8回、息を吐きながら、軽くつまんで斜め上に押し、息を吸いながらゆるめます。

目の周囲の筋肉をほぐして視界スッキリ！

パソコンやスマホを長時間見続けていると、目のまわりの筋肉が疲れ、血行不良によって充血することも。また、まばたきの回数が減ると、涙の量が減って、ドライアイになります。

まずは「晴明」のツボを押して目のまわりの筋肉の緊張をほぐしましょう。視界がスッキリして、集中力もアップするはず。「太陽」のツボは眼精疲労からくる片頭痛にも効果があります。東洋医学では、目の疲れは肝臓からくることも多いといわれています。期門（Ｐ56）、大衝（Ｐ127）など、肝経のツボも併用しましょう。

こんなツボも効果的！

太陽

［たいよう］

奇穴

目の外側横にある。奇穴のひとつで、眼や側頭部の疾患に効果的。

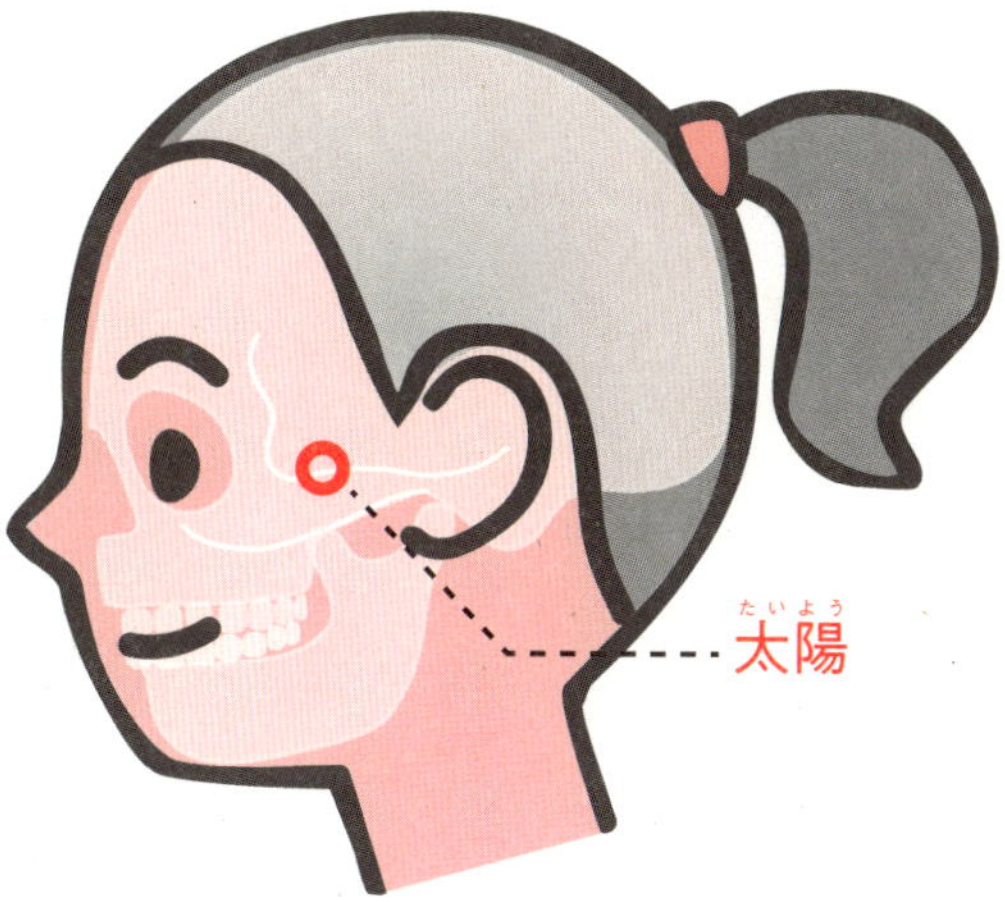

その他の効果

□頭痛
□顔面神経痛
□高血圧

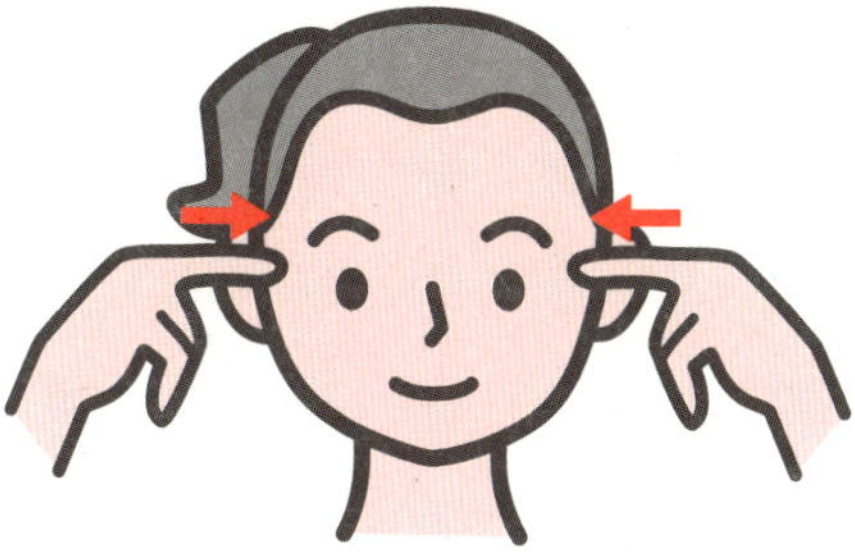

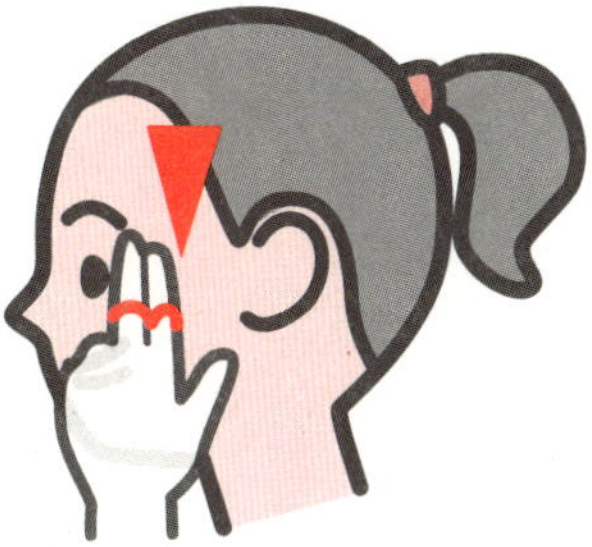

押し方

人指し指を左右のツボに当てて6〜8回、息を吐きながら頭の中心に向かってズーンと響くくらいの強さで押し、息を吸いながらゆるめます。

見つけ方

目じりから指2本分外側、こめかみのへこんだ部分にあります。

福辻先生のツボコラム 4

太陽のツボで視力回復！

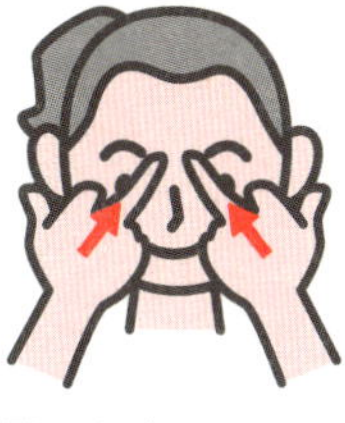

眉頭のくぼみにある攅竹のツボも視力回復に効果アリ

太陽のツボは目の疲れ、ドライアイだけでなく、視力回復にも大変効果があるといわれています。運転免許の視力検査の前にこのツボを押すことで、その場で視力が0.2ほどアップしたという患者さんもいたほどです。パソコンやスマホで目が疲れたときなど、日頃からこのツボを押す習慣をつけておくと、近眼や老眼にもなりにくくなるでしょう。同時に眉頭の内側のへこんだところにある攅竹《さんちく》のツボ（左イラスト参照）も押すと、一層効果的です。

【口内炎に効く】

その他の効果
□のどの痛み
□歯痛
□発熱

商陽

【しょうよう】
手の陽明大腸経

人差し指の爪の生え際に位置する。
いろいろな症状に効果がある。

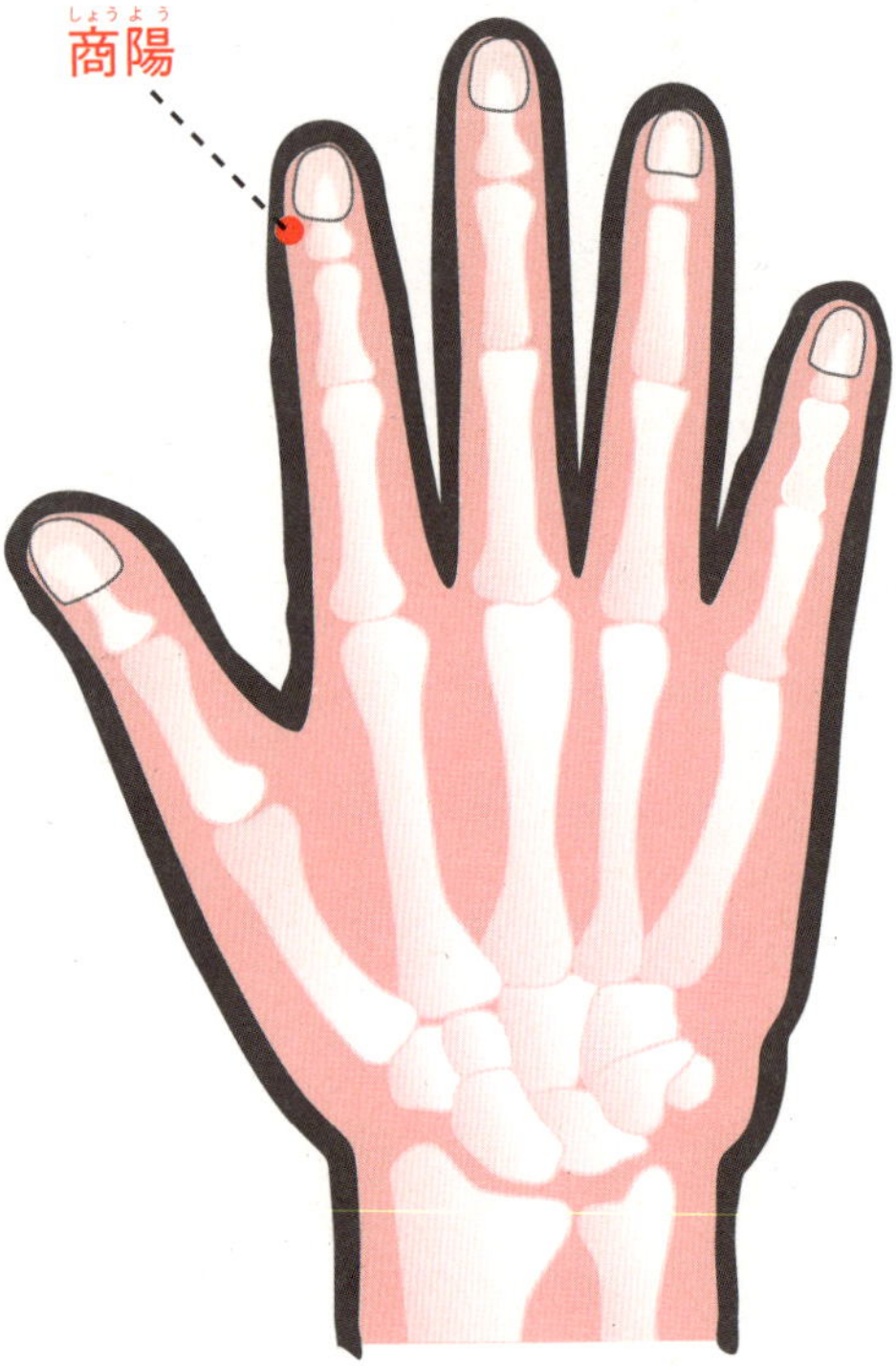

押し方

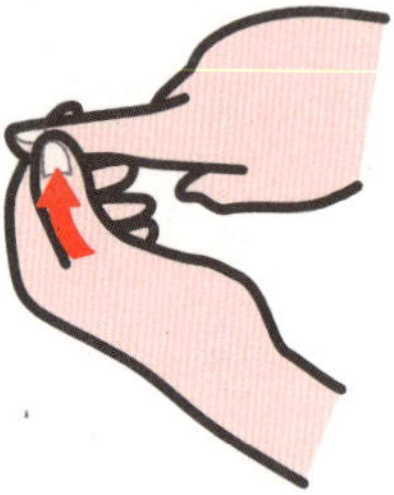

親指をツボに当てて6〜8回、息を吐きながら指の中心に向かって押し、息を吸いながらゆるめます。左右どちらも行いましょう。

見つけ方

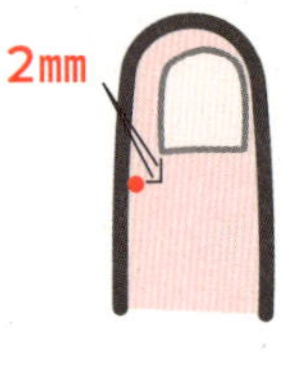

人差し指の爪の生え際、親指側の角から2㎜下、2㎜外側のところにあります。

胃腸の消化機能を整え免疫力アップ

口 内炎は睡眠不足、栄養不足、ストレスなどによって、心身の疲れがたまり、免疫力が落ちて、口の粘膜が炎症を起こした状態。口の中を噛んでしまうなどの物理的刺激、細菌やウイルス感染などで起こることもあります。

原因は様々ですが、消化器が弱っている場合も多いので、まずは「商陽」のツボを押してみましょう。「隠白」のツボも胃腸の状態を整えてくれます。栄養不足による口内炎の場合は、うなぎやレバー、卵など、ビタミンB2を多く含む食品を多くとるように心がけてください。

こんなツボも効果的！

陰白

［いんぱく］
足の太陰脾経

足の親指の爪の生え際にある。腸の調子を整える作用が強い。

その他の効果
□ 食欲不振
□ 胃炎
□ 肩こり

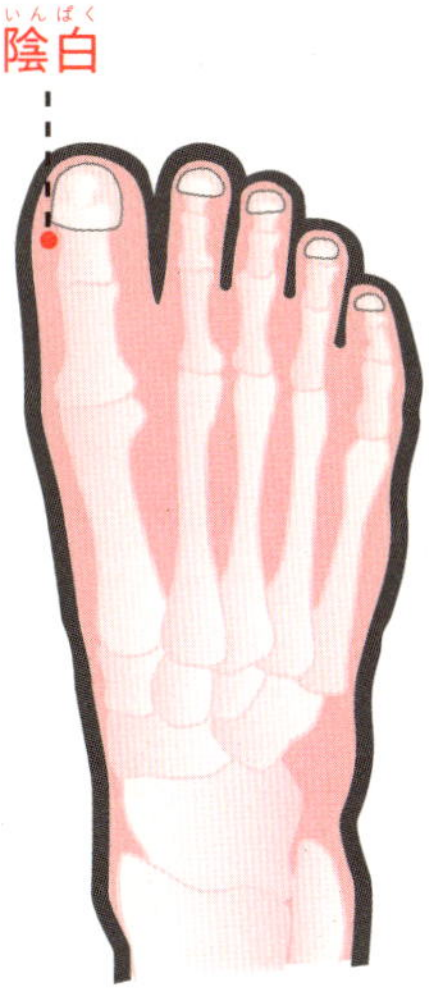

こんな方法も！

口内炎でつらいときは、症状がおさまるまで、米粒やアルミホイルを米粒大に丸めたものをサージカルテープで隠白のツボに貼っておくのもいいでしょう。食欲不振のツボ（P112-113）も同時に押すと、効果が高まります。

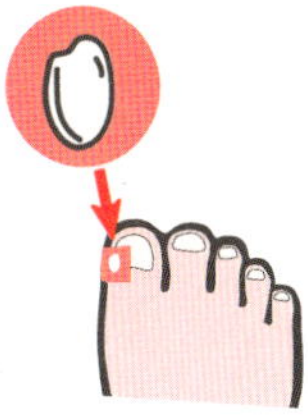

押し方

親指をツボに当てて6〜8回、息を吐きながら指の中心に向かって押し、息を吸いながらゆるめます。左右どちらも行いましょう。

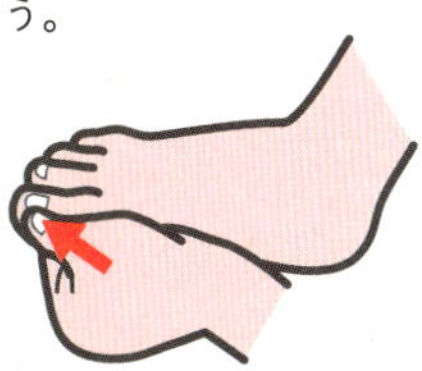

見つけ方

足の親指の爪の生え際、外側の角から2㎜下、2㎜外側のところにあります。

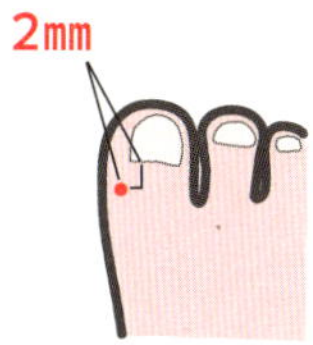

二日酔いに効く

その他の効果
- □胃もたれ
- □下痢
- □ぜんそく

期門

［きもん］
足の厥陰肝経

肋骨の下縁にある。気血が経絡を一周し、最後の門をくぐる場所。

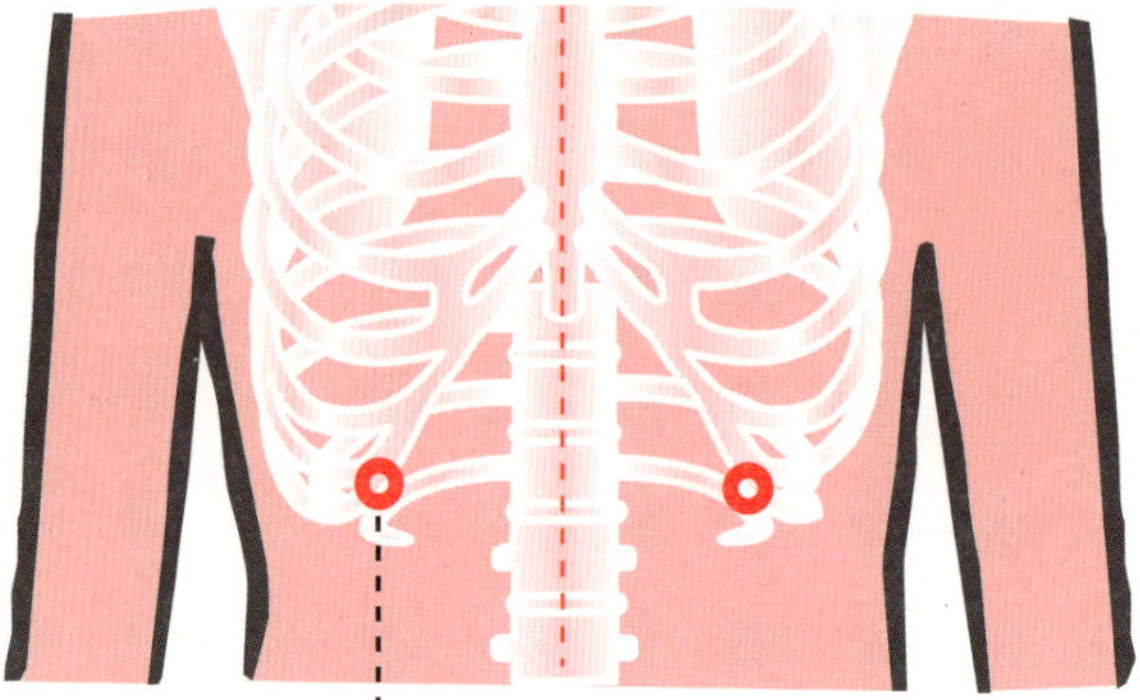

見つけ方

みぞおちから第9肋骨（一番下の肋骨）に沿って指をなでおろし、乳首からまっすぐ下におろした線と交わるところにあります。

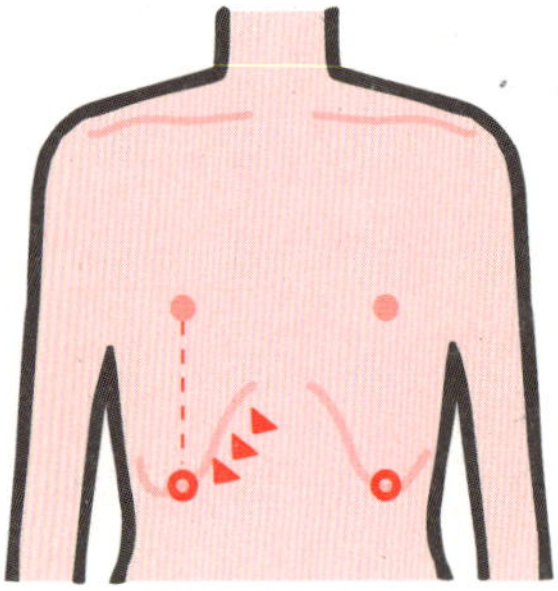

押し方

中指を左右のツボに当て、肋骨を巻き込むようにして6〜8回、息を吐きながらゆっくり押し上げ、息を吸いながらゆるめます。

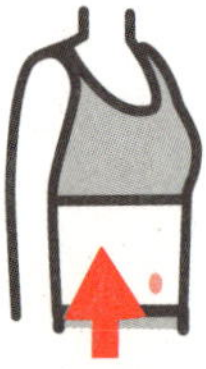

肋骨の内側から上向きに押す

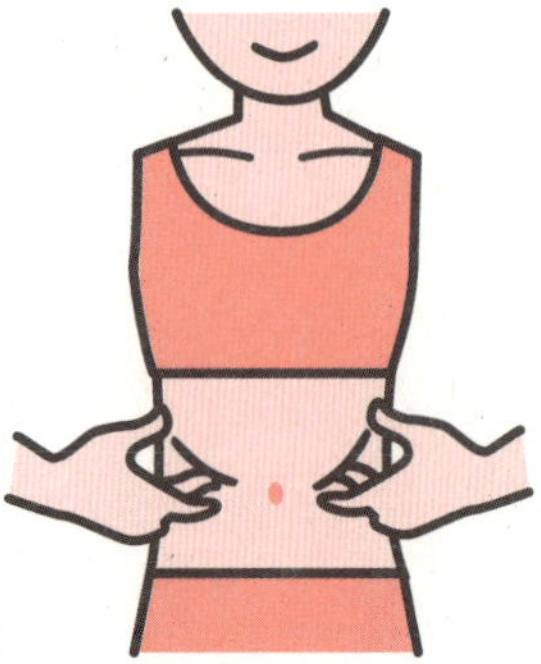

飲みすぎたときに効く肝機能を高めるツボ

飲みすぎた翌日のつらい二日酔い。アルコールを摂取しすぎると、アセドアルデヒドという成分が全身に回って、頭痛やだるさを引き起こします。また、一時的に逆流性食道炎のような状態になり、吐き気や胸やけを発症することも。

「期門」は肝臓、「大横」はアルコールを吸収する大腸に作用するツボ。この他、肝臓のツボ、太衝（P127）も二日酔いに効きます。お酒を飲みながら、なるべく食べ物をつまむ、チェイサーで水を飲むことも二日酔い予防につながります。

こんなツボも効果的！

大横

［だいおう］ 足の太陰脾経

へそ横の平らな部分にあり、中に大腸があるからこの名がついた。

その他の効果

- □便秘
- □下痢
- □風邪

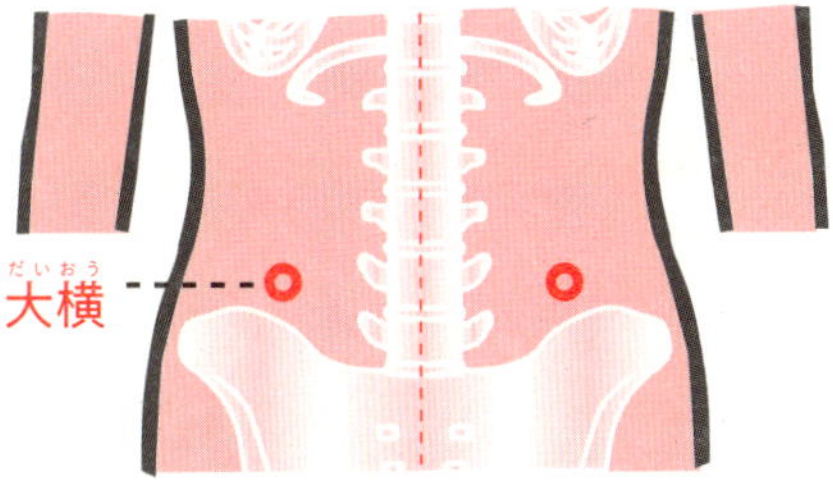

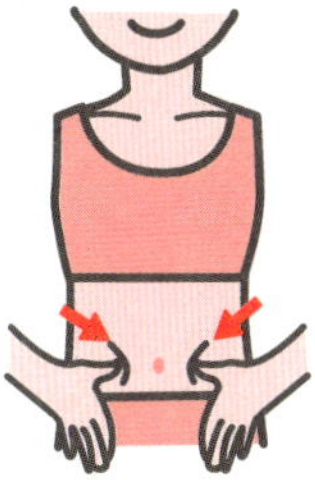

押し方

親指をツボに当て6〜8回、息を吐きながらおなかの中心に向かって押し、息を吸いながらゆるめます。

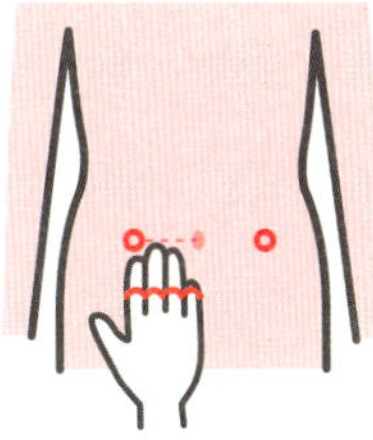

見つけ方

へそから水平に指4本分外側のところにあります。

福辻先生のツボコラム 5

二日酔い予防に効く肝臓マッサージ

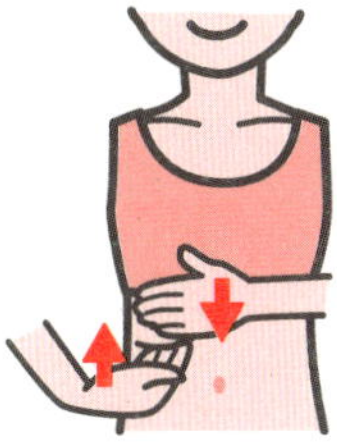

表面の手は下向きに、裏側の手はろっ骨の内側から上向きに押す

お酒を飲む前や、飲んだ日の就寝前に効果的なのが、この肝臓マッサージ。肝臓がアルコール分を分解し、翌朝残さないように頑張ってくれるので、二日酔いが軽くなります。やり方は左の図のように、片手で肋骨の上から期門のツボのあたりを押さえ、もう一方の手は肋骨の内側に指を入れ込むようにします。肋骨をはさんで表面の手は下向きに、裏側の手は肋骨を持ち上げるようにして、上下逆向きに押し、肝臓全体をマッサージしていきます。これは別名「肝臓ポンプ」といって、肝臓を元気にさせる効果があります。

眠気覚ましに効く

水溝

[すいこう]
督脈

鼻の下で、人中と呼ばれる溝の中央に位置する。

その他の効果
- □ 顔のむくみ
- □ 顔のたるみ
- □ 歯痛

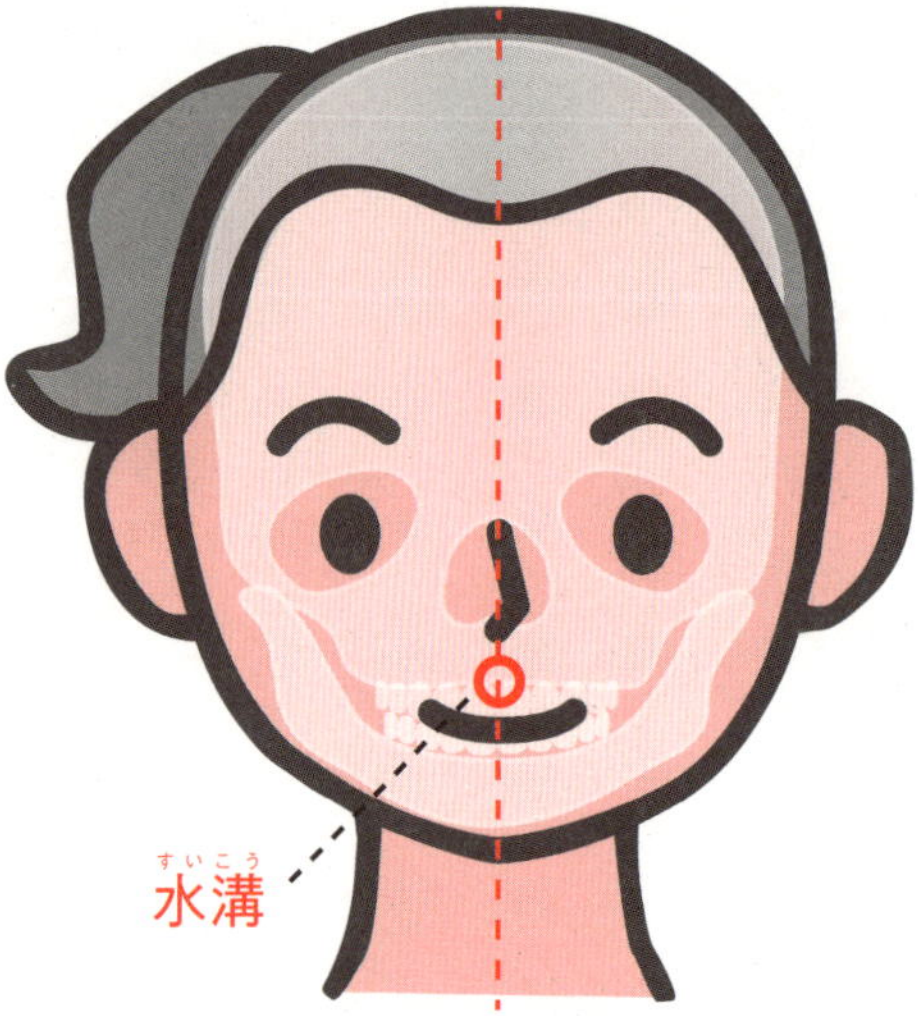

見つけ方

鼻と口の間にある縦に走っている溝の中央にあります。

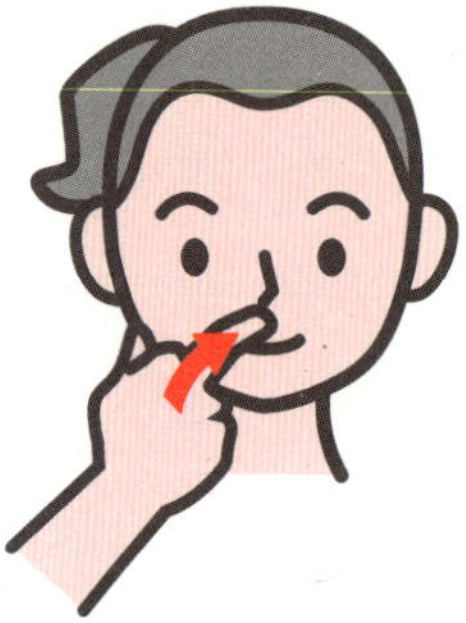

押し方

中指をツボに当てて6〜8回、息を吐きながら歯茎に向かって垂直に、少し痛みを感じる程度に強めに押し、息を吸いながらゆるめます。

気付けの特効ツボでシャキッと目覚める

日中に急に眠気が襲ってくるのは、睡眠不足や睡眠の質の低下が原因。忙しくて睡眠時間がとれず、仕事や勉強中にどうしても眠気がとれないときは、即効性のあるツボを押してみましょう。「水溝」は気付けのツボで、気絶したときにここにハリを刺したり、強い刺激を与えると効くといわれています。覚醒するツボなので、押すと交感神経が活発になって元気が出ます。寝起きでボーっとしている時などに強めに押すと、シャキッと目覚めることができるでしょう。「労宮」は自律神経を調整するツボで、活力を回復してくれます。

こんなツボも効果的！

労宮

［ろうきゅう］
手の厥陰心包経

手のひらのほぼ中央。虚弱体質の改善に有効とされる。

その他の効果
□心臓病
□ストレス
□肩こり

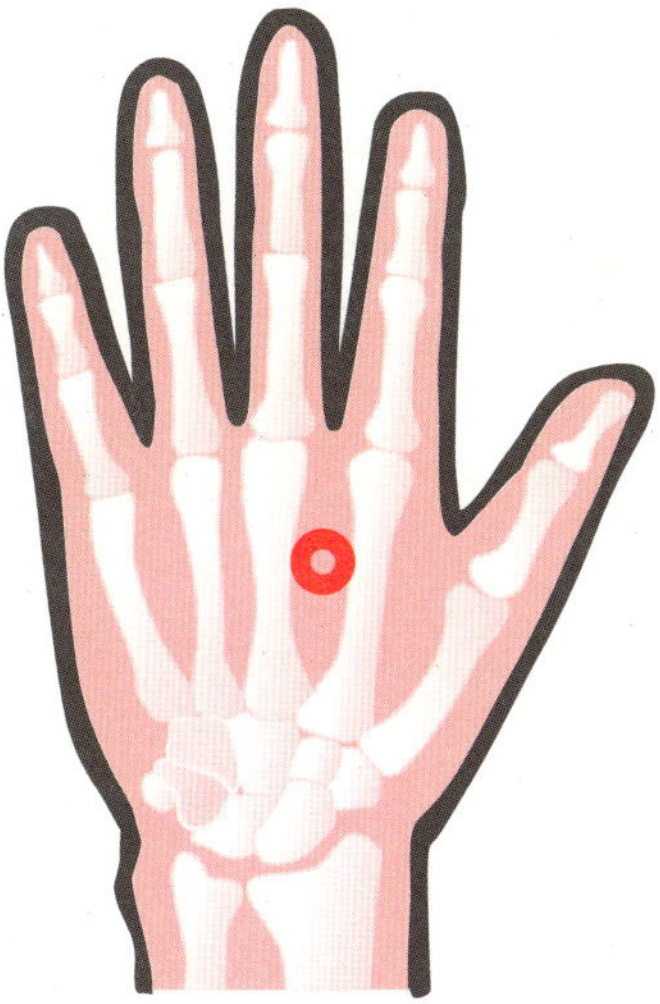

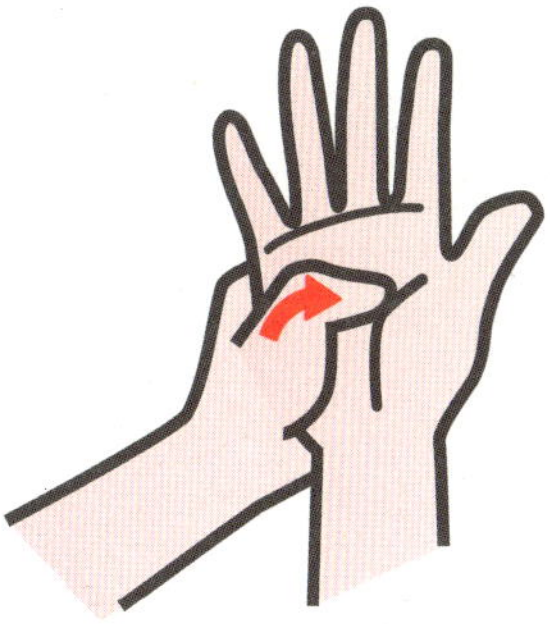

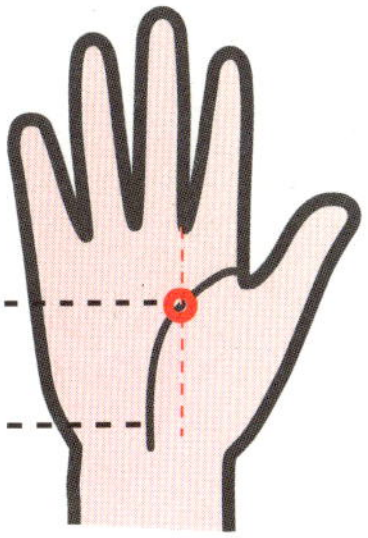

押し方

親指をツボに当て、裏側から他の指で支えて6〜8回、息を吐きながら手の甲に向かって強めに押し、息を吸いながらゆるめます。左右どちらも行いましょう。

見つけ方

人差し指と中指の間からまっすぐ下におろした線が生命線と交わるところにあります。手のひらの中央、手のひらをすぼめたときに一番へこむ場所という説もあります。

ツボの名前の由来 2
労宮

「労宮」の「労」は労働を指し、労働する手にある経穴という意味です。「宮」には宮廷、中心の意味があり、手のひらの中心にあるツボなので、この名が付けられました。また、「労」には疲労、心労の意味もあり、心の病変が現れるところという説もあります。

#［しゃっくりに効く］

鳩尾

［きゅうび］
任脈

鳩＝郭公《かっこう》。みぞおちの下にある突起が郭公に似ていることから。

その他の効果
□頭痛
□不眠
□イライラ

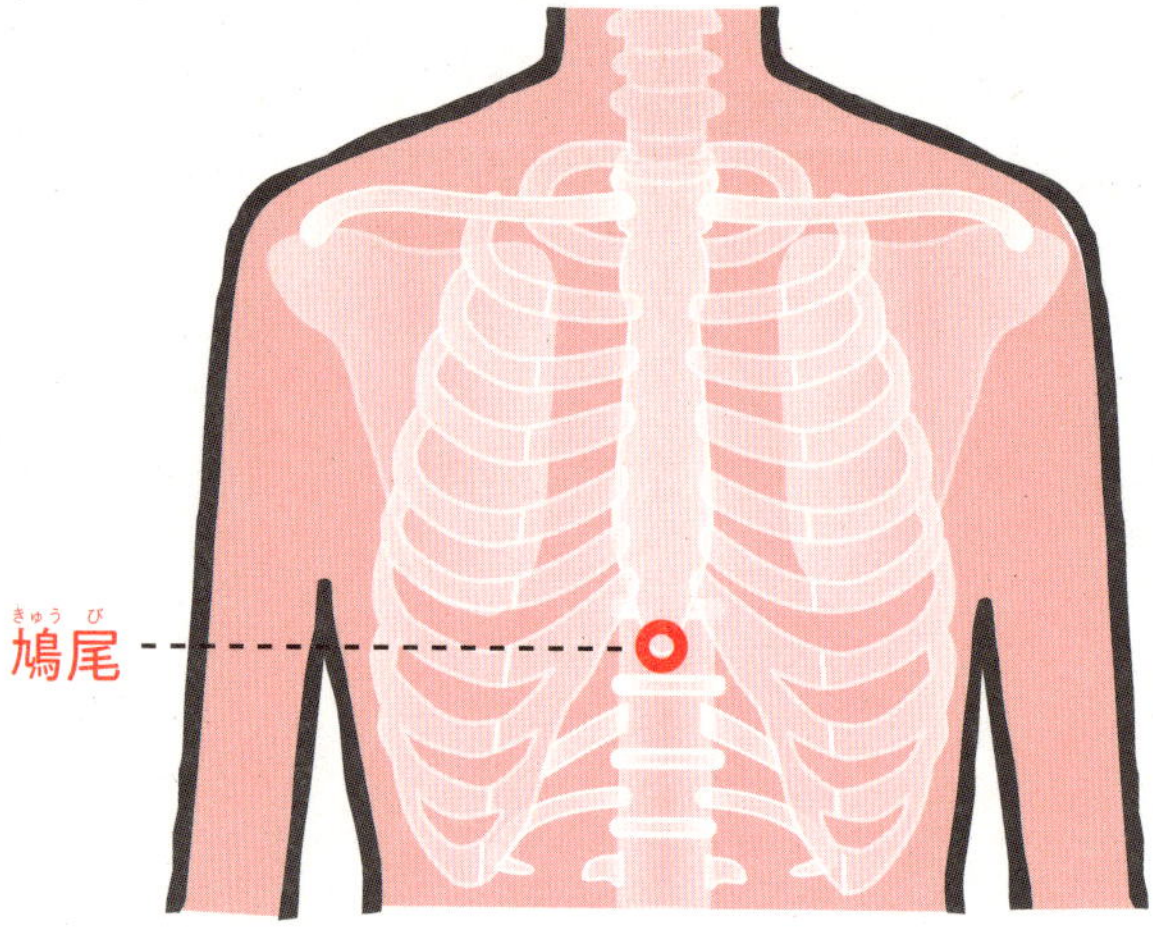

見つけ方

肋骨が合わさった中心にある胸骨の先端、尖った骨のきわにあります。

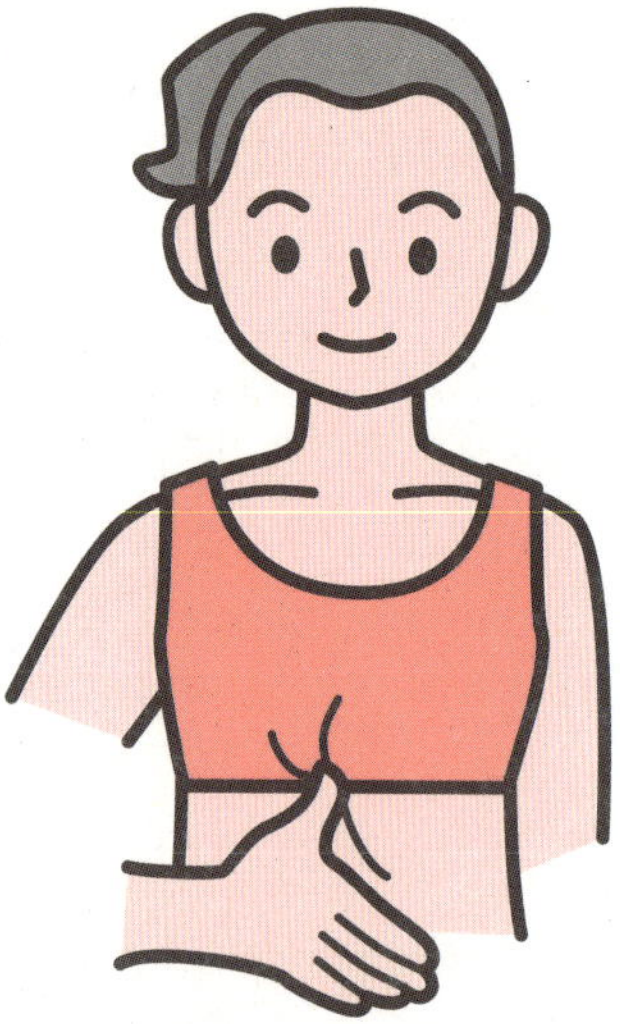

押し方

親指をツボに当てて1〜2分、持続的にじわーっと押します。

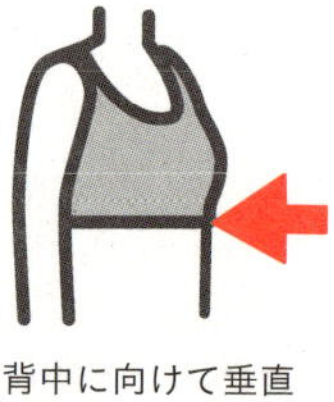

背中に向けて垂直に押す

痙攣している横隔膜をダイレクトに刺激する

しゃっくりは暴飲暴食や、飲酒、喫煙、ストレスなどによって、横隔膜がけいれんし、それに連動して声帯が閉じることで起こります。

「鳩尾」は横隔膜に直接作用するツボ。鍼灸院では、この鳩尾のツボと、背中の横隔膜の裏側に深めにハリを打って、ひどいしゃっくりを治すこともあります。

「天突」はのどの不調全般に効くツボです。あまりにも長時間（または頻繁に）しゃっくりが続く場合は、胃や食道などの消化器、脳神経系の病気が原因の場合もありますので、専門医を受診しましょう。

こんなツボも効果的！

天突［てんとつ］
任脈

のどぼとけの下にある。気管と咽喉の病気に効くといわれている。

その他の効果
- □ のどの痛み
- □ せき
- □ たん

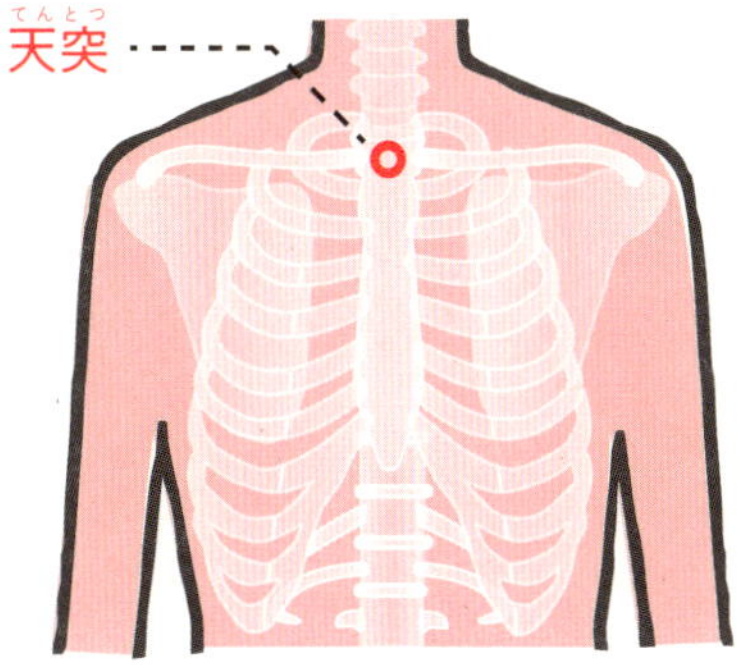

見つけ方

左右の鎖骨の間のくぼみにあります。

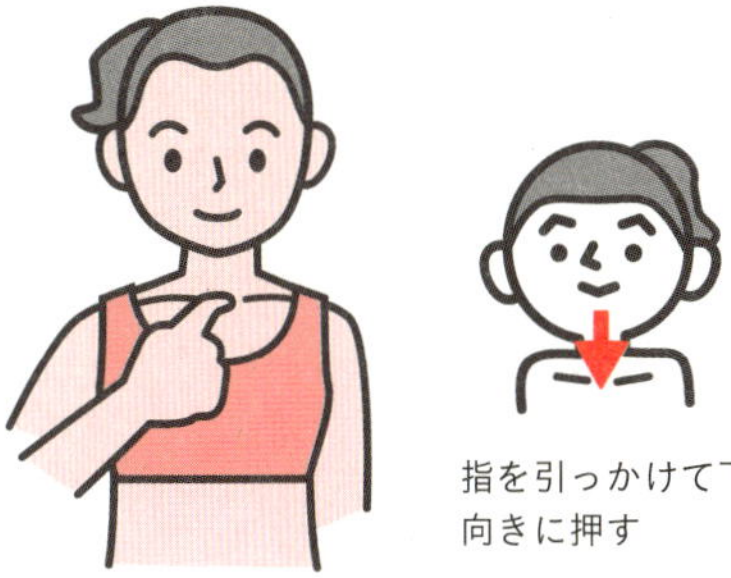

指を引っかけて下向きに押す

押し方

人差し指をツボにあて、骨のきわに引っかけるようにして下向きにじわーっと押します。のどに向けて垂直に押すと、気持ち悪くなるので気をつけましょう。

こんな方法も！

ひどいしゃっくりを止めたい場合、バスタオルを2～3枚、縦に2つ折りにして重ね、ヨガマットのように丸めて（詳しい方法はP32-33参照）それを下の図のように肩甲骨の下に当てて5～10分、仰向けに寝てみましょう。ちょうど鳩尾のツボの裏側で、自分では押しにくい場所ですが、痙攣した横隔膜を刺激してくれます。鳩尾のツボ押しと同時に行うと、より効果的です。

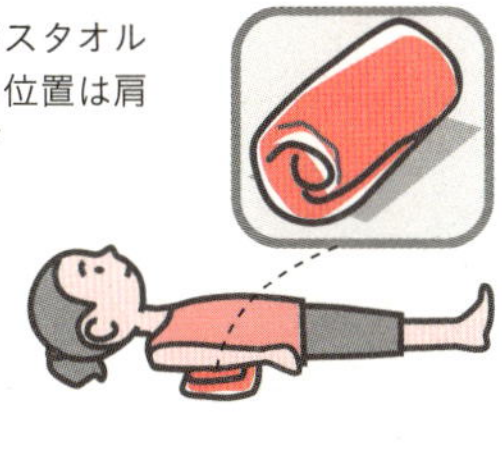

丸めたバスタオルを当てる位置は肩甲骨の下

「下痢に効く」

神闕

［しんけつ］任脈

神＝気、闕＝門。胎児が臍（へそ）から栄養をもらう場所という意味。

その他の効果
□腹痛
□膨満感
□冷え性

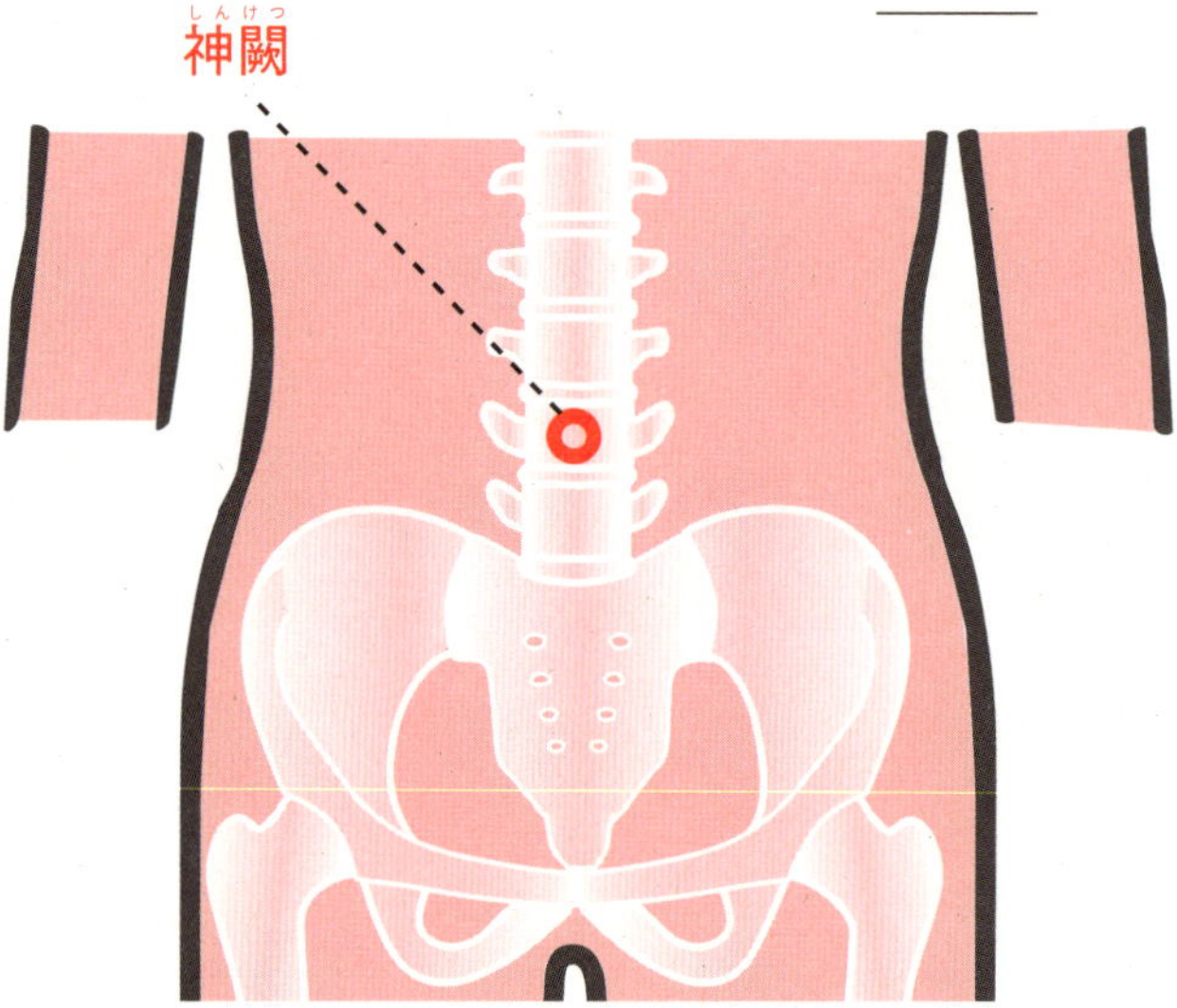

見つけ方

へその中央にあります。

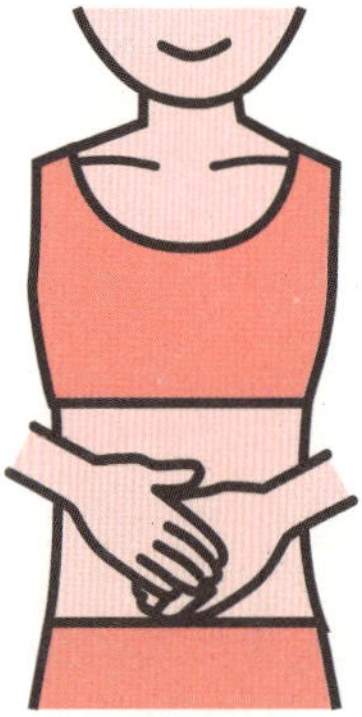

両手をよく温めて、へそに当ててもいいでしょう。

押し方

へそを押すのは禁物。インナーや腹巻の上からミニカイロを貼るなどして、じっくり温めましょう。

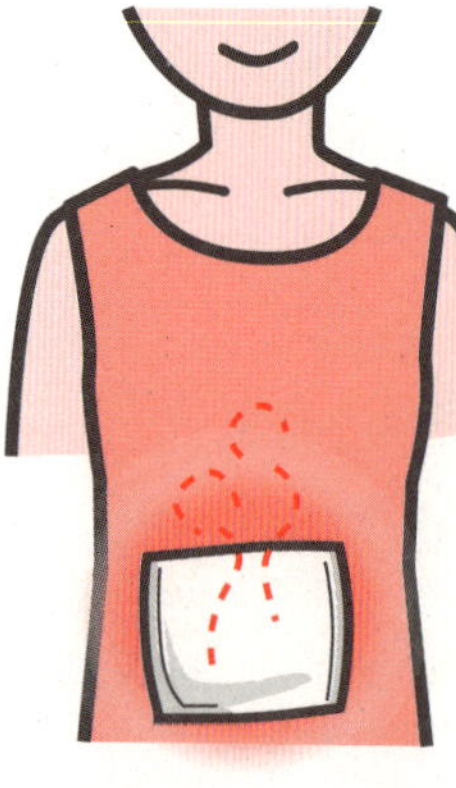

おなかを温めて胃腸を休めよう

ウイルスや細菌による感染、飲みすぎ、食べすぎ、ストレスなど下痢の原因は様々ですが、東洋医学では、冷えが根本的な原因だといわれています。腸が冷えていると、体が水分を出そうとして、尿だけでは足らずに、便からも水分を出そうとして下痢になるのです。

基本的には無理に止めない方がよいのですが、症状を改善したい場合は、まずおなかを温めて。胃腸を休めるためにも、なるべく飲食を控え、特に冷たい水や果物など、体を冷やすものをとらないように注意しましょう。

こんなツボも効果的！

天枢

［てんすう］
足の陽明胃経

腹の上と下の間にある要穴。消化器系と泌尿器系の疾患に効く。

その他の効果
- □便秘
- □胸やけ
- □倦怠感

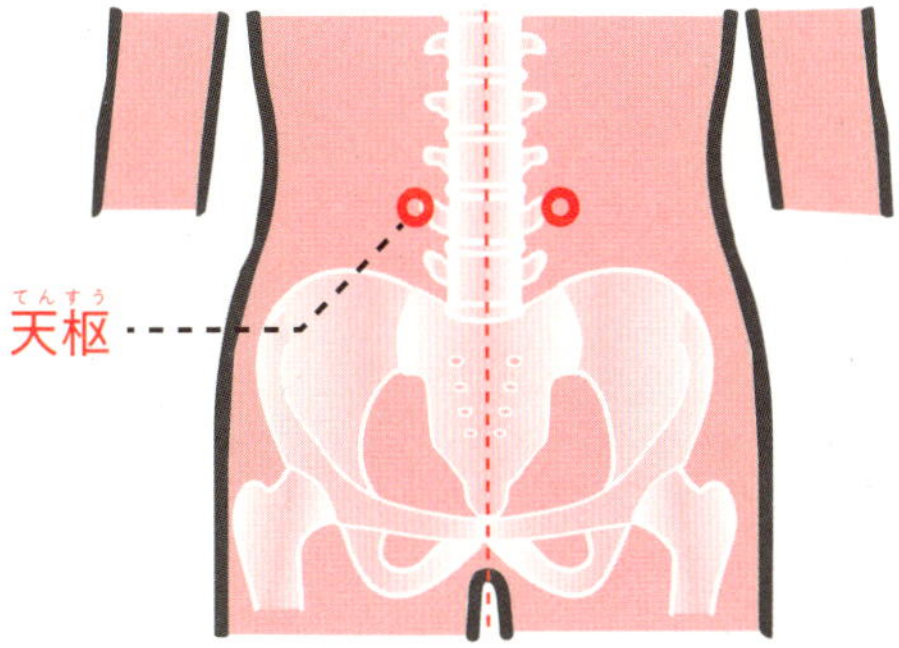

見つけ方

へそから左右に指2本分外側にあります。

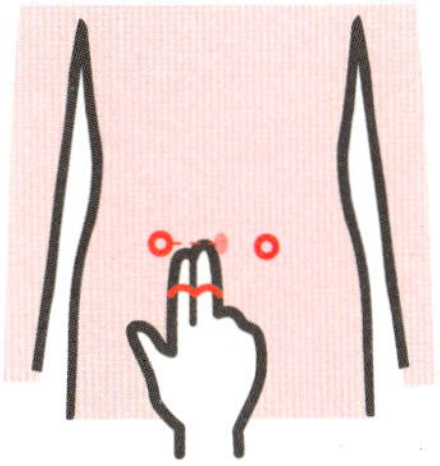

押し方

親指を左右のツボに当てて6〜8回、息を吐きながらおなかの中心に向かってじわーっと優しく押し、息を吸いながらゆるめます。

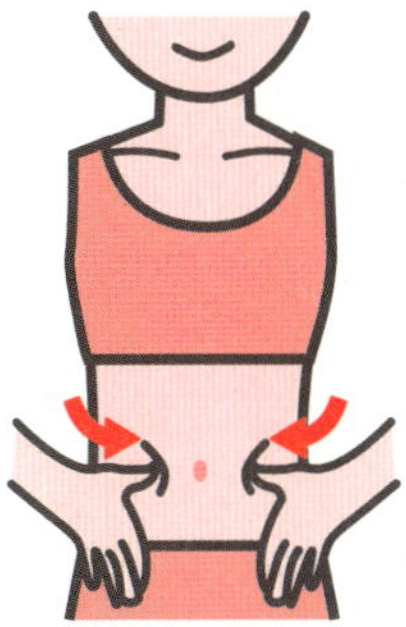

こんな方法も！

下痢は体の冷えからくる場合も多いので、とにかく温めるのが基本。神闕や天枢のツボの周囲をドライヤーで温めるのも効果的です。1〜2分ほど、気持ちいいと感じる程度に温風を当てて、腸を温めてあげましょう。

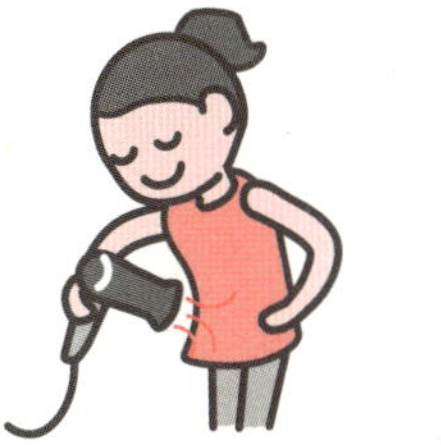

「多汗に効く」

少府

［しょうふ］
手の少陰心経

手のひらにある。精神を穏やかにして小腸の機能を高めるツボ。

その他の効果
□手の関節痛
□イライラ
□不眠

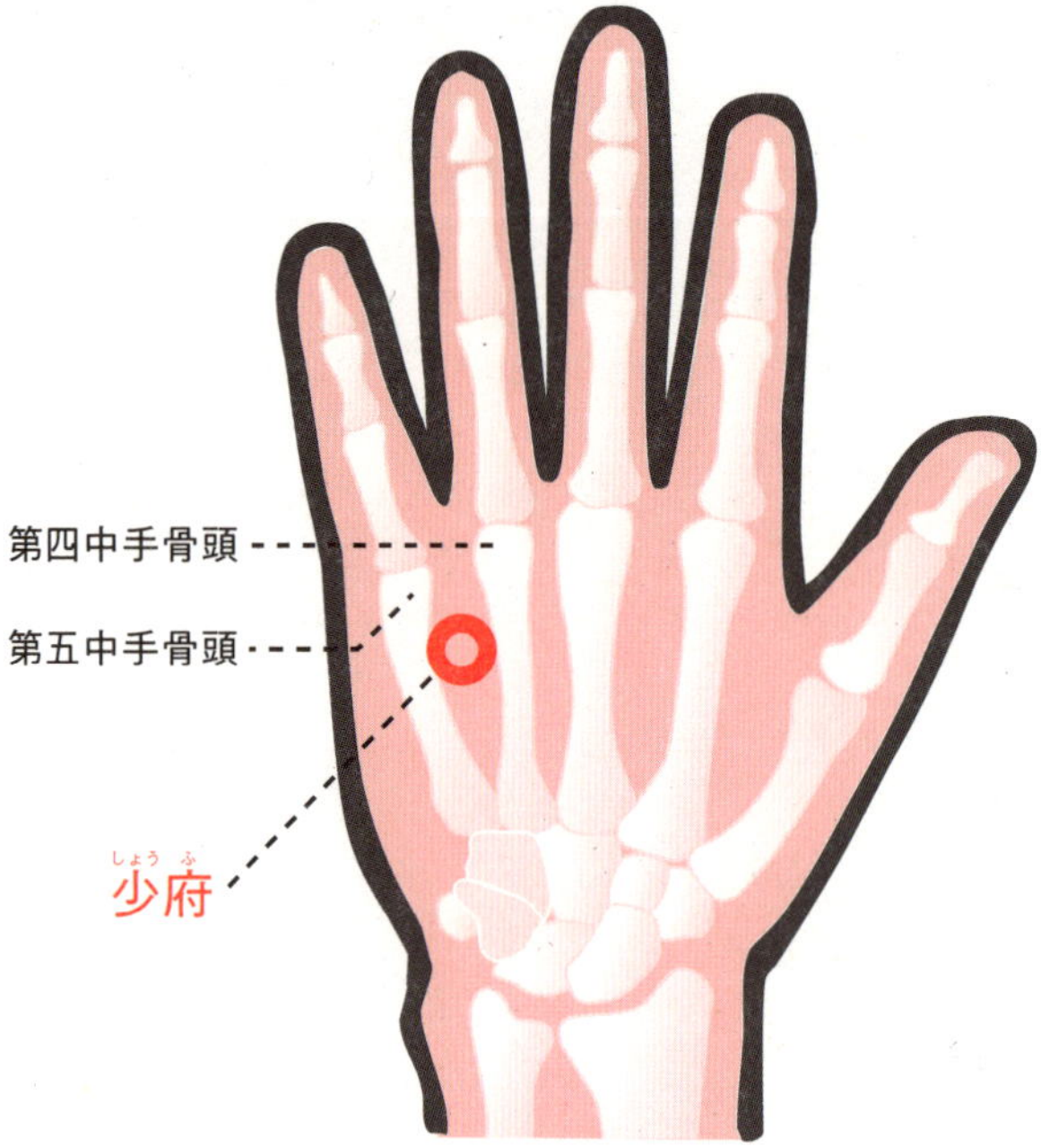

見つけ方

手のひらの薬指と小指の付け根、第四中手骨頭と第五中手骨頭の間の下方のへこんだ部分にあります。

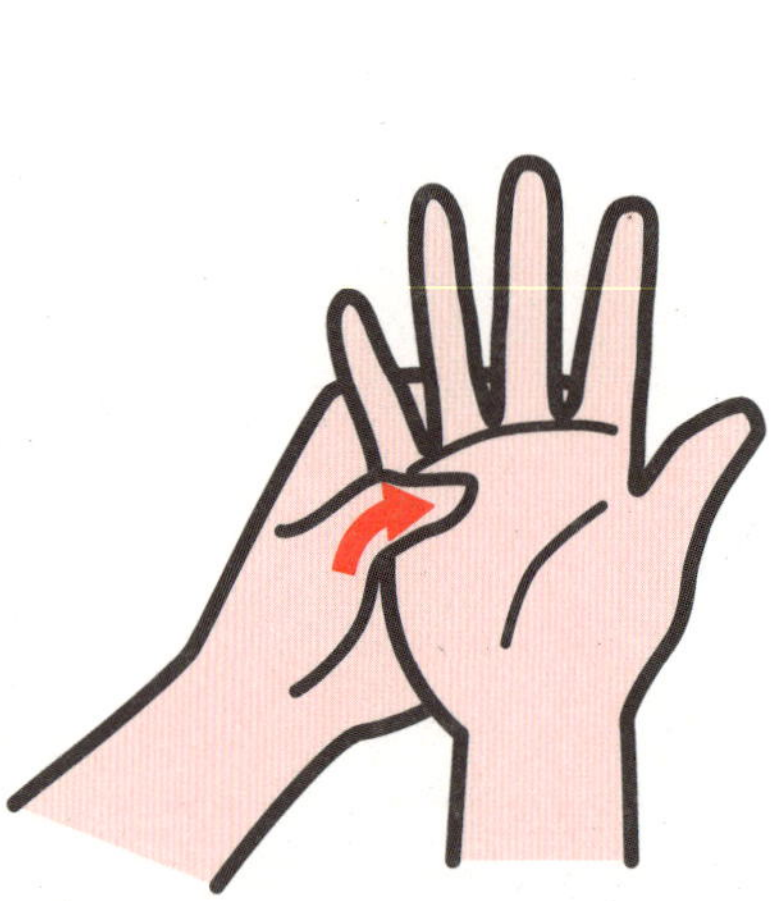

押し方

親指をツボに当て、後ろから他の指で支えて7～8回、息を吐きながら手の甲に向かって押し、息を吸いながらゆるめます。反対側の手も同様に行います。

心臓と肺のツボでイヤな汗をストップ

多汗症とは、高温でも運動中でもないのに異常な量の汗をかく状態。手のひらや脇、足など、特定の場所のみに汗をかく局所性の多汗症もあります。汗の量が多いと、自分も不快だし、人目も気になって、精神的にもストレスになります。

東洋医学では、自然にかく汗は止めなくても問題ありませんが、特に理由もないのに汗を大量にかく人、寝汗がひどい人は心臓の不調からくることが多いといわれています。「少府」は心臓に効くツボ。また呼吸器系の不調から多汗になる場合は肺のツボ「魚際」が有効です。

こんなツボも効果的！

魚際

［ぎょさい］手の太陰肺経

親指の根本にある。胃腸や肝臓の調子を整えるツボ。

その他の効果

- □せき
- □のどの痛み
- □頭痛

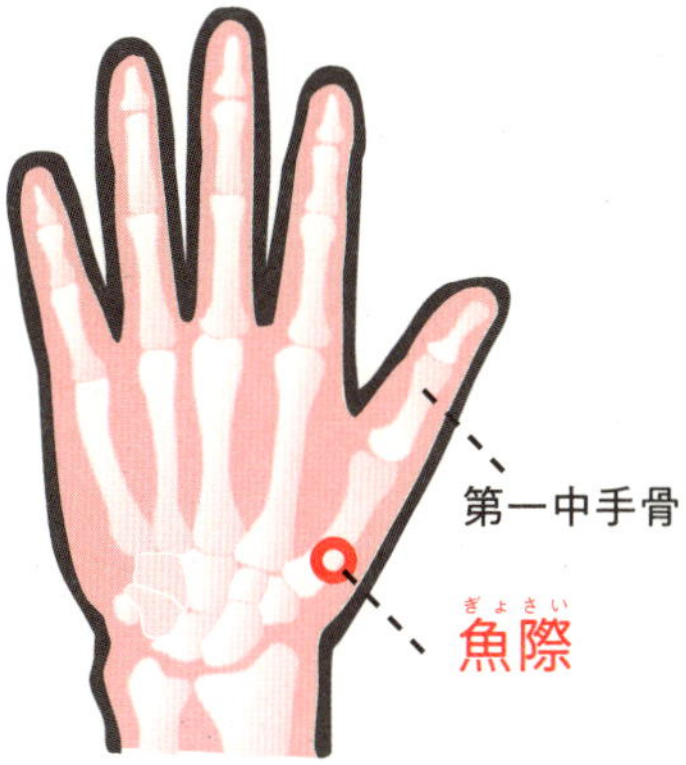

見つけ方

親指の付け根のふくらみの外側、第一中手骨の下端のくぼんだ部分にあります。

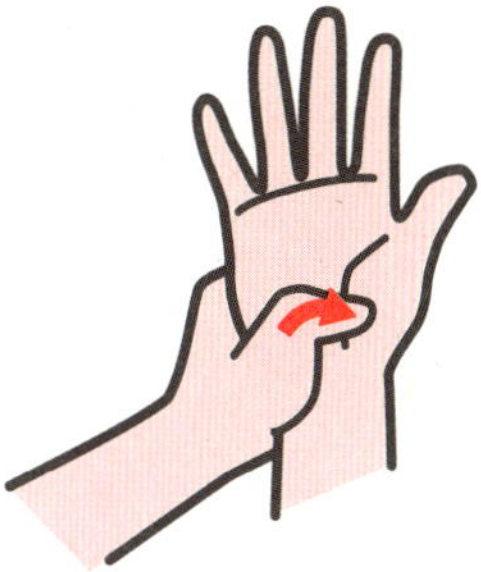

押し方

親指をツボに当て、後ろから他の指で支えて7～8回、息を吐きながら手の甲に向かって押し、息を吸いながらゆるめます。反対側の手も同様に行います。

ツボの名前の由来 3
魚際

「魚際」の「魚」とは母指球（手のひらの親指の付け根付近の肉が盛り上がっている部分）のことで、母指球の筋肉の盛り上がりが魚のおなかの形に似ているので、こう名付けられました。「際」とは、東洋医学でいう「赤白肉際《せきはくにくさい》」のこと。手の甲側は日焼けしているので赤いですが、手のひら側は白く、その赤と白の境目をこう呼びます。つまり母指球の手の甲と手のひらの境目にあるのが魚際のツボです。

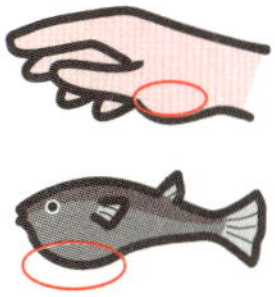

手の母指球のカーブが魚のおなかのふくらみに似ていることから名づけられた

患者さんはどんな症状で
治療院を訪れるのか？
お悩みベスト5と、
自分でできる対処法を
伺いました。

アスカ鍼灸治療院
患者のお悩み
ベスト5

1位 腰痛

長時間同じ姿勢はNG ストレッチで体を動かそう

腰痛は日本人が病院を受診する理由の第一位だそうです。私の治療院でも、一番多いのは、やはり腰痛の患者さんですね。若い人はヘルニアやスポーツのしすぎで腰を痛めるケースが多いです。年配の方は加齢によって背骨のクッションがなくなり、骨が変形したり、筋肉自体も固くなって、神経を圧迫するなど、さまざまな原因が関係しています。

治療院では腰にハリを打ったり、そこに電気を通したりすることが多いですが、個人でできるケアとしては、まず大腸兪と委中のツボ押し（P68-69）。そして長時間同じ姿勢をとらず、デスクワークの合間にもストレッチなどで体を動かすことです。

第3～5腰椎に適度なカーブ（反り）があることは健康のバロメーター（P69）。年をとってもよい姿勢を保てるように、簡単にできるストレッチをご紹介します。

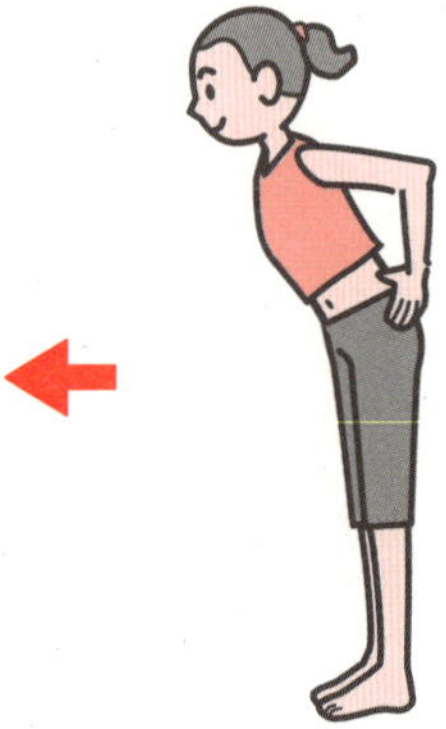

足を肩幅に開いて立ち、腰に手を当てます。上半身をまっすぐにしたまま前傾し、10秒キープ。

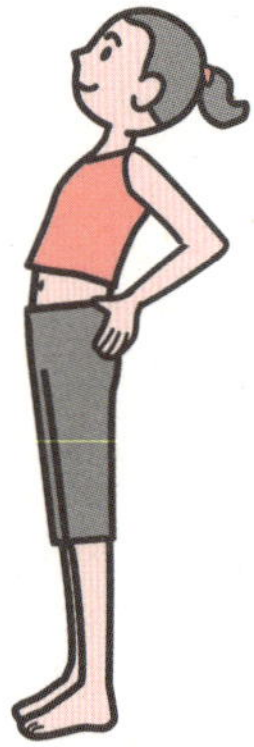

上半身をまっすぐにしたまま同様に後傾し、10秒キープ。一連の動作を3セット繰り返します。胸を反らせないように注意しましょう。

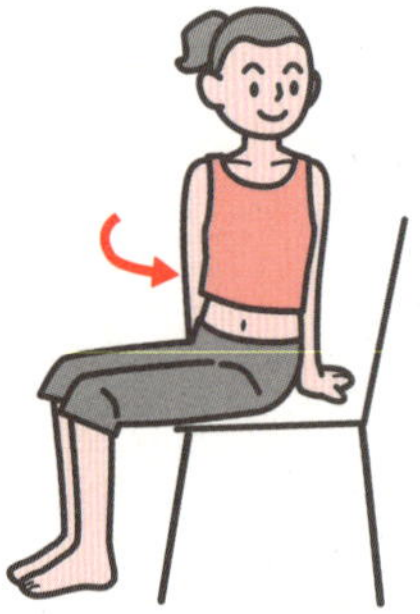

浅く椅子に座って右手を背中の後ろにつき、上体を右にねじって10秒キープ。視線は右後方を見ます。反対側も同様に行い、左右1セットで3回繰り返します。

第2章

不調を解消するツボ

つらい腰痛やひざの痛み、花粉症など、多くの人が抱える日常的な不調によく効く特効ツボをご紹介します。

◎

- □ 腰痛↓**大腸兪**
- □ ぎっくり腰↓**中封**
- □ 手のしびれ・痛み↓**手三里**
- □ 脚の疲れ↓**足三里**
- □ 膨満感↓**梁丘**
- □ 花粉症↓**曲池**
- □ ひざ痛↓**陰包**
- □ 四十肩・五十肩↓**天宗**
- □ 胃炎・逆流性食道炎↓**中脘**
- □ 耳鳴り・難聴↓**外関**
- □ 高血圧・低血圧↓**合谷**
- □ 頻尿・尿漏れ↓**中極**

腰痛に効く

大腸兪

［だいちょうゆ］
足の太陽膀胱経

腰骨の横左右に位置する。気の巡りを改善して痛みを止める。

その他の効果
□便秘
□下痢
□膨満感

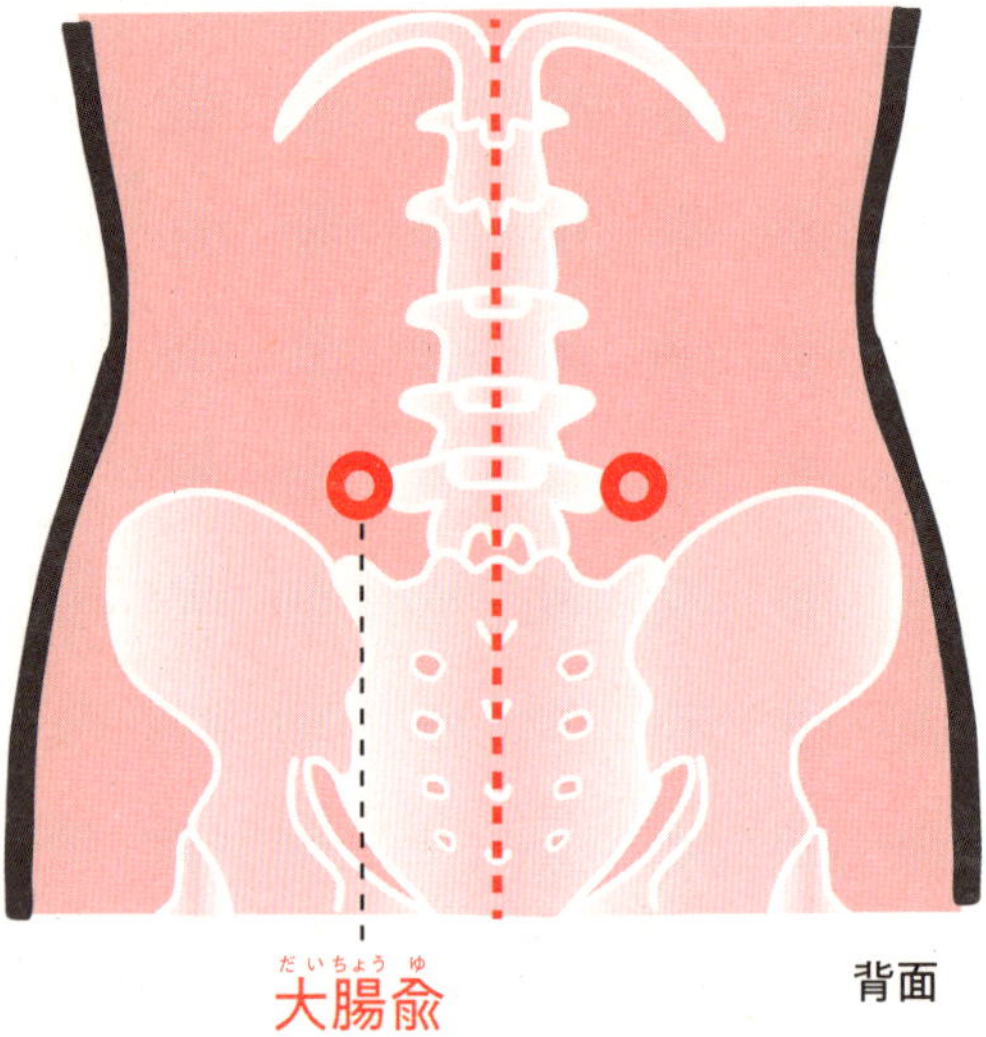

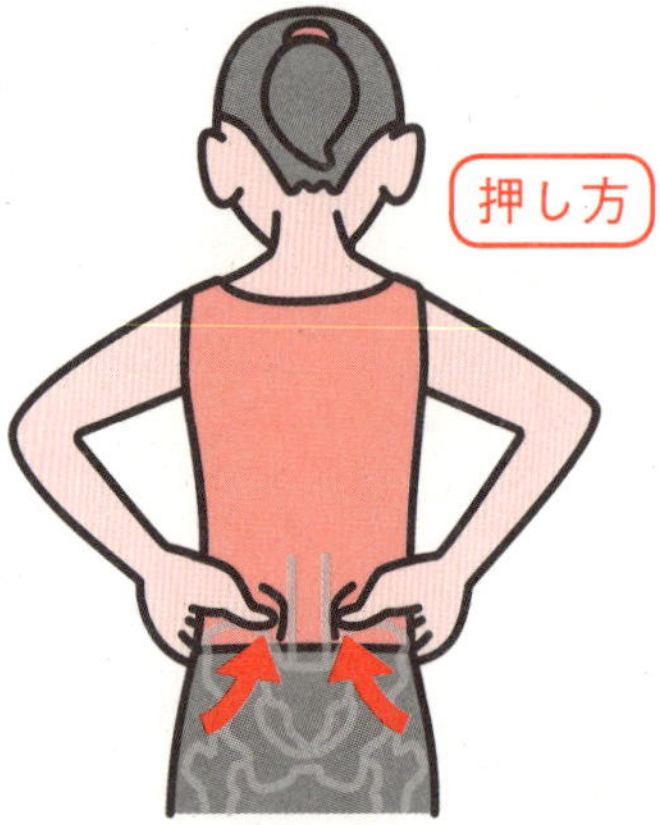

左右のツボに親指を当てて6〜8回、息を吐きながらおなか側に向かって強めに押し、息を吸いながらゆるめます。

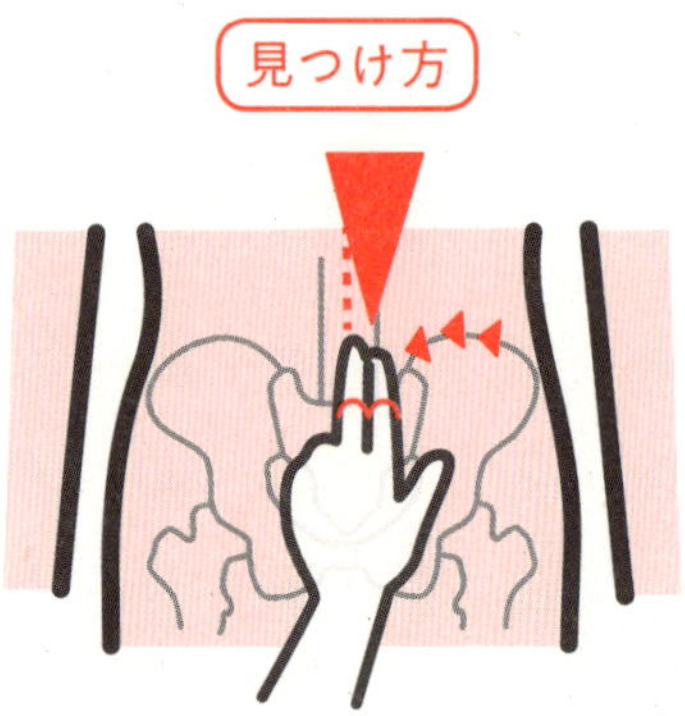

骨盤のラインを背骨に向かって指でたどっていき、背骨と交わる部分。背骨の中心から指二本分外側にあります。

腰の筋肉をほぐし、こわばりや疲れをとる

姿勢が悪かったり、長時間同じ姿勢を続けたりして血行が悪くなり、筋肉が凝り固まると、周囲の神経を圧迫して腰が痛くなります。また、内臓の不調やストレスから腰痛が起こることもあります。慢性の腰痛にならないように、ツボ押しで早めのお手当てを。

「大腸兪」は筋肉をほぐし、腰の不調全般に効く特効ツボ。大腸にエネルギーを注ぎ、便秘や下痢にも効きます。東洋医学では、腎臓が弱ると腰痛になりやすいといわれています。「委中」は腎臓を活性化して、腰の疲れを和らげてくれるツボです。

こんなツボも効果的！

委中【いちゅう】
足の太陽膀胱経

ひざ裏にある。足の痛みをとるのに重要なツボとされる。

その他の効果
□足のむくみ
□足の痛み
□しびれ

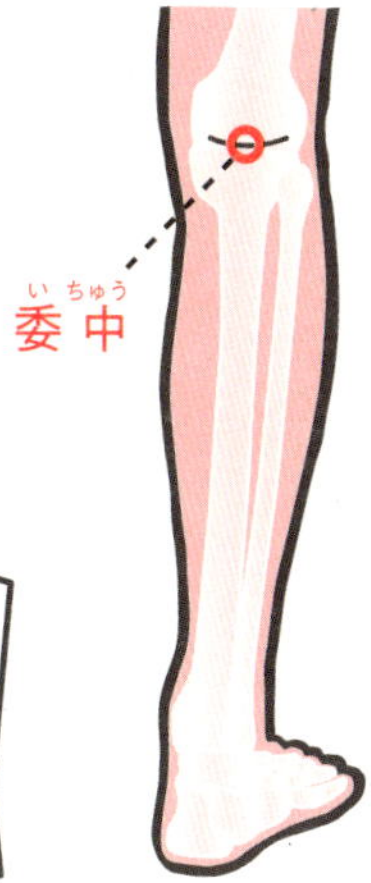

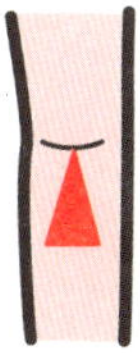

見つけ方

ひざの裏の横じわの真ん中にあります。

押し方

座って両手の中指をツボに当てて6〜8回、息を吐きながらひざに向かって押し、息を吸いながらゆるめます。左右どちらも行いましょう。

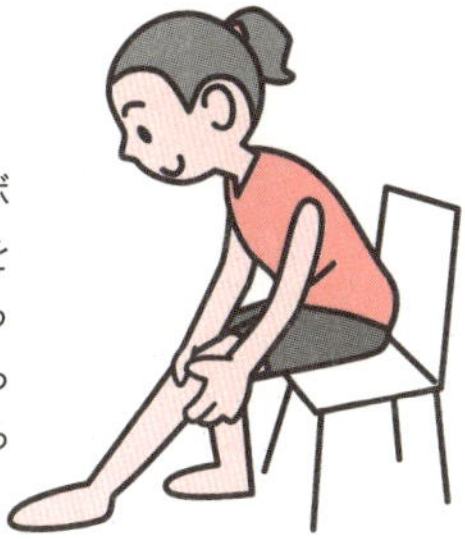

福辻先生のツボコラム 6

第3〜5腰椎の柔軟性は健康のバロメーター

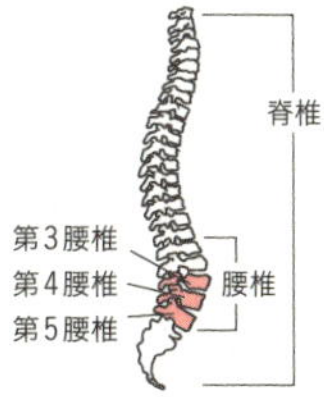

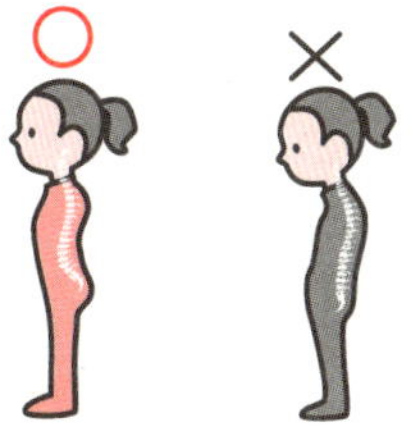

第3〜5腰椎に適度なカーブがある良い姿勢

腰の筋肉が衰え、腰が曲がった悪い姿勢

背骨の下部、腰椎の3番目から5番目は人間の体でも特に大切な場所。この周囲の筋肉が衰えてくると、体のあちこちに不調が出てきます。左の図のように、若い人はこの第3〜第5腰椎に適度なカーブ（反り）があって筋肉も柔軟ですが、年齢とともに腰が曲がってきます。若い人でも、パソコンやスマホを長時間見て、前かがみの姿勢を続けていると、筋肉が凝り固まってしまいます。この場所にある大腸兪のツボを押すことで、柔軟性が回復し、腰痛も楽になります。丸めたバスタオルをこの部分に当てて寝るのもいいでしょう。

「ぎっくり腰に効く」

中封

［ちゅうほう］
足の厥陰肝経

内くるぶしに位置し、気の巡りを改善して下腹部痛などを抑える。

その他の効果
□足の関節痛
□足のむくみ
□憂鬱感

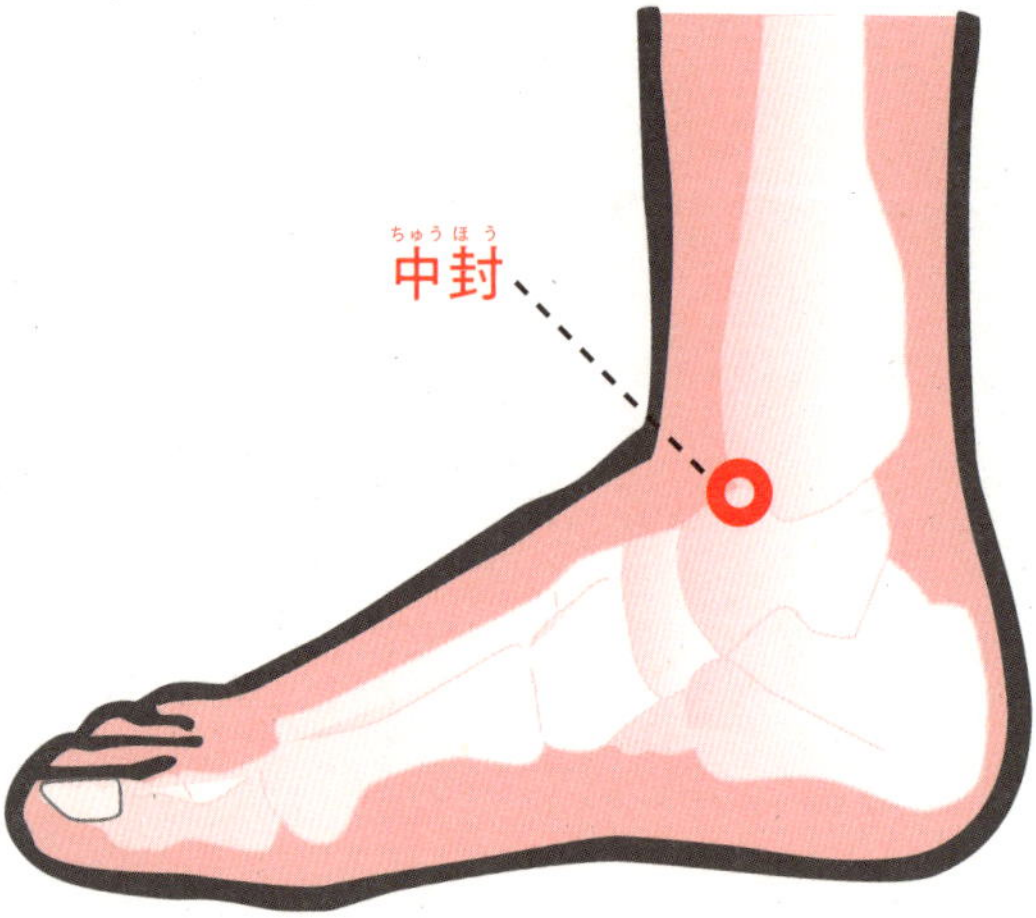

見つけ方

内くるぶしから足の親指方向へ指1本分のところにあります。足首を甲側へ持ち上げると、少しくぼむところです。

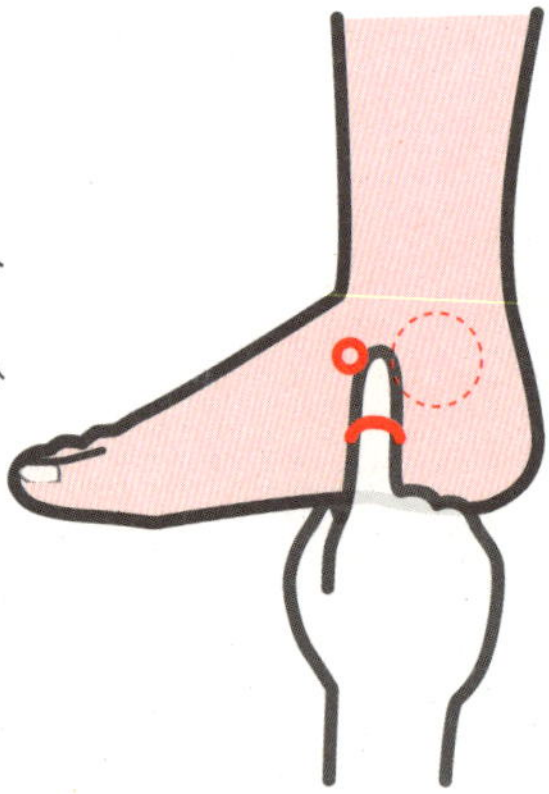

押し方

親指をツボに当てて6〜8回、ゆっくり息を吐きながら押し、息を吸いながらゆるめます。左右どちらも行いましょう。

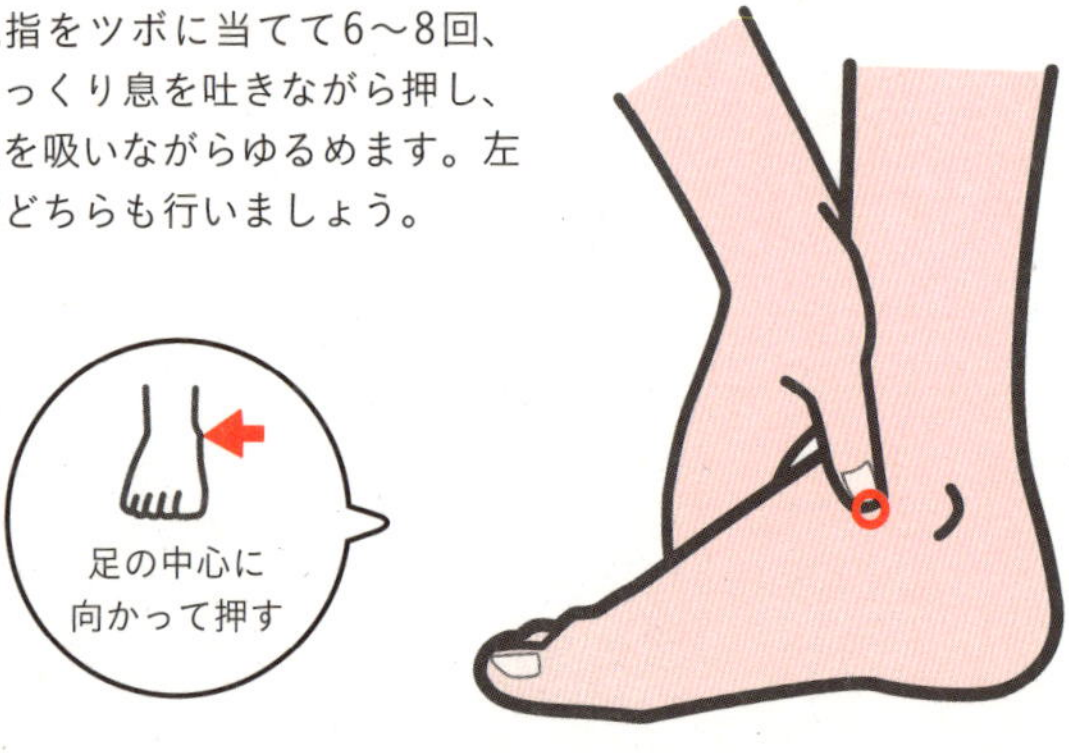

原因は腰だけでなく体全体に蓄積した疲労

腰を支える筋肉の緊張と疲労がたまって限界に達すると、ちょっとした動作で突然腰に激痛が走って、歩けないほどの状態になることがあります。このぎっくり腰は腰だけが原因ではなく、身体全体が疲労困憊しているので休みましょうというサインです。できれば安静にした方がいいのですが、仕事などに行かなければならないときはツボ押しで応急処置を。「中封」のツボは神経の緊張をほぐし、痛みを和らげてくれます。「養老」は腰痛全般に効く特効ツボです。P69で紹介した「委中」のツボもおすすめです。

こんなツボも効果的！

養老

【ようろう】
手の太陽小腸経

文字通り、老を養うという意味で、加齢による症状に大変有効。

その他の効果
- □ 疲れ目
- □ 老化防止
- □ 高血圧

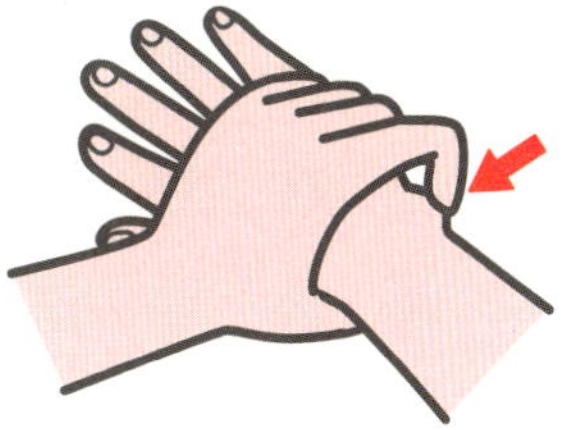

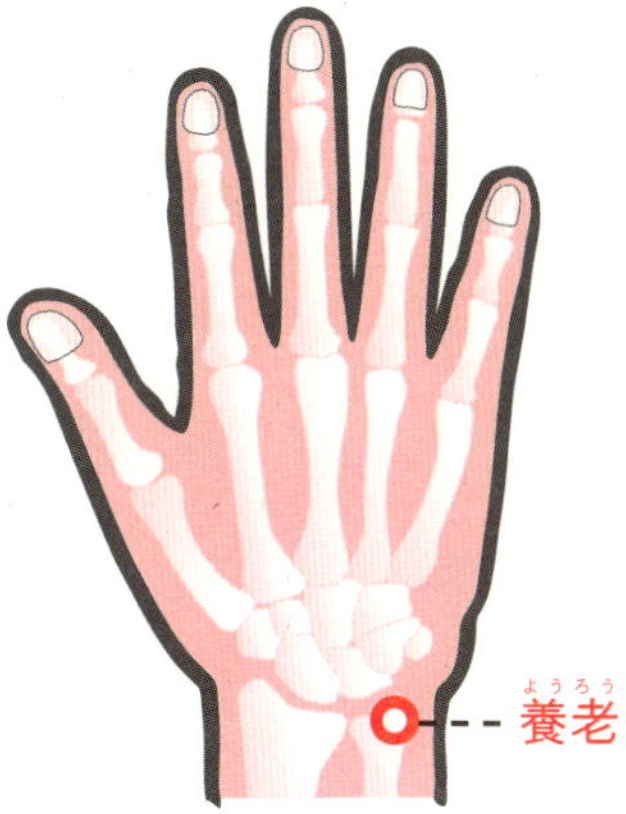

押し方

人差し指をツボに当て、他の指で手首全体を包むようにして、痛む間、押さえ続けます。

見つけ方

手の甲の手首の小指側にある丸く出っ張った骨の中央にあります。

福辻先生のツボコラム 7

急性期は腰を冷やして安静に

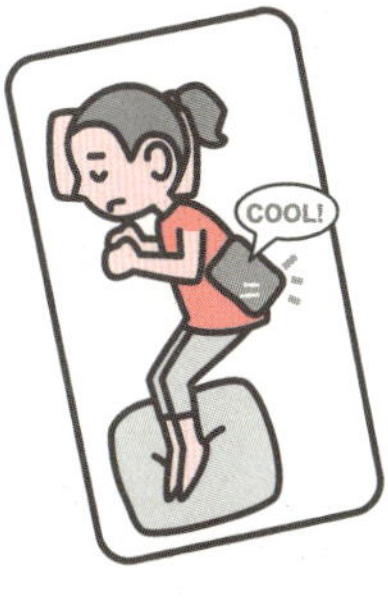

ぎっくり腰の急性期には、何よりも安静が第一です。腰に負担がかからないように、ひざを曲げて横向きに寝たり、クッションで足を高くして仰向けに寝るなど、楽な姿勢で休みましょう。そして冷水でしぼったタオルなどで、患部を冷やすこと。冷やしすぎても血行が悪くなるので、最初の1〜2日は冷やし、後は風呂で温めないようにだけすればOKです。中封、養老のツボは寝ながらでも押すことができるのでぜひやってみてください。

「手のしびれ・痛みに効く」

その他の効果

□肩こり
□四十肩・五十肩
□胃痛

手三里

［てのさんり］
手の陽明大腸経

腕にあるツボ。体内の熱を冷ましたり気の流れをよくしたりする。

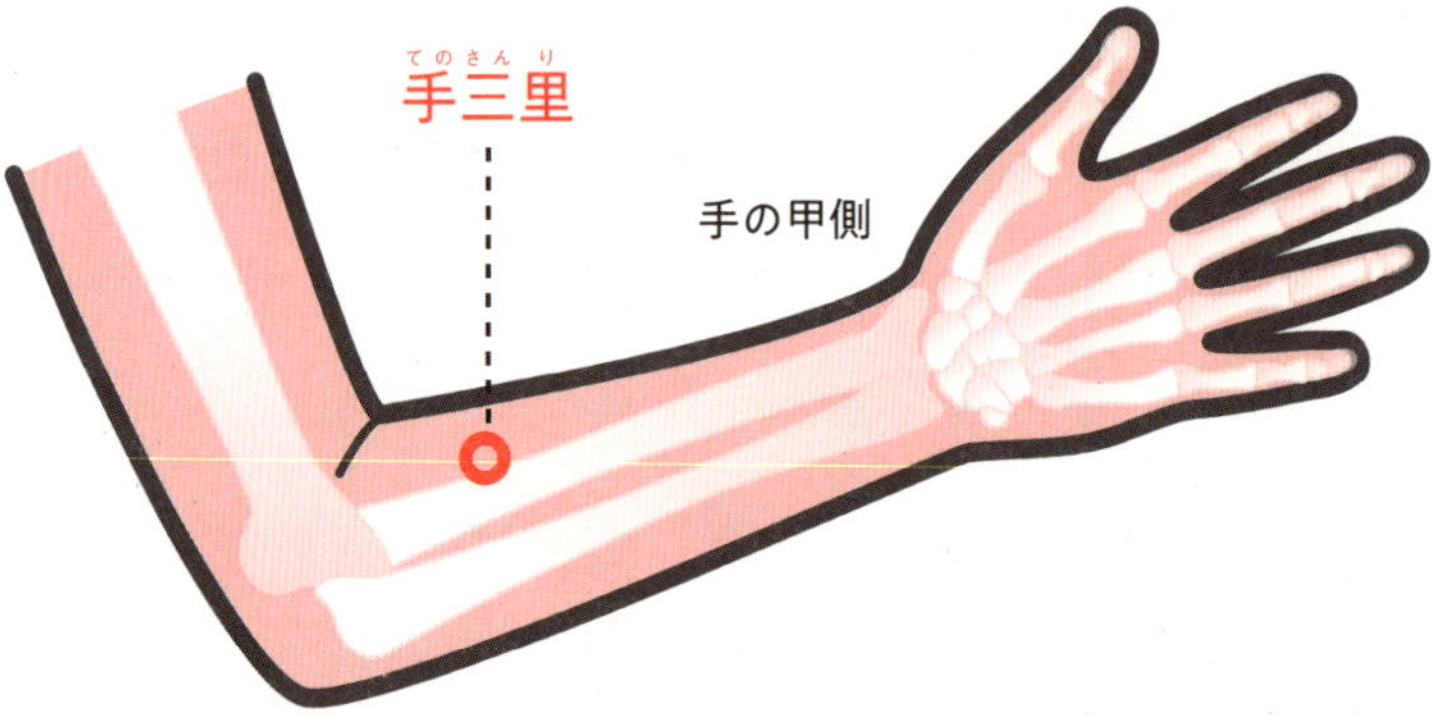

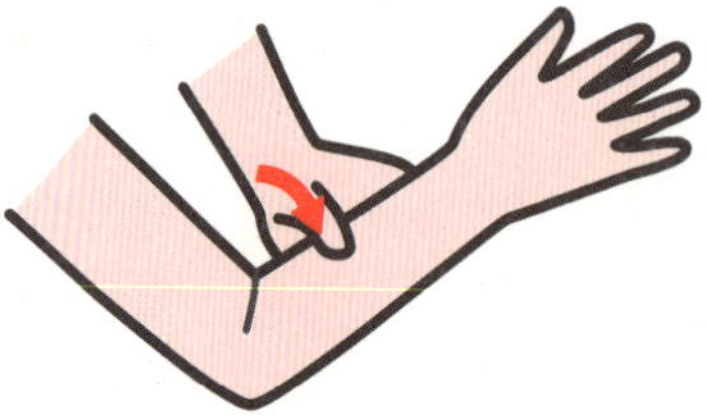

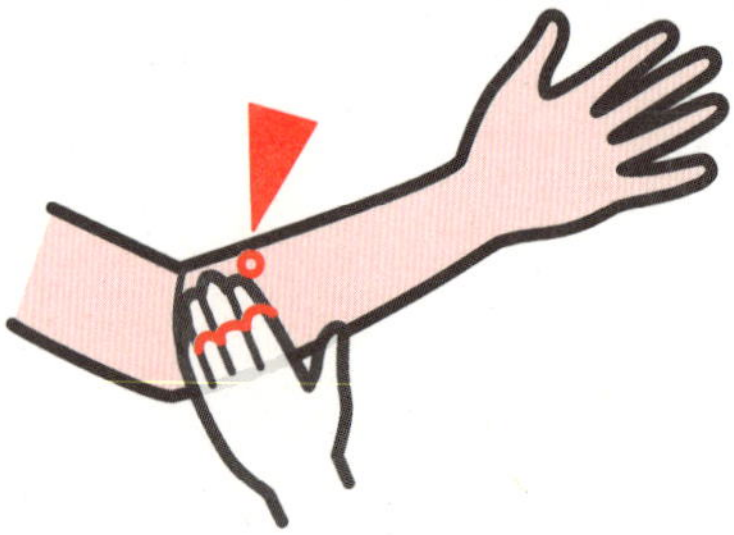

押し方

親指をツボに当てて6〜8回、息を吐きながら腕の中心に向かって押し、息を吸いながらゆるめます。左右どちらも行いましょう。左右どちらかの手がしびれる場合はそちら側のツボを重点的に。

見つけ方

ひじを曲げるとできる横じわの親指側の端から、指三本分手首の方へ進んだところにあります。

キーボード操作による頸肩腕症候群に要注意

手のしびれや痛みは首からくることが多いといわれています。首の骨の周囲が凝り固まって血管を圧迫し、首から肩、腕の血行が悪くなると、コリが悪化して、痛みやしびれにつながります。最近はそのような症状を「頸肩腕《けいけんわん》症候群」とよび、パソコンのキーやレジを打つなど、手や指に負荷をかける作業を長期間続ける方に多く見られます。

「手三里」のツボは腕の疲労を回復し、しびれを和らげます。「欠盆」は首から鎖骨、手の先へ続く神経の通り道にあり、肩の緊張をゆるめて、腕の血行をよくしてくれるツボです。

こんなツボも効果的！

欠盆

【けつぼん】足の陽明胃経

鎖骨のあたりに位置し、経絡の通りをよくして痛みをとる。

その他の効果

- □喘息
- □胸の痛み
- □美肌

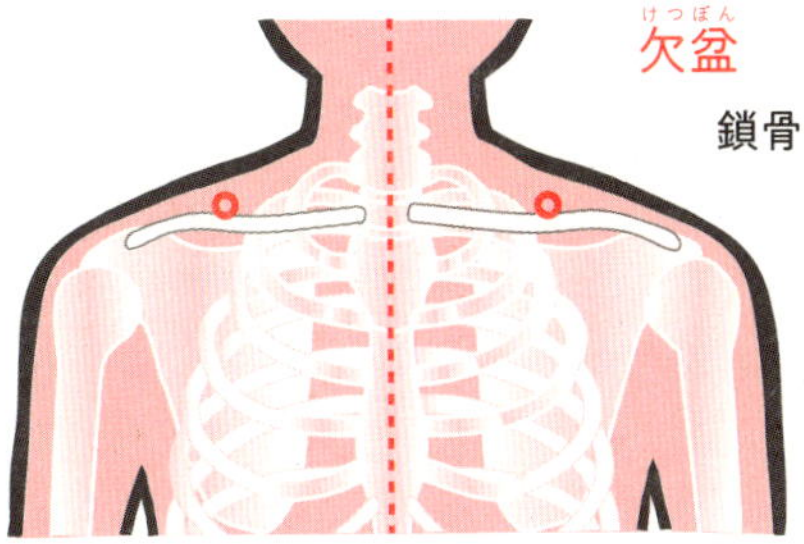

見つけ方

鎖骨の上縁のちょうど中央にあります。鎖骨の上を肩に向かって指でたどっていくと、くぼんでいて、押したときに響く場所です。

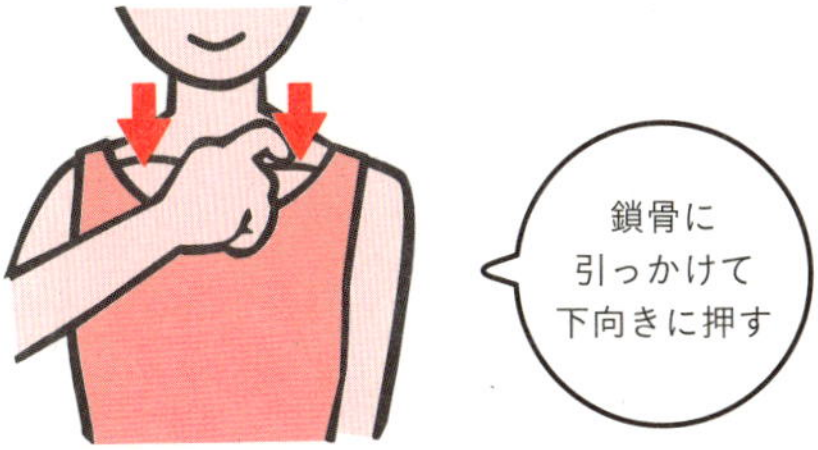

押し方

中指をツボに当て、鎖骨を巻き込むようにして下向きに6〜8回、息を吐きながら押し、息を吸いながらゆるめます。左右どちらも行いましょう。左右どちらかの手がしびれる方はそちら側のツボを重点的に。

こんな方法も！

欠盆のツボを押しながら、腕を回してみましょう。ひじを曲げて、クロールするようなイメージで大きく前回り、さらに後ろ回りを各6〜8回。少し痛いかもしれませんが、よりツボが刺激されやすく、効果も高まります。

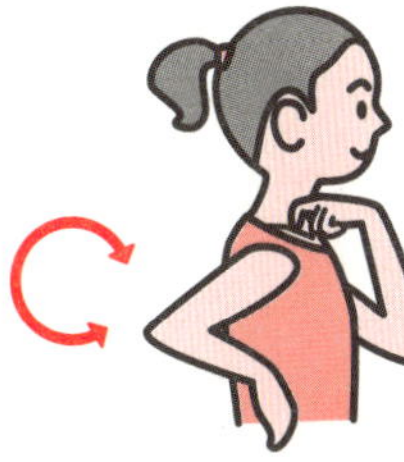

「脚の疲れに効く」

足三里

［あしのさんり］
足の陽明胃経

無病長寿の名穴。全身の疲れをとり活力を与える効果がある。

その他の効果
- □胃痛
- □食欲不振
- □二日酔い

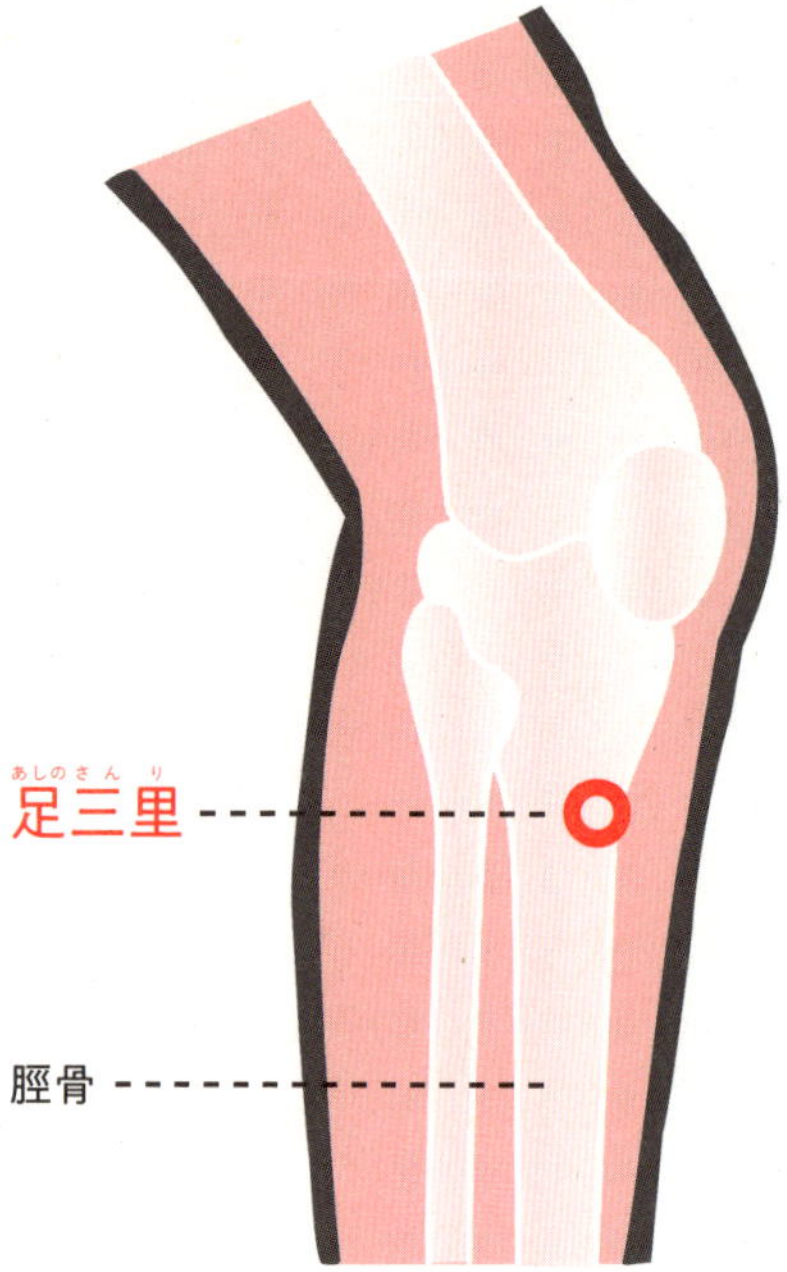

足の外側

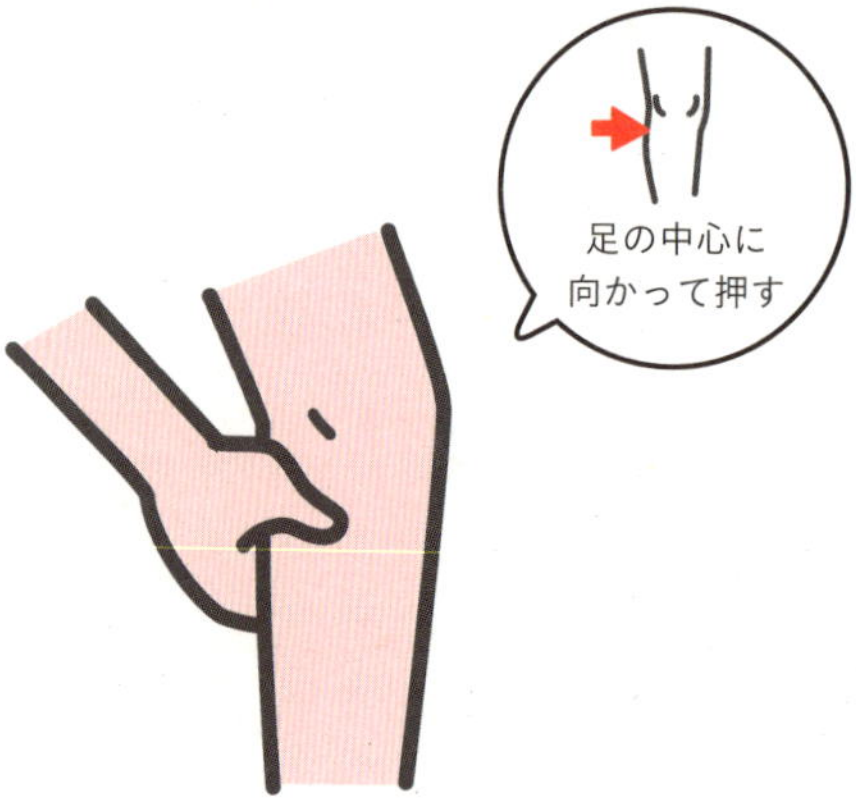

押し方

ひざを軽く曲げて座り、親指をツボに当てて6〜8回、ゆっくり息を吐きながら強めに押し、息を吸いながらゆるめます。左右どちらも行いましょう。

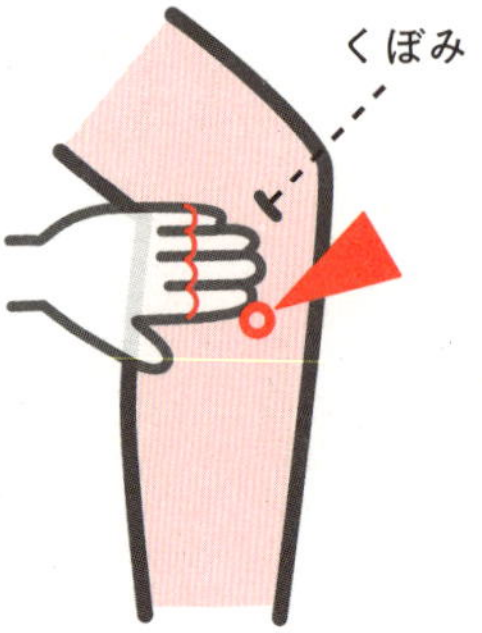

見つけ方

ひざのお皿の外側下端の下方にあるくぼみから、すねの骨（脛骨）に沿って指4本分下がったところにあります。

脚の血行を促進し疲れやだるさを解消

便利な社会になって、歩くことが減った現代人は脚力が低下しています。脚の筋肉内の血行が悪くなると、老廃物がたまり、脚の疲れやだるさ、むくみ、冷えなどの原因に。ツボ押しで血行を促進し、症状を改善しましょう。

最も有名な経穴のひとつ、「足三里」は脚の疲れのほか、体全体の疲労回復や病気予防にも効く不老長寿のツボ。「承山」はふくらはぎの筋肉に直接働きかけて血流を改善、乳酸などの疲労物質を流して、脚の疲れに効くツボです。むくみもとってくれるので、美脚効果も期待できます。

こんなツボも効果的！

承山

［しょうざん］

足の太陽膀胱経

ふくらはぎの下端中央にある。足の痛みを取り除く効果が高い。

その他の効果

- □脚のしびれ
- □便秘
- □痔

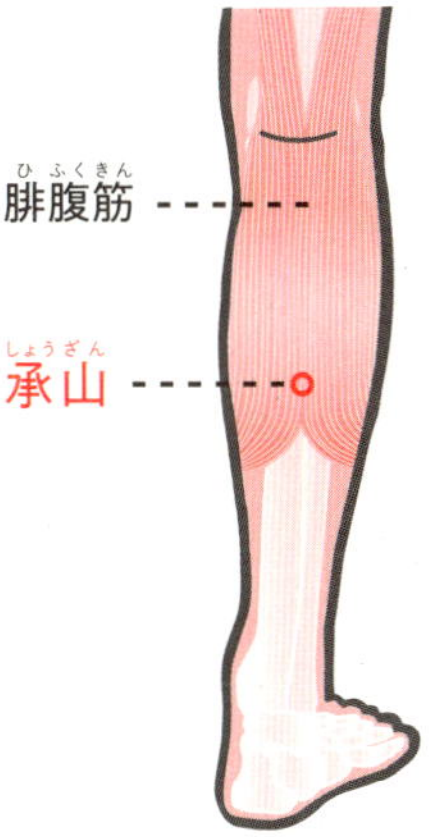

見つけ方

ふくらはぎの盛り上がった筋肉（腓腹筋）の左右の分かれ目にあります。

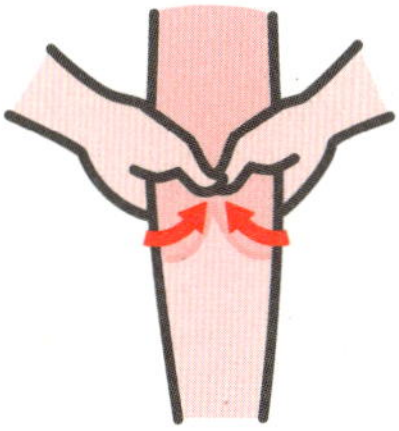

押し方

両手の親指をツボに当て、他の指で裏側から支えます。息を吐きながら脚の中心に向かって強めに押します。6〜8回ずつ、左右どちらも行いましょう。

ツボの名前の由来 4
足三里

「足三里」は「犢鼻《とくび》」のツボから三里（三寸）のところにある足のツボという意味です。足三里は昔からツボの代名詞として知られ、松尾芭蕉の「奥の細道」の序文にも「ももひきの破れをつづり、笠の緒つけかへて、三里に灸すゆるより、松島の月先心にかかりて…‥」とあります。芭蕉が旅行の準備として、ももひきの破れを繕ったり、笠の緒を付け替えたりするのと同時に、足三里にお灸をしていたことがわかります。徒歩の移動が中心だった当時の旅人の間では、脚の疲れに効く足三里のツボは広く活用されていたのですね。

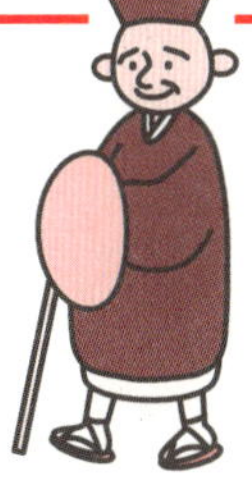

足三里にお灸をしながら旅をした松尾芭蕉

#「膨満感に効く」

その他の効果
□胃痛
□ひざの痛み
□下痢

梁丘

［りょうきゅう］
足の陽明胃経

ひざの近くにある。胃経に属するため、胃痛や胃痙攣などにも有効。

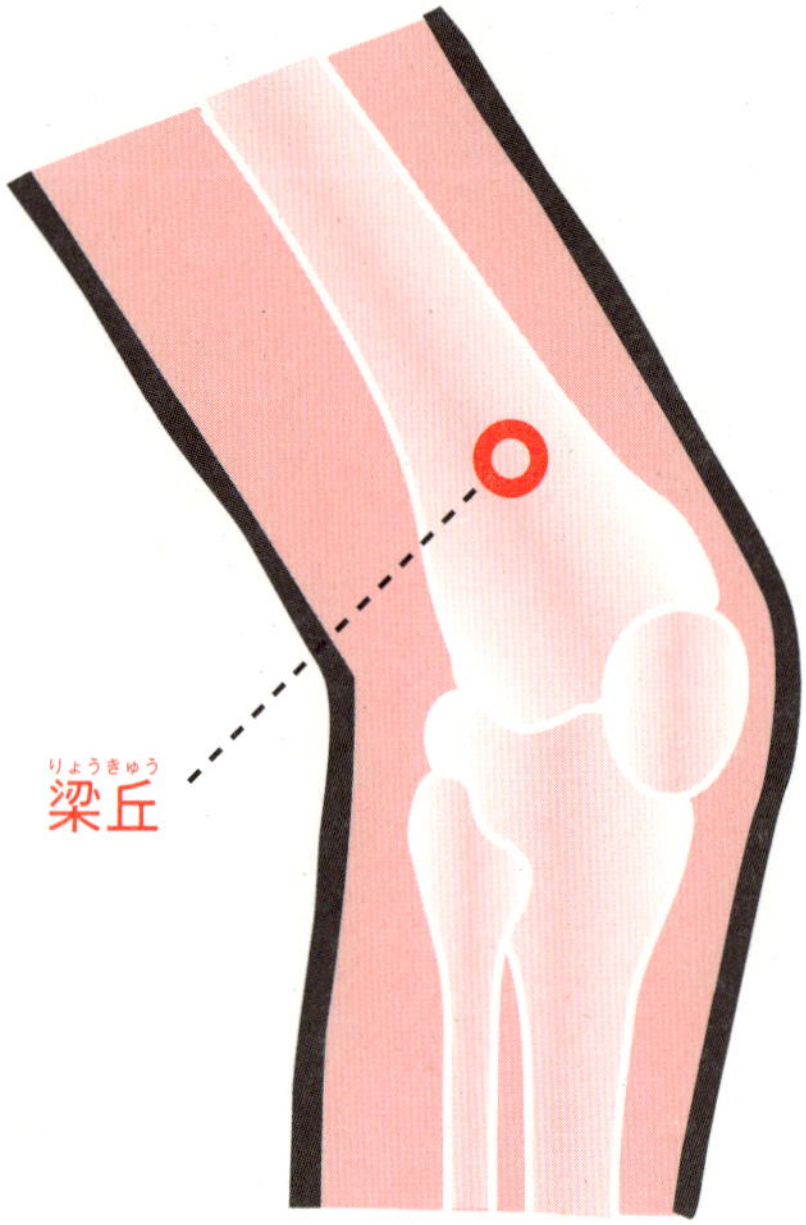

脚の外側

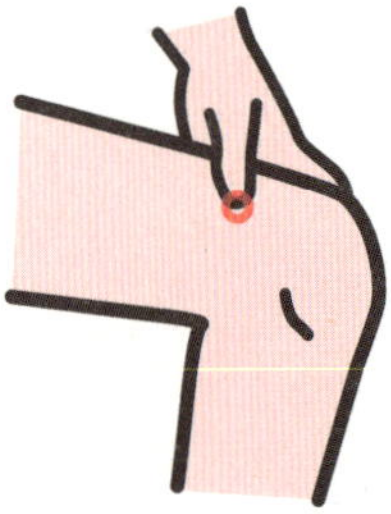

押し方

ツボと逆の手で太ももをつかむようにして、親指をツボに当てて6〜8回、息を吐きながら脚の中心に向かって強めに押し、息を吸いながらゆるめます。左右どちらも行いましょう。

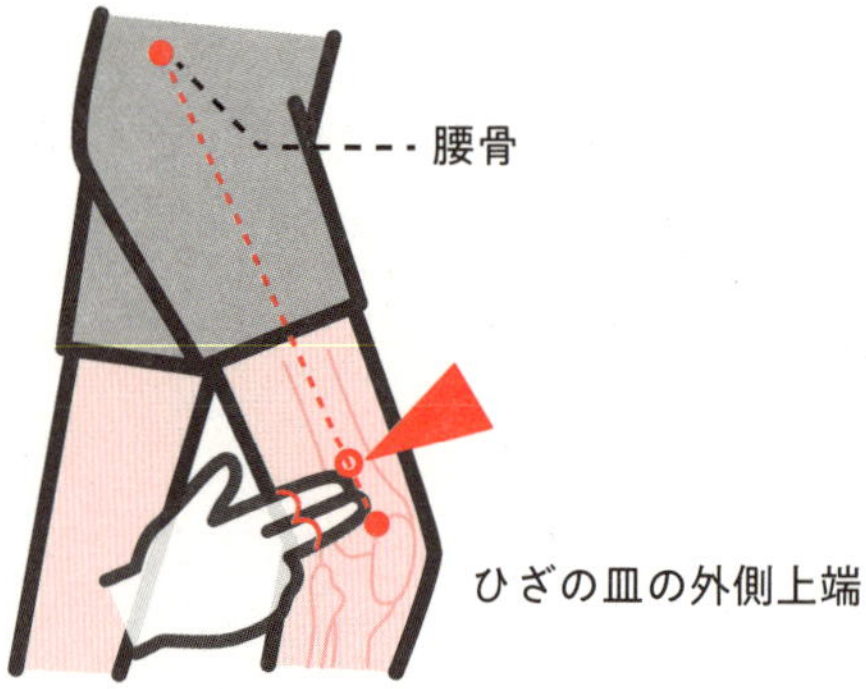

見つけ方

ひざのお皿の外側の上端と腰骨を結んだ線上、お皿の端から指二本分斜め上のところにあります。

胃腸の血流を改善し ガスを排出

胃腸の消化機能が鈍ると、未消化の食べ物が腐敗・発酵してガスがたまり、おなかが張って膨満感につながります。また、便秘や早食い、緊張して空気をたくさん飲みこんでしまうことで、胃腸にガスがたまることも。

「梁丘」は膨満感をはじめ、胃もたれ、食べすぎによる胃痛など、胃の不調全般に効くツボです。

「大巨」は胃腸の血流を改善し、おなかにたまったガスや便の排出をうながしてくれるツボ。膨満感には「足三里」のツボ（P74）もよく効きます。ただし、逆流性食道炎の方はこのツボを押すのは控えてください。

こんなツボも効果的！

大巨

［だいこ］

足の陽明胃経

臍の中央付近にある。気の流れがよくなり腹部の張りを解消する。

その他の効果

□下痢
□便秘
□生理不順

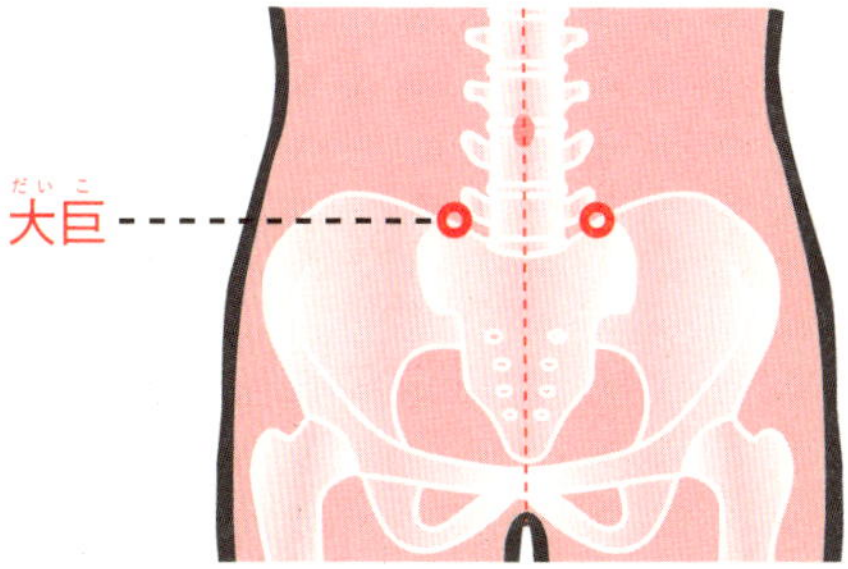

前面

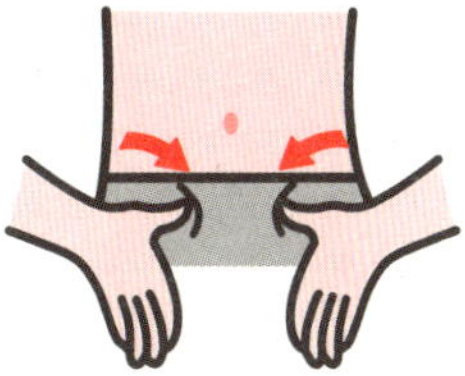

押し方

両手の親指を左右のツボに当てて6〜8回、息を吐きながら背中に向かって押し、息を吸いながらゆるめます。

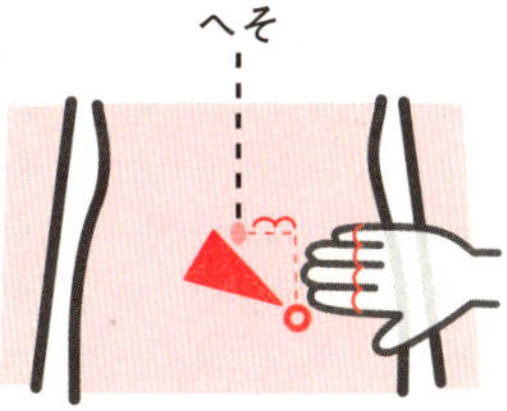

見つけ方

へそから指二本分外側の地点（天枢のツボ）から、指四本分下にあります。

ツボの名前の由来 5 梁丘・大巨

小さな山や、小高くなったところを「丘」、その背を「梁」といいます。「梁丘」のツボはひざの上の丘のように盛り上がった筋肉の背にあることから、その名前が付けられました。

「大」と「巨」はどちらも大きいもの、重要なものという意味です。「大巨」のツボは腹部の一番高く盛り上がった重要な場所にあるので、そう名づけられました。

【花粉症に効く】

曲池

［きょくち］
手の陽明大腸経

ひじの外側に位置するツボ。かゆみや腫れを抑える効果がある。

その他の効果
□肩こり
□四十肩・五十肩
□歯痛

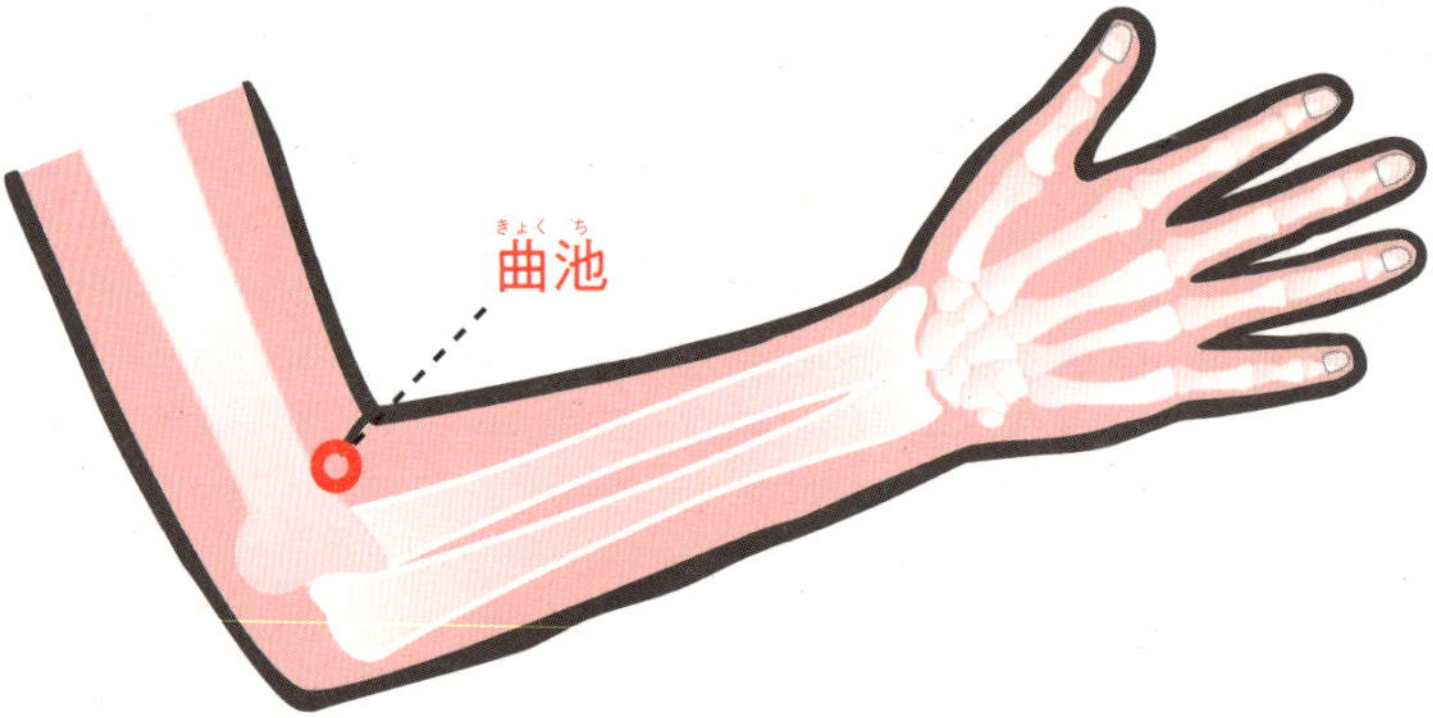

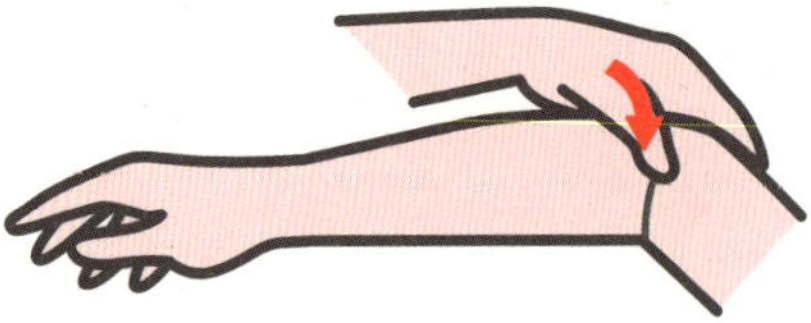

押し方

ひじを軽く曲げ、手でひじをつかむようにして親指をツボに当てて6〜8回、息を吐きながら腕の中心に向かって押し、息を吸いながらゆるめます。左右どちらも行いましょう。

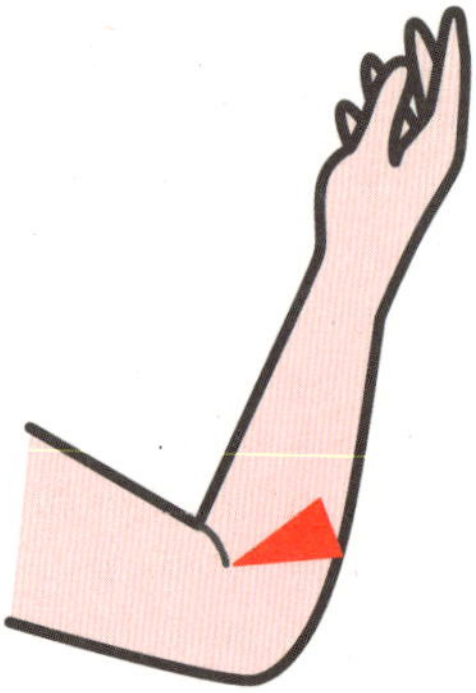

押し方

ひじを曲げたときにできるしわの親指側の先端にあります。

免疫力を上げて つらい花粉症を撃退

杉やヒノキの花粉によって、くしゃみや鼻水、目のかゆみなどの症状を起こす花粉症は季節性アレルギー疾患の一種。日本人の約四分の一が花粉症だともいわれています。ツボ押しで早めにケアしましょう。

「曲池」は免疫力を上げる大腸のツボで、花粉症のほかに、にきびや美肌に効くツボとしても知られています。「太白」は粘膜の状態を正常にしてくれるツボです。いくらツボを押しても、部屋に花粉が舞っていては意味がないので、事前に衣服や髪についた花粉を落とし、手洗い、うがい、目や鼻も洗いましょう。

こんなツボも効果的！

太白

［たいはく］足の太陰脾経

足の親指の内側にあり、胃や腹の痛み、嘔吐、下痢、痛風に効く。

その他の効果

□腹痛
□便秘
□不眠症

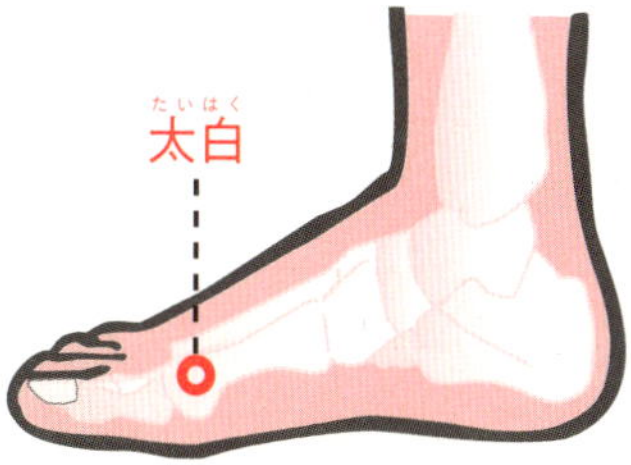

見つけ方

足の親指の付け根の丸く出っ張った骨のかかと寄りのくぼみ、足の甲と裏の境目にあります。

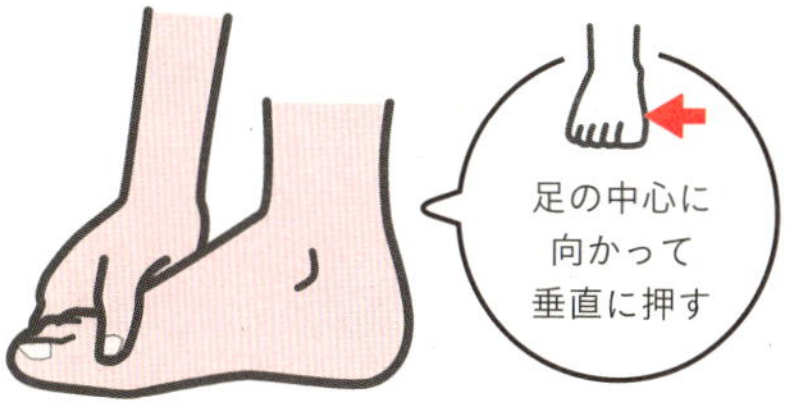

押し方

親指をツボに当てて6～8回、ゆっくり息を吐きながら強めに押し、息を吸いながらゆるめます。左右どちらも行いましょう。

福辻先生のツボコラム 8

花粉症の大敵はスイーツ

東洋医学では、花粉症は免疫異常と考えられています。花粉とは本来、それほど体に害を及ぼすものではないのですが、免疫が過剰に反応し、花粉を体外に排出するために、鼻水やくしゃみを出してしまうのです。ツボ押しのほかに、普段の食生活も見直してみましょう。特に砂糖やスイーツは花粉症の大敵です。砂糖をやめただけで、花粉症が改善したという例も。デザートならプレーンヨーグルトがおすすめ。免疫力をつかさどる腸内の環境を整え、花粉症にも効く無糖のヨーグルトもあるので、いろいろ試してみてください。

【ひざ痛に効く】

□腰痛
□冷え性
□生理不順

その他の効果

陰包

【いんぽう】
足の厥陰肝臓経

大腿部の内側。心を穏やかにしたり月経を調整したりする。

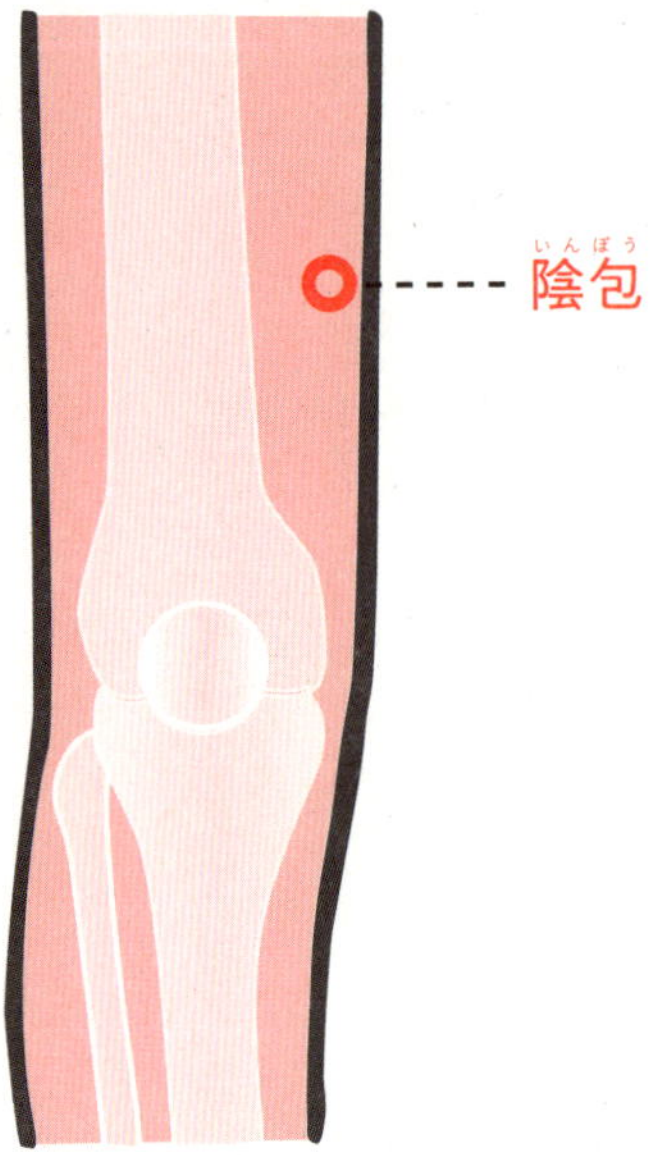

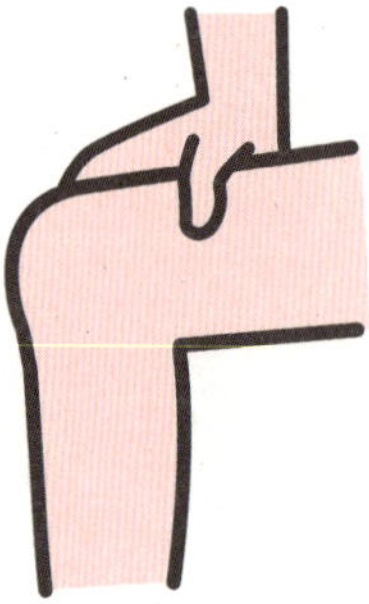

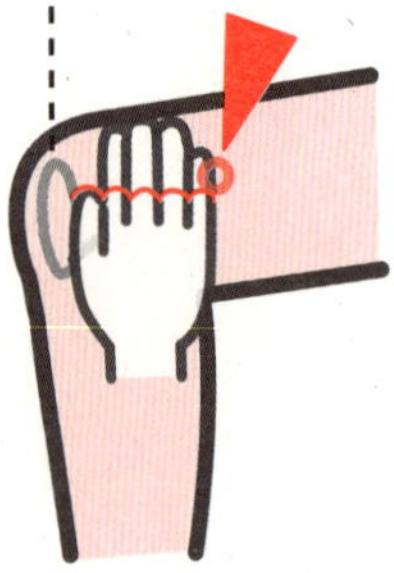

押し方

太ももを手でつかむようにして、親指をツボに当てて6〜8回、息を吐きながら脚の中心に向かって押し、息を吸いながらゆるめます。左右どちらも行いましょう。

見つけ方

ひざのお皿の内側上端から指5本分上にあります。

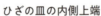

骨盤の歪みが
ひざに負担をかける

ひざの痛みの多くは骨盤の歪みとも関係があります。骨盤が歪むと、O脚になってひざの内側を痛めたり、逆にX脚でひざの外側が痛くなったりします。また、年をとって腰が曲がると、常にひざが曲がった状態になって、ひざ回りの筋肉や靭帯に負担がかかり、ひざ痛に悩む人が多いのです。

「陰包」は気血の流れを整え、ひざの痛みを和らげるツボ。「膝関」はひざ痛やリウマチなど、ひざの症状全般に効くツボです。骨盤調整には「大腸兪」(P68)のツボも効果的です。

こんなツボも効果的!

膝関

[しつかん]
足の厥陰肝臓経

ひざの内側にあり、経絡を温めて過剰水分を排出する働きがある。

その他の効果
- □腰痛
- □リウマチ
- □虚弱体質

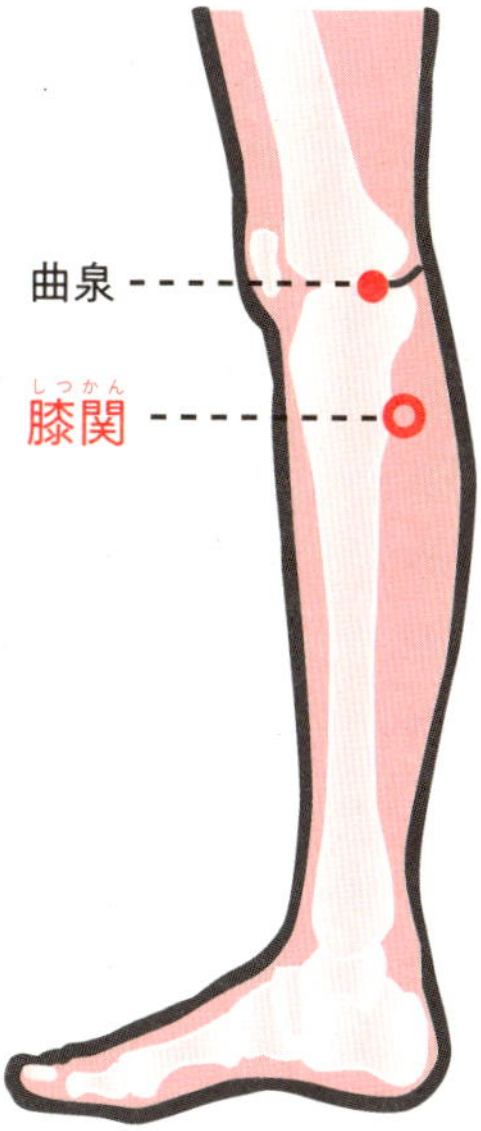

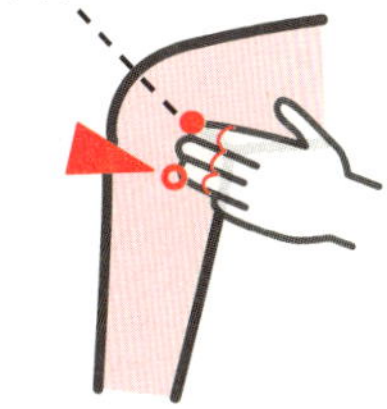

見つけ方

ひざを曲げた時にできるシワの内側の端にある「曲泉」のツボから指3本分下にあります。

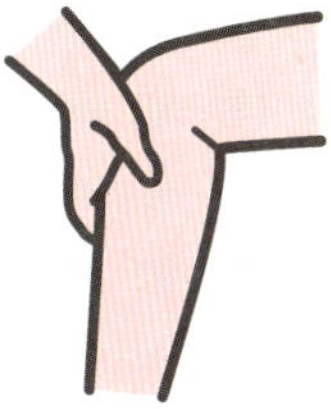

押し方

親指をツボに当てて6〜8回、ゆっくり息を吐きながら脚の中心に向かって強めに押し、息を吸いながらゆるめます。左右どちらも行いましょう。

こんな方法も!

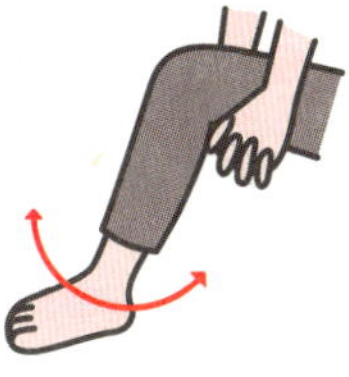

ひざを持ち上げて、前後に揺らすだけ!

女性に多いひざ痛の多くは脚の筋力不足が原因。まずは太もも前面の筋肉を鍛えましょう。座ってひざの後ろで両手の指を組んで軽く持ち上げ、前後にぶらぶら揺らします。少なくとも30回以上、やればやるほど効果があります。これならオフィスでも簡単にできるので、ぜひ今日から始めてください。

四十肩 五十肩 に効く

その他の効果
□肩こり
□寝違え
□背中の痛み

天宗

［てんそう］
手の太陽小腸経

肩甲骨付近にある。経絡の通りをよくし、上半身の疾患を改善する。

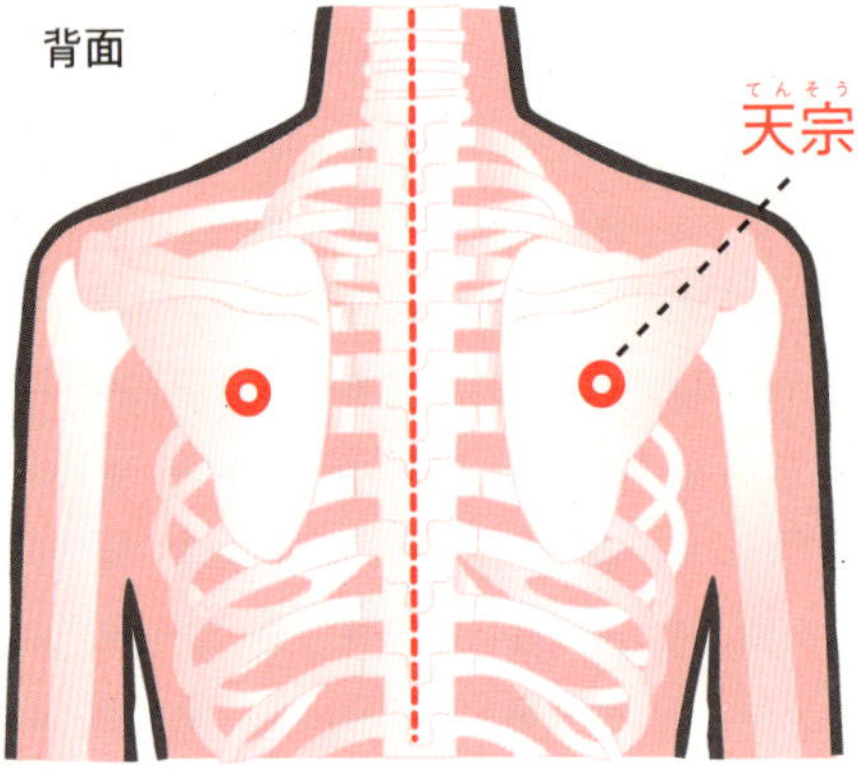

見つけ方

肩甲骨の中央にあります。背中側で自分では見えないので、多少ずれていてもOK。手が届く範囲で構いません。

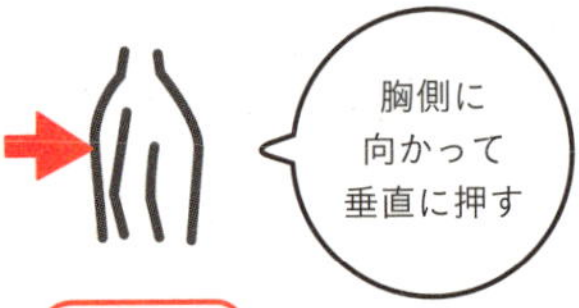

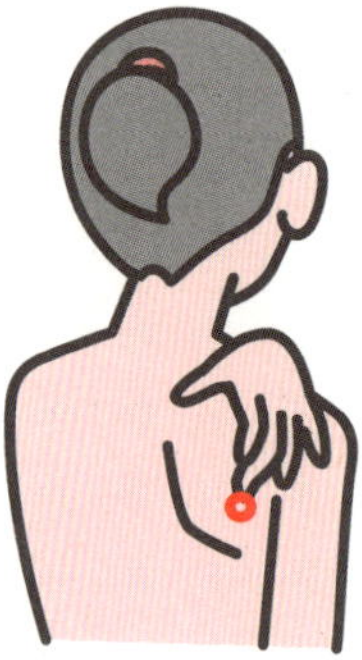

押し方

ツボと反対の手を背中に回し、中指をツボに当てて6〜8回、息を吐きながら押し、息を吸いながらゆるめます。痛い側の肩だけでOK。

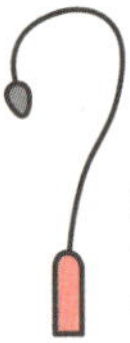

肩こり用の市販のツボ押し棒を使ってもいいでしょう。

もとの可動域に戻るまでツボ押しでセルフケアを

年を重ねて肩回りの筋肉の弾力がなくなり、肩関節が硬くなって炎症を起こすと、急に肩が痛い、腕が上がらないなどの症状が現れることがあります。この肩関節周囲炎（四十肩・五十肩）は数週間〜1年程度で自然に治ることも多いですが、可動域が狭まったままの人もいるので要注意。急性期は安静を心掛け、少し痛みが落ち着いてきたら、ツボ押しでセルフケアを心掛けましょう。

「天宗」は肩から背中の筋肉の緊張をほぐし、血行を良くして、症状を緩和するツボ。「肩髃」のツボは肩の痛みに直接効きます。

こんなツボも効果的！

肩髃

［けんぐう］

手の陽明大腸経

肩関節の周囲にある。髃は隅の意味。肩の先端にあることから命名。

その他の効果

□リウマチ
□歯痛
□じんましん

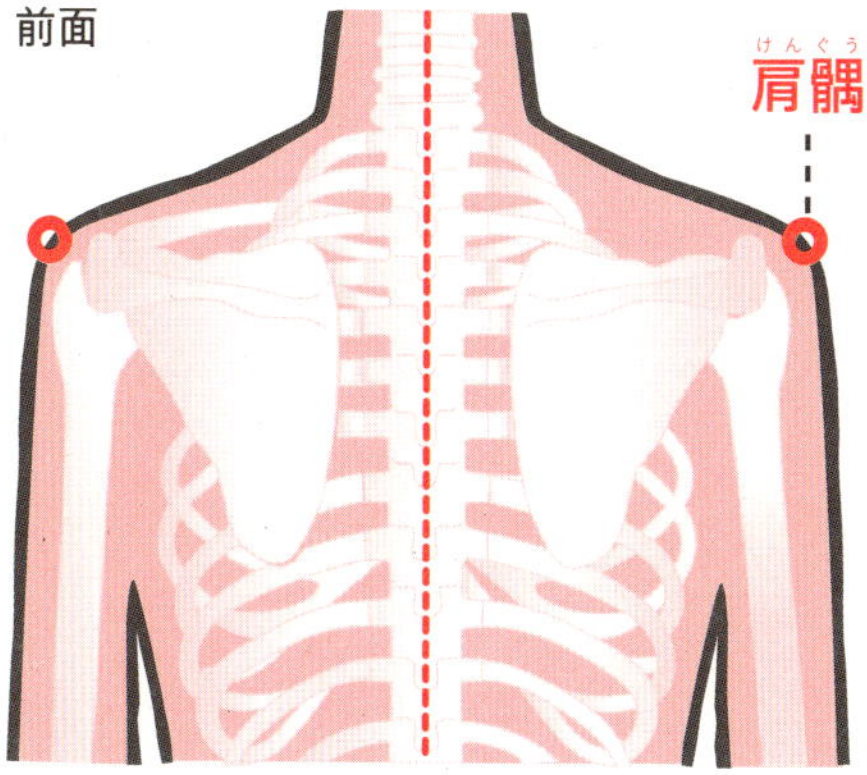

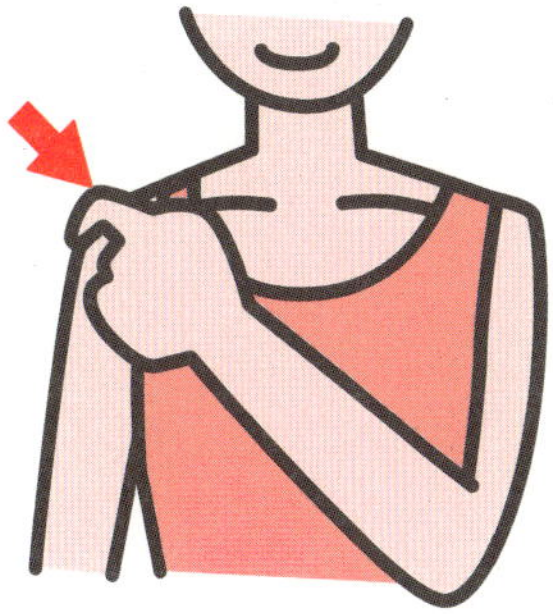

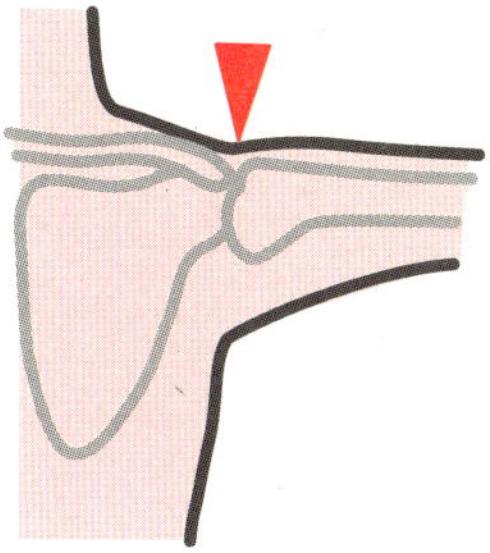

押し方

中指をツボに当てて6〜8回、息を吐きながら押し、息を吸いながらゆるめます。痛い側の肩だけでOK。

見つけ方

肩関節の先端、腕を真横に上げたときに、肩先の前側にできるくぼみにあります。

こんな方法も！

四十肩・五十肩の急性期をすぎたら、積極的に肩を動かすことが大切。図1のように脇の下から大胸筋をつかむようにして、前と後ろに肩を回してみましょう。動く範囲で大丈夫です。また、図2のように親指を脇の下に入れ、残りの指で背中側の肩甲骨をつかむようにして、同様に肩を回してみてください。肩回りの筋肉がほぐれて、痛みが楽になるでしょう。

図1

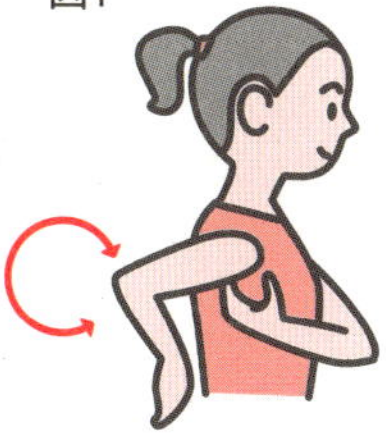

脇の下から大胸筋をつかむようにして肩を回す

図2

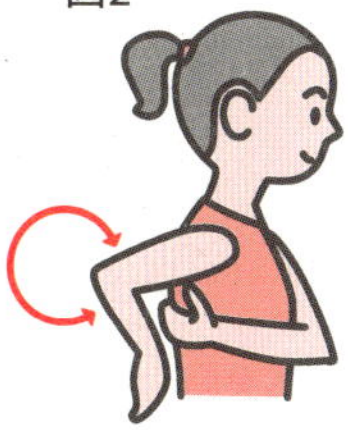

脇の下から肩甲骨をつかむようにして肩を回す

胃炎 逆流性食道炎に効く

中脘

［ちゅうかん］
任脈

脘は胃の意味、すなわち胃の疾患を改善する効果があるツボ。

その他の効果
- □便秘
- □二日酔い
- □つわり

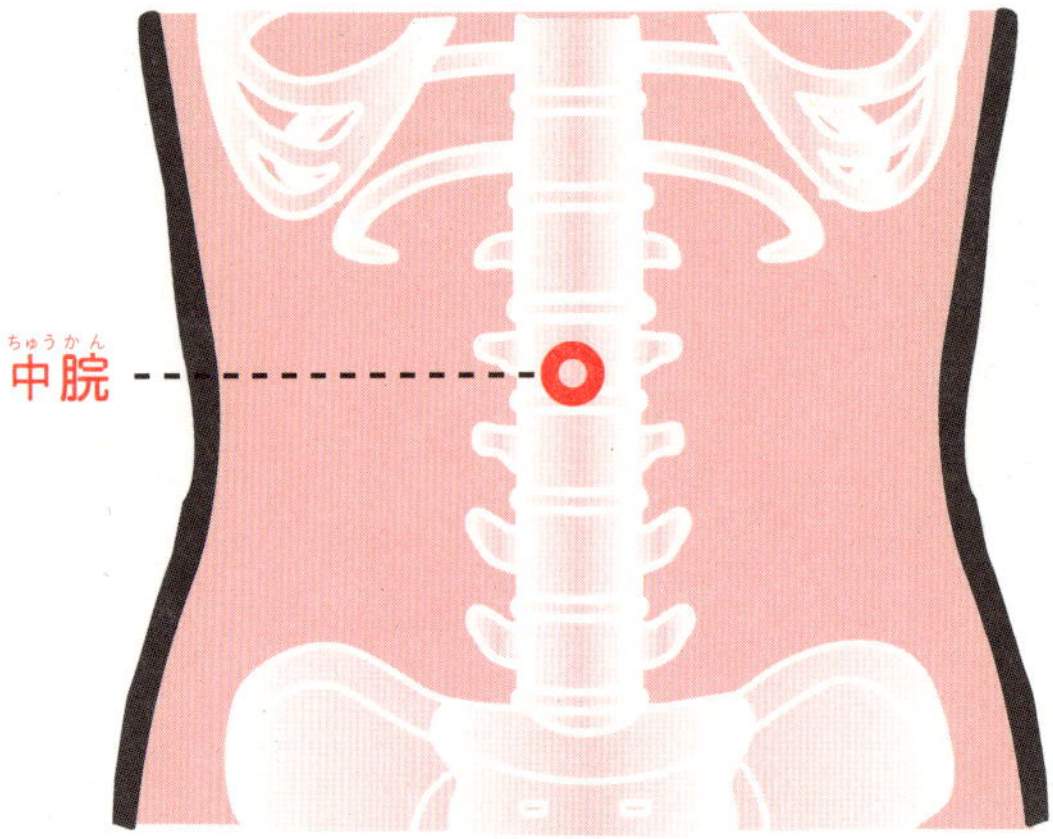

前面

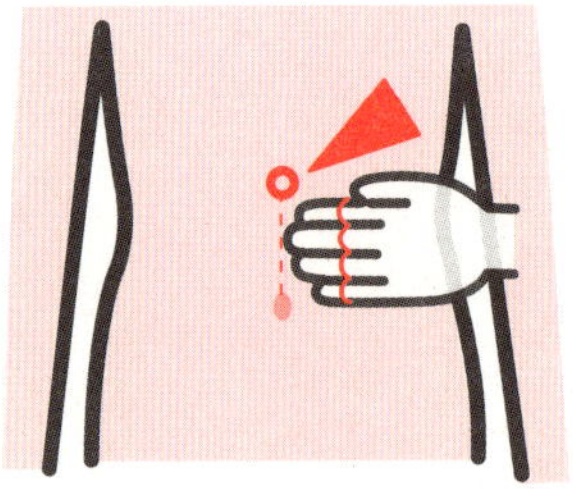

見つけ方

へそとみぞおちのちょうど中間、おへそから上へ指四本分のところにあります。

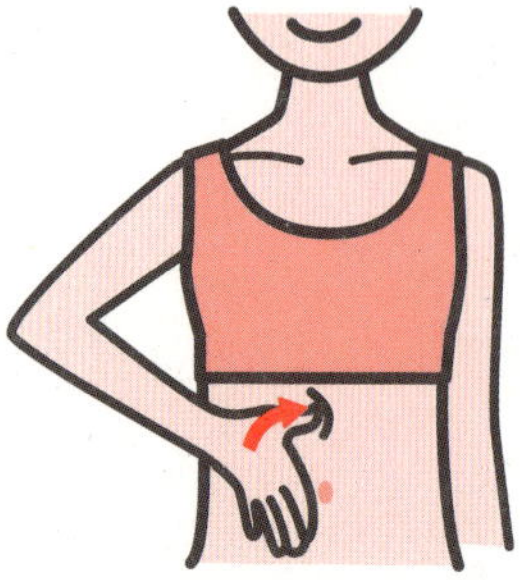

押し方

親指をツボに当てて6〜8回、息を吐きながら押し、息を吸いながらゆるめます。強く押しすぎると気持ち悪くなるので、ソフトに押しましょう。

胃酸の出すぎや逆流による胃痛や胸やけを緩和

胃炎とは、胃酸の出すぎや胃粘液の分泌低下によって、胃の粘膜が炎症を起こす病気で、胃の痛みや不快感、吐き気などの症状がみられます。また、逆流性食道炎は胃酸を多く含む胃の内容物が食道内に逆流する病気。食後の胸やけやゲップ、酸っぱいものがこみあげるなどの不快な症状が特徴で、ツボ押しがよく効きます。

「中脘」は胃の痛みにダイレクトに作用し、胃の疾患全般に効くツボ。「漏谷」は心身の緊張をほぐし、リラックスさせることで、胃の諸症状を和らげてくれるツボです。

こんなツボも効果的！

漏谷

［ろうこく］
足の太陰脾経

すねの内側。尿の出をよくして過剰水分を排出する効果もある。

その他の効果
- □ 膨満感
- □ 緊張
- □ 脚のむくみ

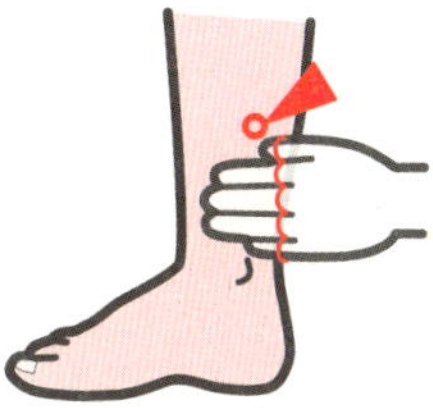

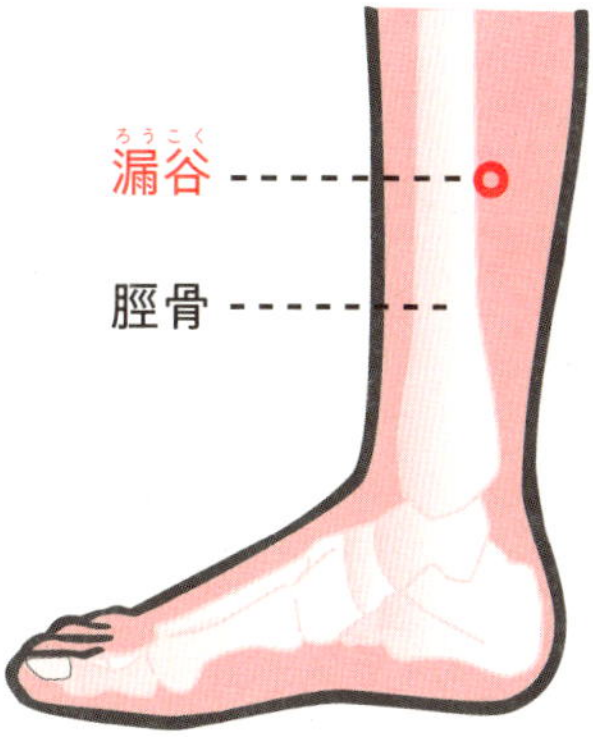

見つけ方

内くるぶしの上端から上へ指5本分、脛骨のきわにあります。

押し方

親指をツボに当てて6〜8回、息を吐きながら脛骨を巻き込むように押し、息を吸いながらゆるめます。左右どちらも行いましょう。

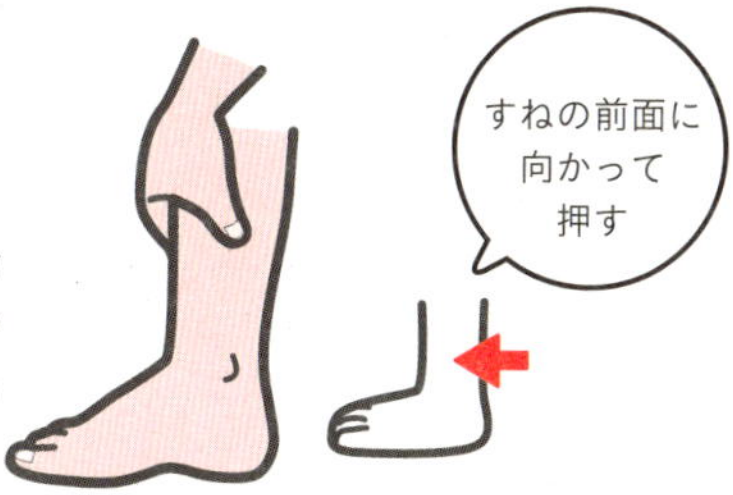

福辻先生のツボコラム 9

ストレスは胃炎・食道炎の大敵！

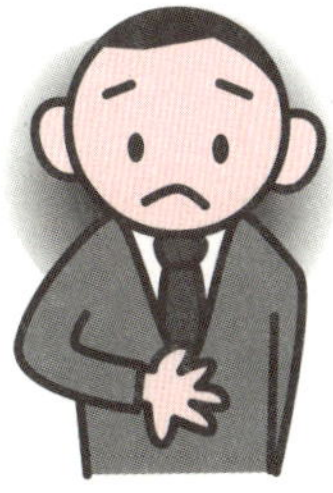

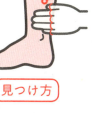

胃炎や逆流性食道炎で私の治療院にくる患者さんの多くが神経の細やかなデリケートな人。豪快な人はまずなりません(笑)。胃はストレスに弱い臓器です。日ごろから軽い運動で気分をリフレッシュしたり、ぬるめのお風呂でリラックスするなど、ストレスを溜めない生活を心がけてください。神経性の胃炎や食道炎には、内関のツボ（P50）も併用するといいでしょう。ストレスに効く中衝や気海のツボ（P94-95）もおすすめです。

［耳鳴り・難聴に効く］

外関

［がいかん］
手の少陽三焦経

前腕の外にあり、気血が出入りする要所であることから。

その他の効果
□手の関節痛
□頭痛
□めまい

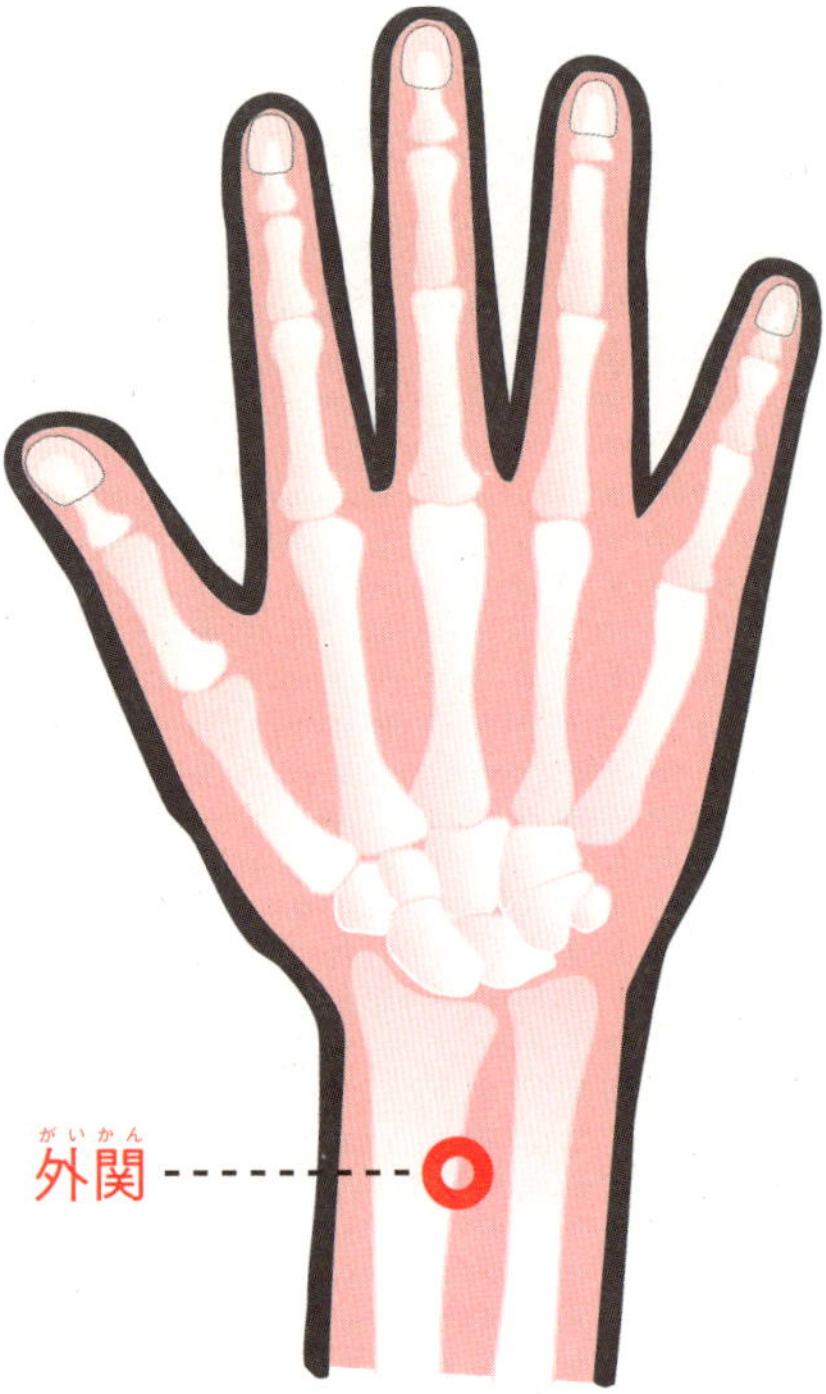

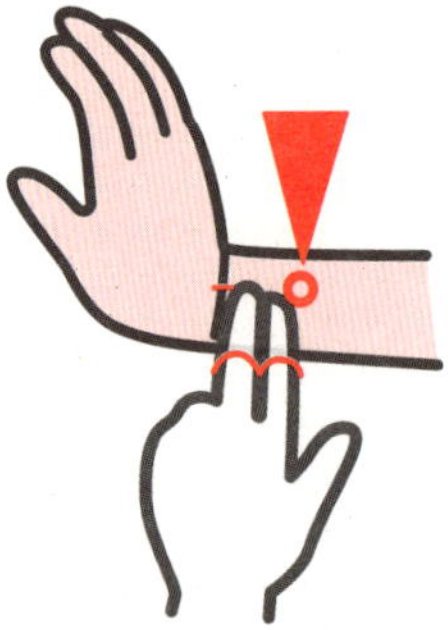

見つけ方

手首を反らせたときにできる横じわの中央からひじ方向へ指二本分のところにあります。

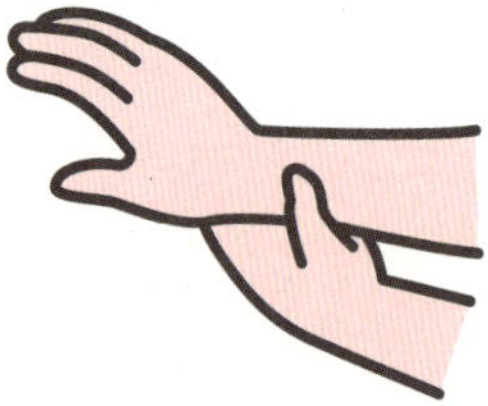

押し方

親指をツボに当てて6〜8回、息を吐きながら腕の中心に向かって押し、息を吸いながらゆるめます。左右どちらも行いましょう。

ストレスや過労による自律神経の乱れに要注意

耳鳴りの原因は耳の病気や脳の障害、自律神経の乱れなどで、難聴にともなって発生することも多いです。難聴には外耳から中耳の障害で起こる伝音性難聴、内耳や聴神経の機能低下による感音性難聴、突然片耳が聞こえなくなる突発性難聴など、さまざまな種類があります。ストレスや過労、寝不足などで耳の不調が起こる場合も多いので、普段から規則正しい生活を心掛け、ストレスをためないようにしましょう。

「少海」は耳鳴りの不快症状を鎮静させてくれるツボ。「外関」は耳の疾患全般に効くツボです。

こんなツボも効果的！

少海［しょうかい］

手の少陰心経

ひじに位置する。海は、気血が大量に集まる場所を示している。

その他の効果

□便秘
□下痢
□風邪

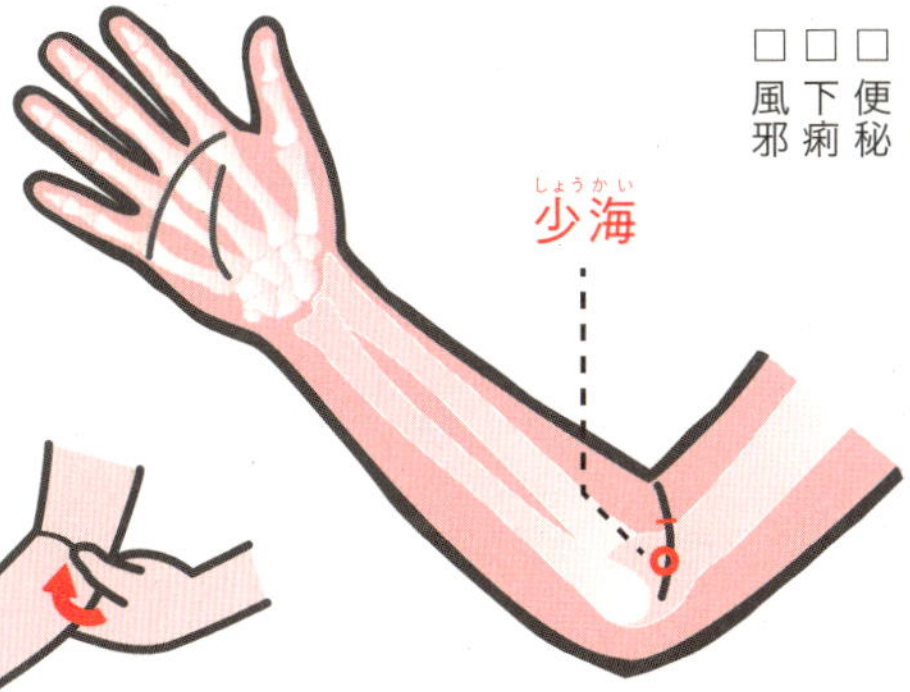

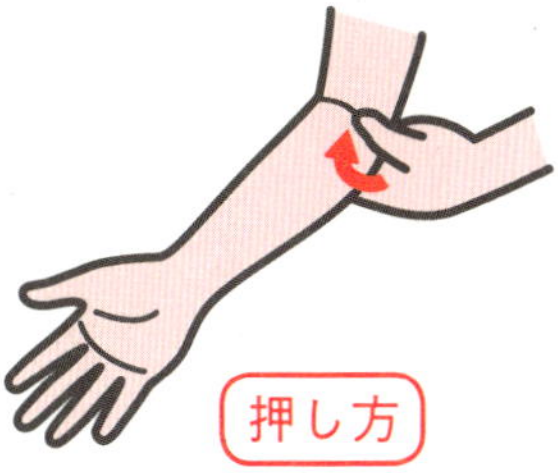

押し方

親指をツボに当てて6～8回、息を吐きながら腕の中心に向かって押し、息を吸いながらゆるめます。左右どちらも行いましょう。

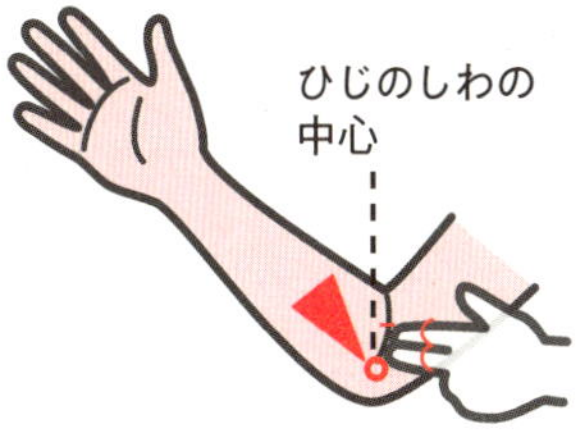

見つけ方

ひじを曲げたときにできる横じわの線上、しわの中心から指二本分小指側のくぼみにあります。

福辻先生のツボコラム 10

腎臓を温めて、耳の不調を改善

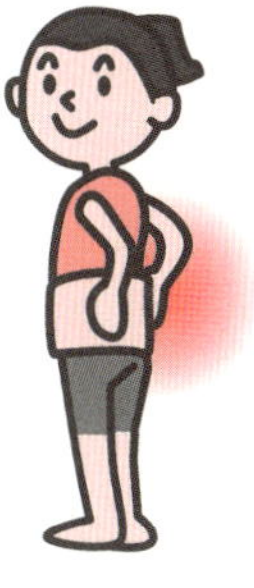

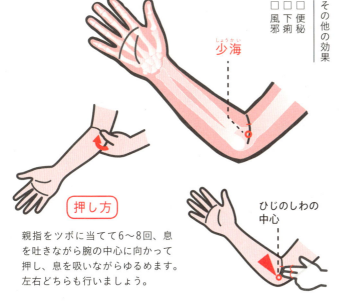

耳鳴り、難聴は主に老人に多い症状で、東洋医学では、腎臓の弱りからくる場合が多いといわれています。逆にいうと、年をとっても、腎臓が丈夫な人は耳が遠くなりにくいのです。耳の不調に悩む人は上記のほかにも、腎兪（P148）など、腎臓のツボを押すといいでしょう。手で腎臓をさすったり、腹巻などでじんわり腎臓を温めるのも効果があります。ただし、カイロは刺激が強すぎるので、避けてください。

【高血圧・低血圧に効く】

その他の効果
□のどの痛み
□発熱
□歯痛

合谷

[ごうこく]
手の陽明大腸経

手の甲にある。幅広い症状に有効で、痛みを抑える効果が高い。

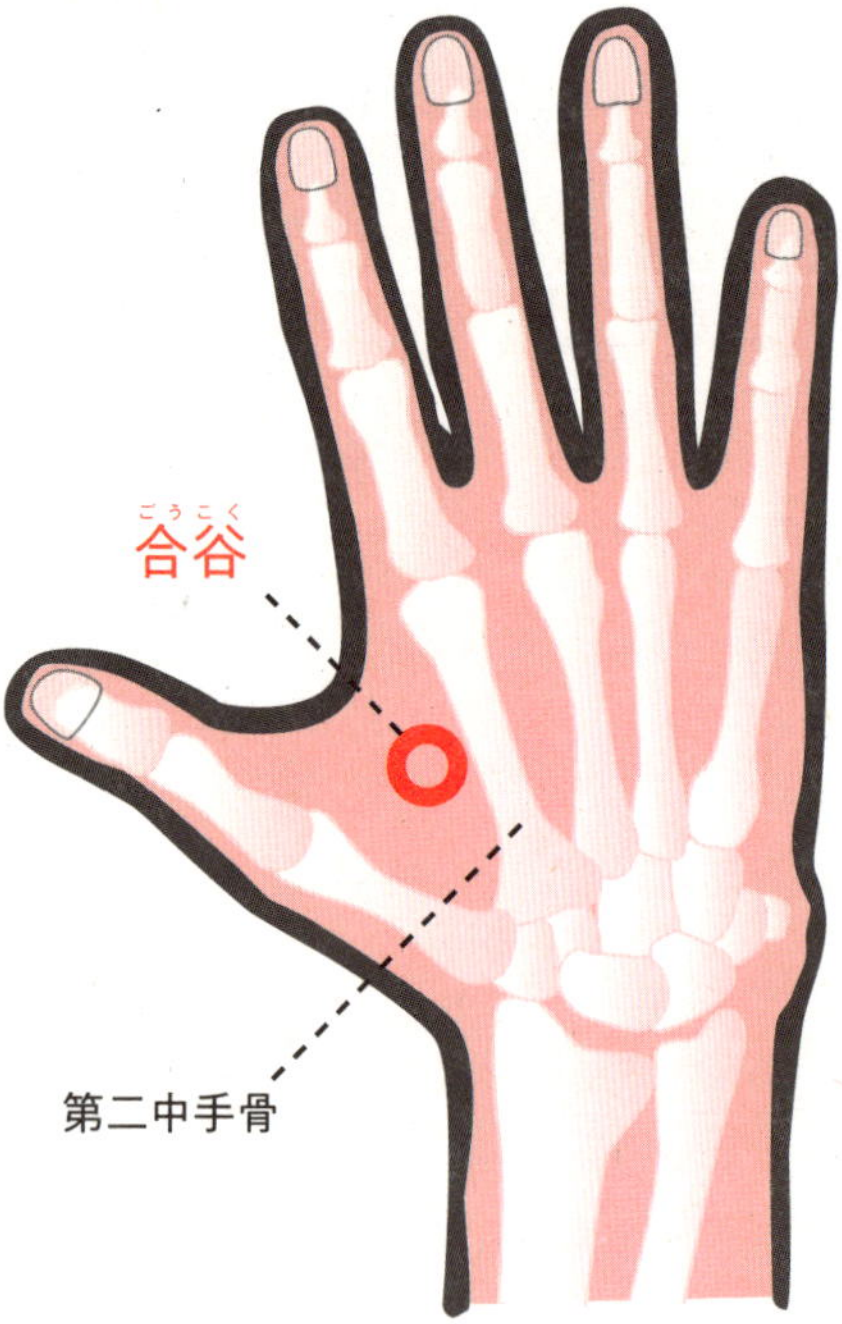

見つけ方

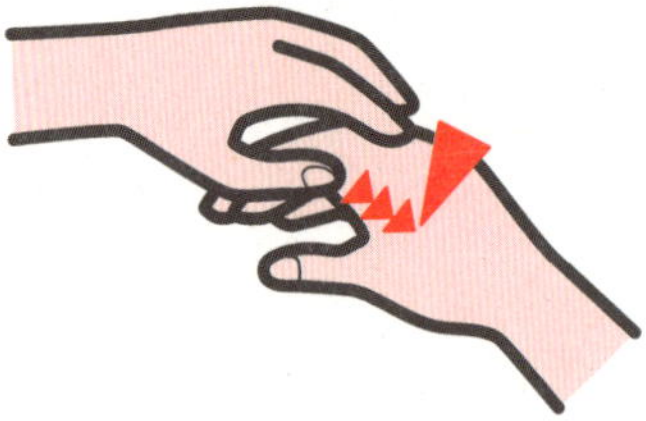

手の親指と人差し指の水かき部分にあります。人差し指の骨（第二中手骨）を根元のほうにたどっていくと、親指の骨と交わる手前のくぼみ部分です。

押し方

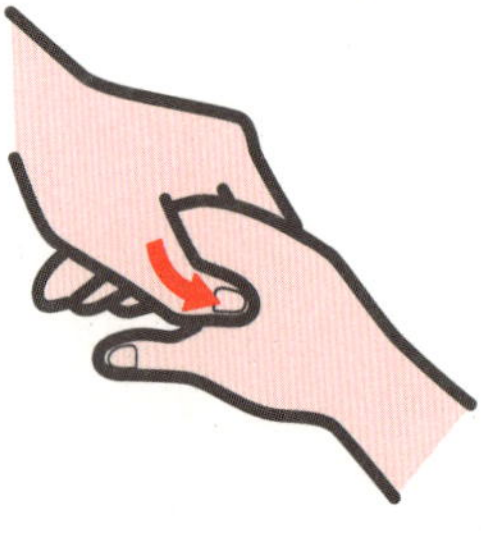

手の甲をつかむように持ち、親指をツボに当てて6～8回、息を吐きながら第二中手骨を巻き込むように押し、息を吸いながらゆるめます。左右どちらも行いましょう。

鍼灸治療では、高血圧も低血圧も同じツボでOK

高血圧は体の筋肉が硬くなり、血管を圧迫して血行不良の状態になっているところに、心臓のポンプが無理をして、全身に血液を送り出そうとすることで起こります。逆に低血圧は心臓から血液を送り出す力が弱すぎて、全身に栄養が回らず、エネルギー不足になって元気が出ない状態。一般の病院では高血圧と低血圧で別の薬を出しますが、鍼灸治療ではどちらも同じツボを使います。

「合谷」は全身に活力を与え、様々な痛みにも効く万能ツボ。「行間」は全身の血流を正常にしてくれるツボです。

こんなツボも効果的！

行間

【こうかん】足の厥陰肝経

行＝通過の意味で、気が第1指と第2指の間を通ることから。

その他の効果

□疲れ目
□生理痛
□頭痛

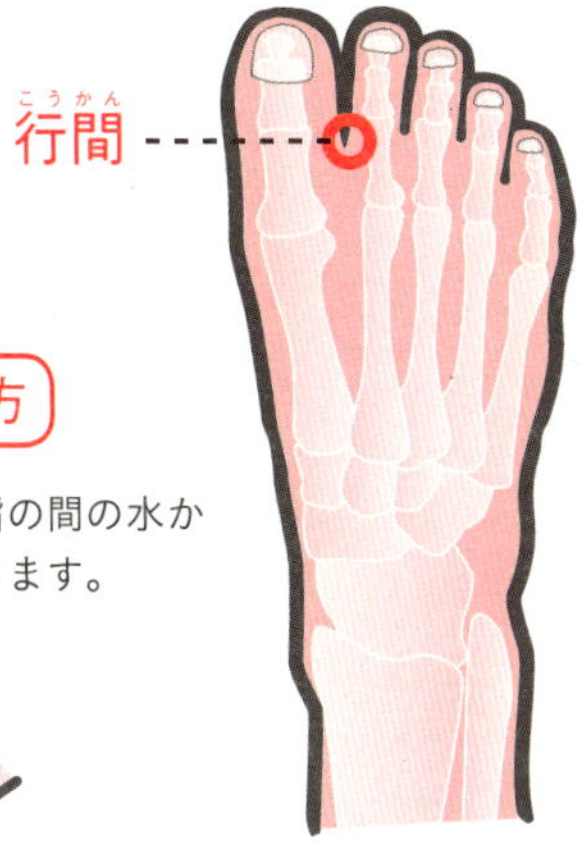

見つけ方

足の親指と人差し指の間の水かき部分の中央にあります。

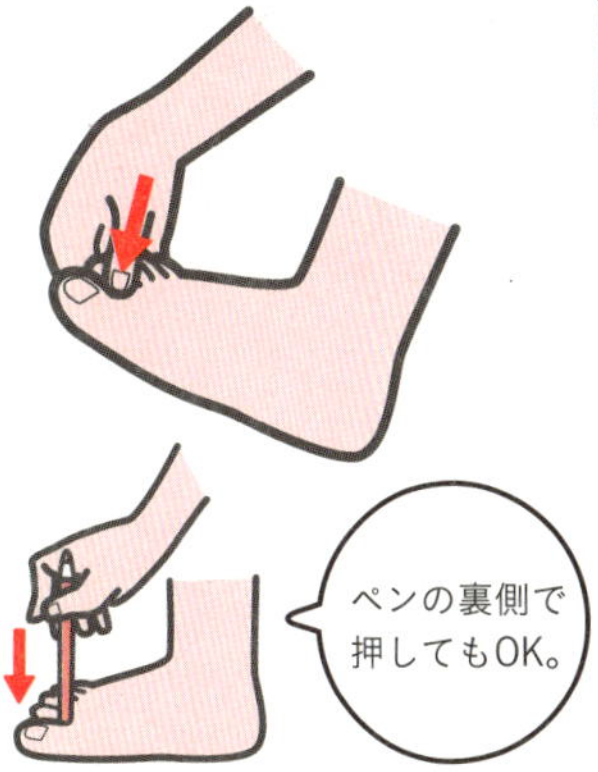

押し方

親指をツボに当てて6〜8回、息を吐きながら足の裏に向かって垂直に押し、息を吸いながらゆるめます。左右どちらも行いましょう。

こんな方法も！

手首や足首を回したり、ほぐしたりするだけでも全身の血流がよくなります。まずは両手の指を組んで、手首を大きく回してみましょう。さらに足を組んで足首を手でつかみ、大きく回します。仕事や家事の合間に、ちょこちょこ時間を見つけて1分間でもやる習慣をつければ、血圧も安定するはず。

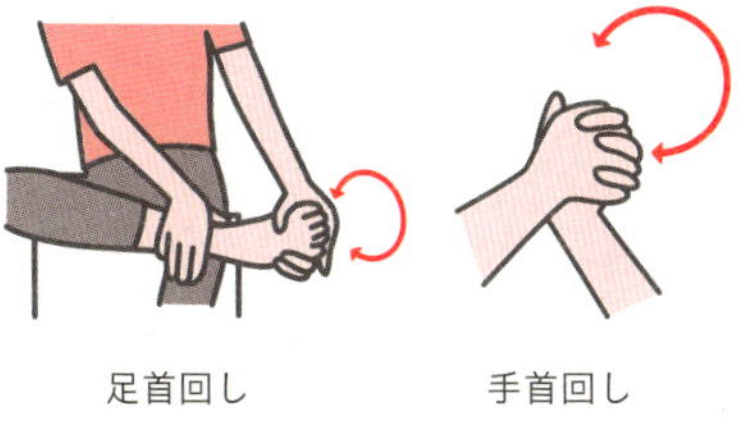

頻尿 尿漏れ に効く

その他の効果
□膀胱炎
□腎炎
□ED

中極

［ちゅうきょく］
任脈

全身のほぼ中央にあり、重要という意味があることから命名。

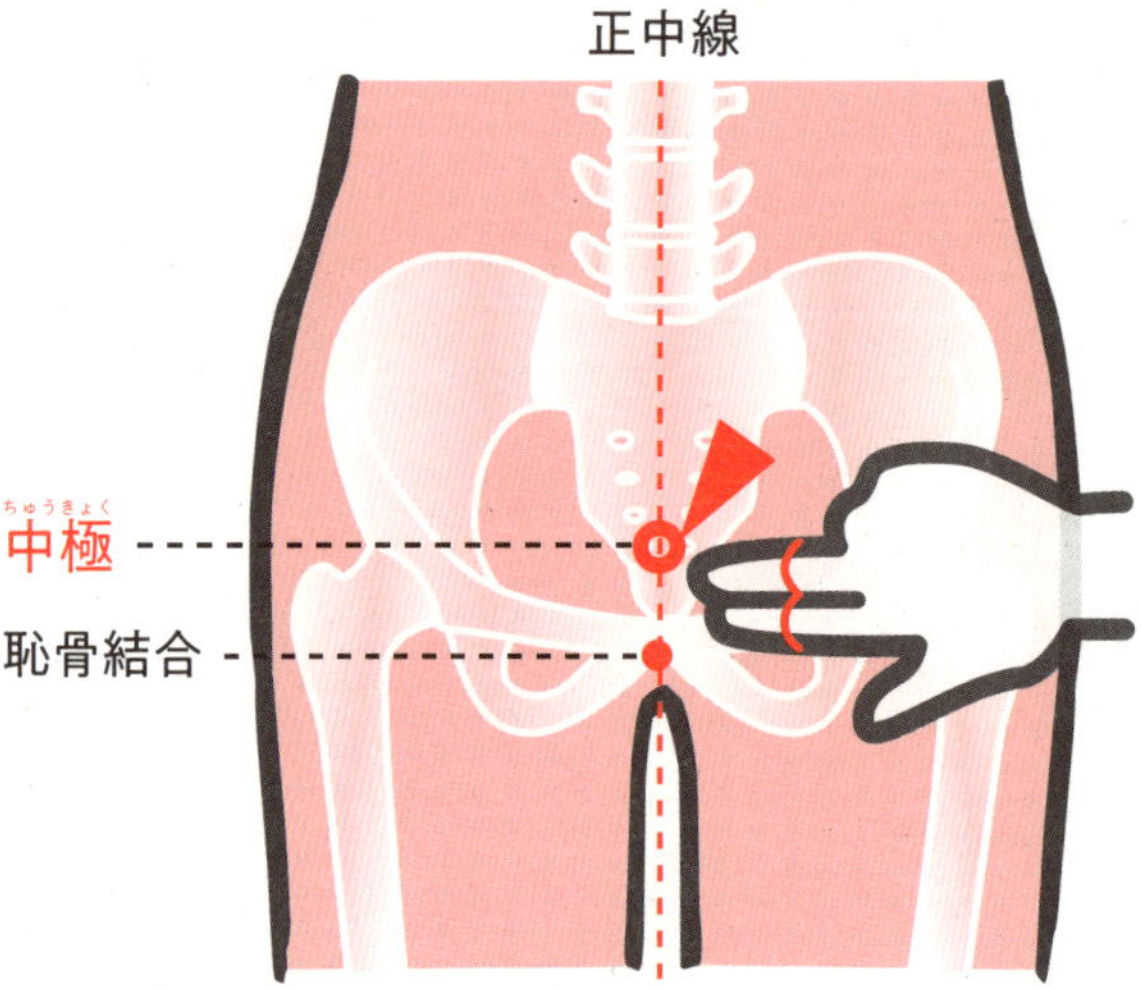

見つけ方

腹部の正中線上、恥骨結合の上端から上へ指二本分のところにあります。

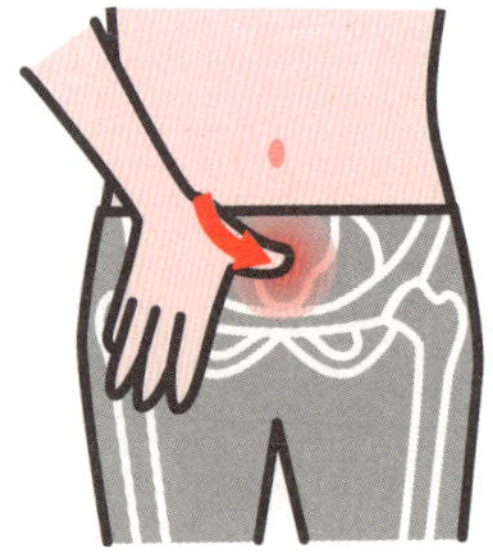

押し方

親指をツボに当てて1～2分、持続的にじわーっと押します。

冷えや加齢によりトイレが近くなる

頻尿や尿漏れの原因は膀胱の働きの低下、前立腺肥大、結石、細菌の感染などさまざま。最近は男女ともに冷え性の人が増えていますが、下半身が冷えるとトイレが近くなります。また、年を取ると膀胱に弾力がなくなってきて、たくさんの尿を溜められなくなります。70代以上で夜中に一度もトイレに起きないという人は少ないのではないでしょうか。

まずは泌尿器や婦人科系の諸症状に効く特効ツボ、「中極」を押してみましょう。「足五里」は、下半身の血行を促進し、頻尿を緩和してくれるツボです。

こんなツボも効果的！

足五里

［あしごり］
足の厥陰肝経

太もも内側の上部で、気の流れをよくし、痛みを改善する。

その他の効果
- □のどの痛み
- □せき
- □たん

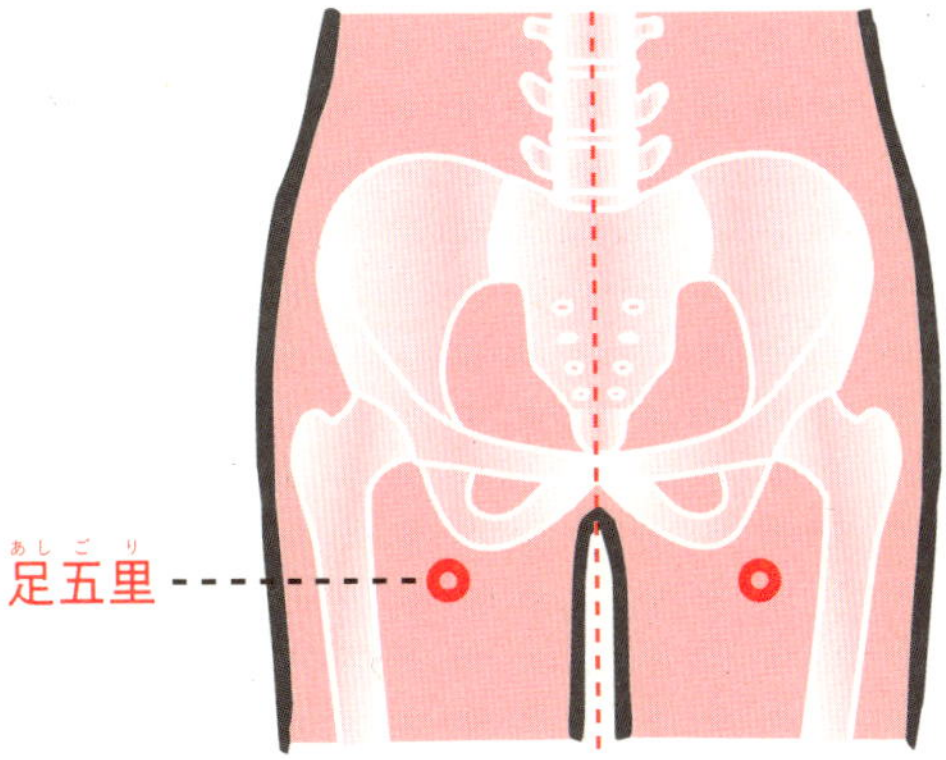

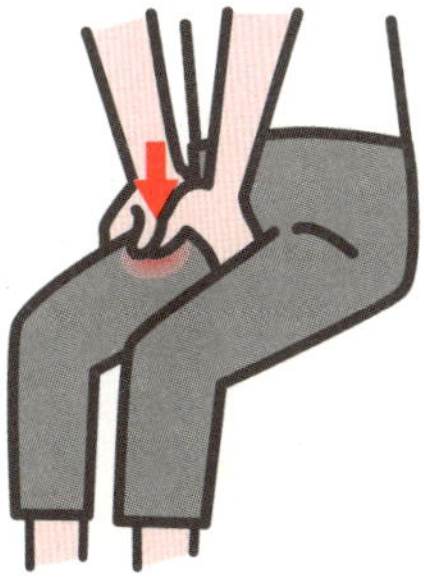

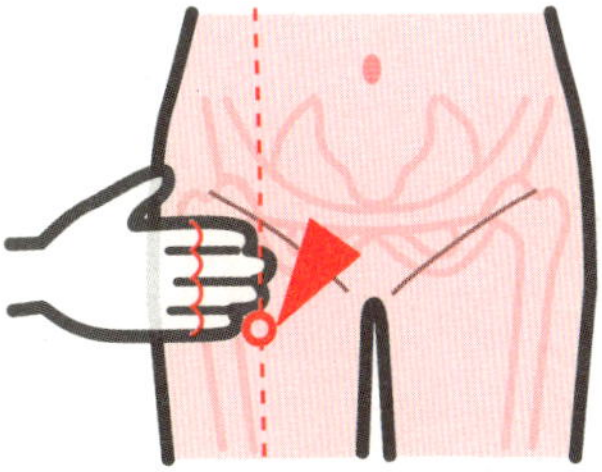

押し方

両手の親指を重ねてツボに当てて6〜8回、息を吐きながら脚の中心に向かって強めに押し、息を吸いながらゆるめます。左右どちらも行いましょう。

見つけ方

太ももの付け根の大腿動脈の拍動が感じられる部分からひざ方向へ指4本分のところにあります。

福辻先生のツボコラム 11

骨盤底筋トレーニングで頻尿をストップ

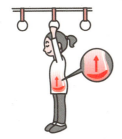

誰にも気づかれずに、通勤中に骨盤底筋トレーニング

私の治療院でも、1時間ほどの治療の前と後の2回、さらに治療の途中にもトイレに行く人が少なくありません。頻尿や尿漏れを防ぐには、骨盤底筋を鍛えることが大事です。これは骨盤の底で内臓を支えるハンモック状の筋肉。まずは背筋を伸ばし、肛門を（女性は膣も）ぎゅっと締めながら、上方向へ持ち上げるようにして骨盤底筋を締めます。5〜10秒キープしたら緩めて、再び締めるという動作を6〜8回繰り返します。このエクササイズは誰にも気づかれずにどこでもできるので、通勤電車の中などで毎日行いましょう。

アスカ鍼灸治療院
患者のお悩み
ベスト5

2位 首・肩こり

スマホの見過ぎによる「巻き肩」に要注意

長時間のスマホ使用の影響か、最近の患者さんは猫背で肩が本来の位置より前に出た「巻き肩」の人が非常に多いです。この姿勢だと首や肩に負担がかかり、こりやすくなります。

首や肩のこりが頭痛や腱鞘炎につながることもあります。私の患者さんでピアノの先生がいたのですが、首も肩もガチガチ。通常はピアノなどで手を使っても、疲れを肩で吸収できるのですが、この方はひどい肩こりのせいで手に負担がきて、手のしびれや頭痛に悩まされていました。肩のツボに4〜5回ハリを打って、ようやく自分でピアノが弾けるようになりました。

血流が悪く、老廃物がたまると首や肩がこるので、肩井、巨骨のツボ押し（P46〜47）に加えて、日頃からストレッチで首や肩を動かして、血液やリンパの流れをよくしましょう。

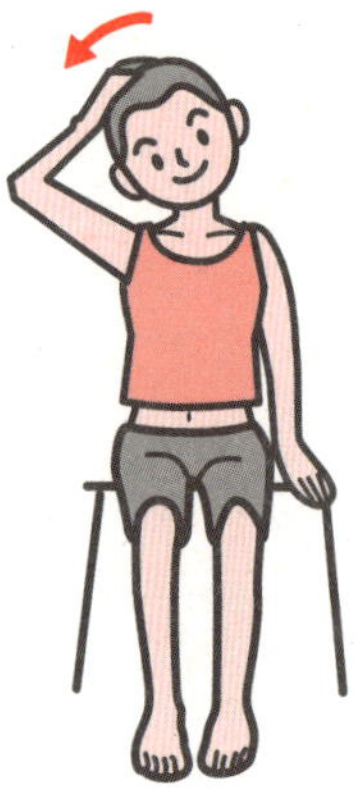

頭の上に手を当てて、右側に倒します。ゆっくり呼吸しながら10秒キープ。反対側も同様に、左右5セット行います。

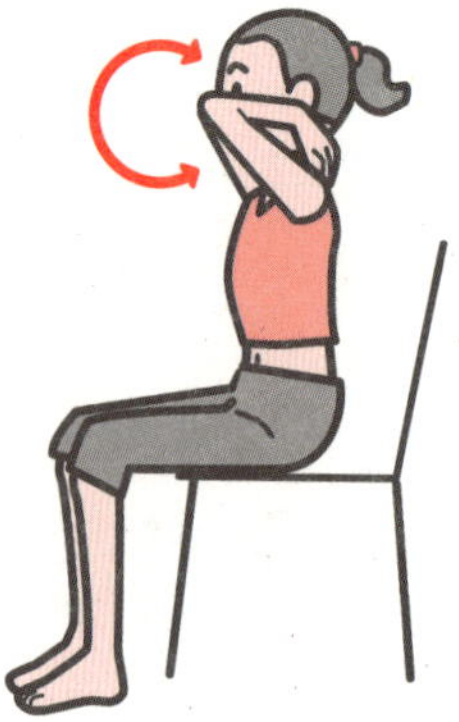

両手を肩の上に置き、肩を大きく回します。前回し、後ろ回しをそれぞれ10回ずつ行いましょう。

第3章
心も体も元気になるツボ

仕事のストレス、イライラ、憂鬱感
心の不調にもツボ押しは効果的。自律神経を
整えて、心身をリラックスしましょう。

◎

- □ ストレス↓**中衝**
- □ 無気力・憂鬱感↓**大陵**
- □ 緊張↓**風池**
- □ イライラ↓**太敦**
- □ 集中力アップ↓**関衝**
- □ 不眠↓**完骨**
- □ だるさ↓**公孫**

「ストレスに効く」

中衝

［ちゅうしょう］
手の厥陰心包経

中指の先端。脳の働きを正常にする働きがある。

その他の効果
□眠気覚まし
□腹痛
□熱中症

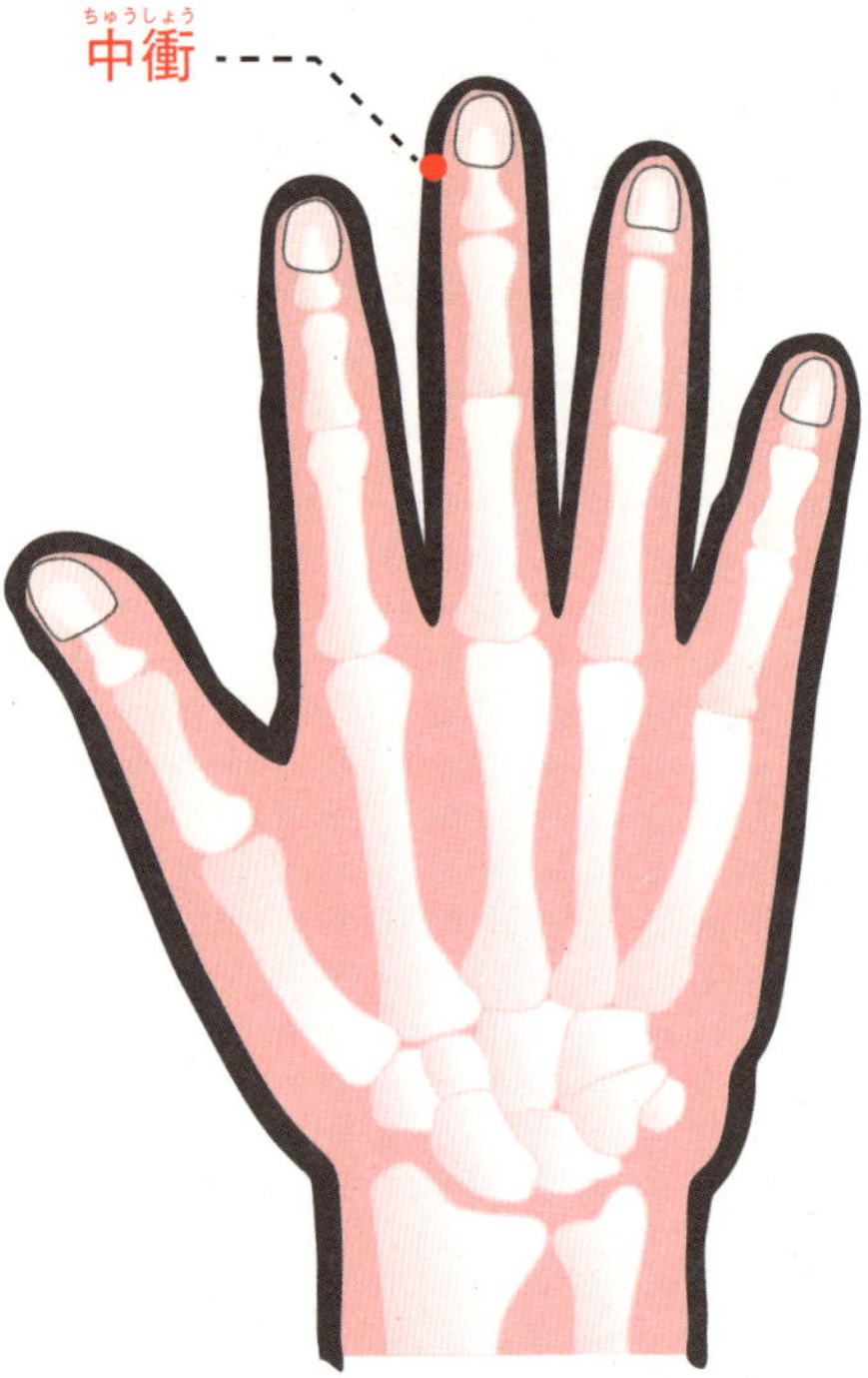

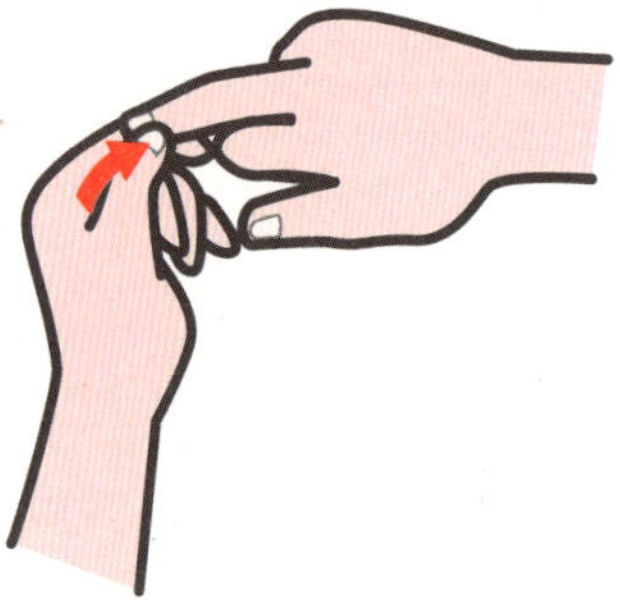

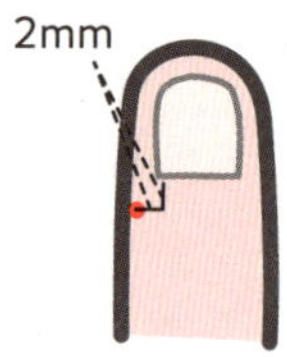

押し方

ツボに親指を当て、人差し指で裏側から支えて6〜8回、息を吐きながら指の中心に向かって押し、息を吸いながらゆるめます。左右どちらも行いましょう。

見つけ方

中指の爪の下縁、内側の角から2㎜下、2㎜外側にあります。

自律神経の乱れを整え心身をリラックス

自律神経には、活動時に優位になる交感神経と、休息時に優位になる副交感神経があり、アクセルとブレーキのような働きをしています。人間はこの2つがバランスよく働くことで、心身の健康を保っています。しかしストレスを感じると、自律神経が乱れて交感神経が優位になり、体のあちこちに不調を引き起こします。ツボ押しで副交感神経を活性化し、心身の緊張を緩めましょう。

眠気覚ましにも効く「中衝」は気分をスッキリさせてくれるツボ。「気海」は副交感神経を刺激し、緊張感を和らげるツボです。

こんなツボも効果的！

気海［きかい］任脈

へそのやや下。気＝元気が多く集まる場所という意味。

その他の効果

□冷え性
□生理不順
□ED

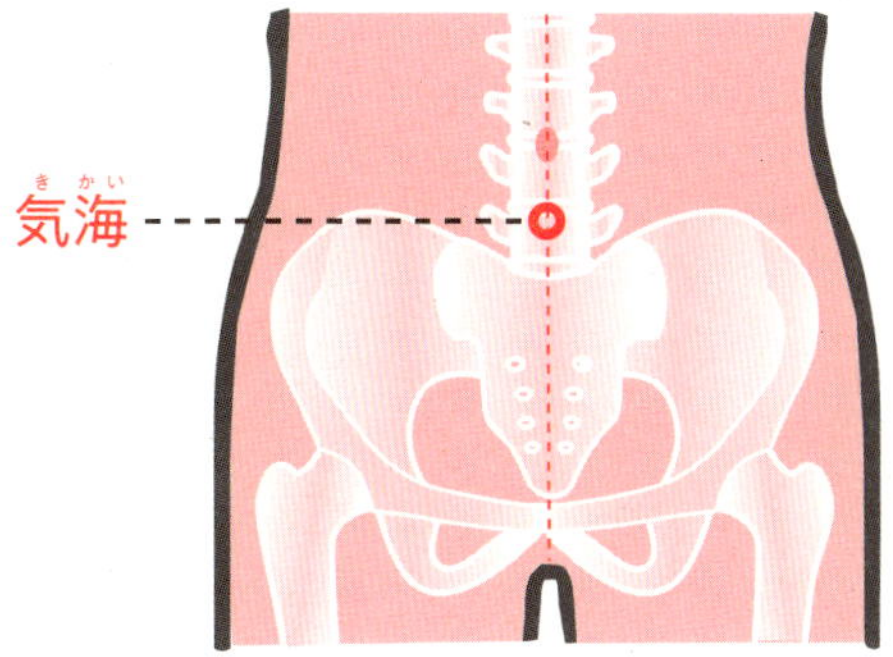

見つけ方

体の正中線上で、へその下、指2本分のところにあります。

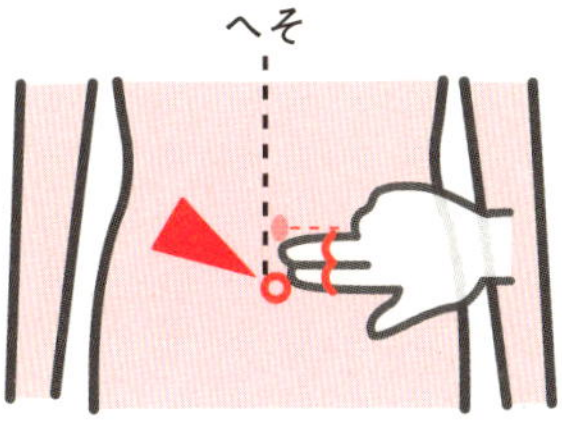

押し方

親指をツボに当てて6〜8回、息を吐きながら、背中に向かってぐーっと深く押して5秒キープ、息を吸いながらゆるめます。

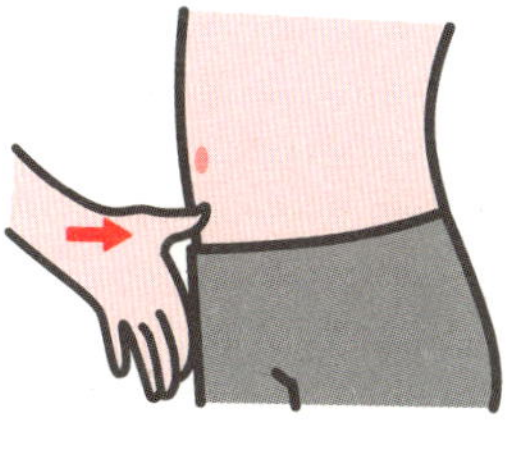

こんな方法も!

気海のツボにインナーの上からミニカイロを貼って温めるのも効果的。温めすぎは逆効果なので、ストレスを感じたら貼り、気分が落ち着いたら外すようにしましょう。

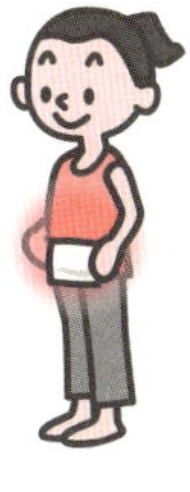

「無気力・憂鬱感に効く」

大陵

［たいりょう］
手の厥心包経

手首の内側にある。心疾患改善のツボとして知られる。

その他の効果
□不整脈
□動悸
□息切れ

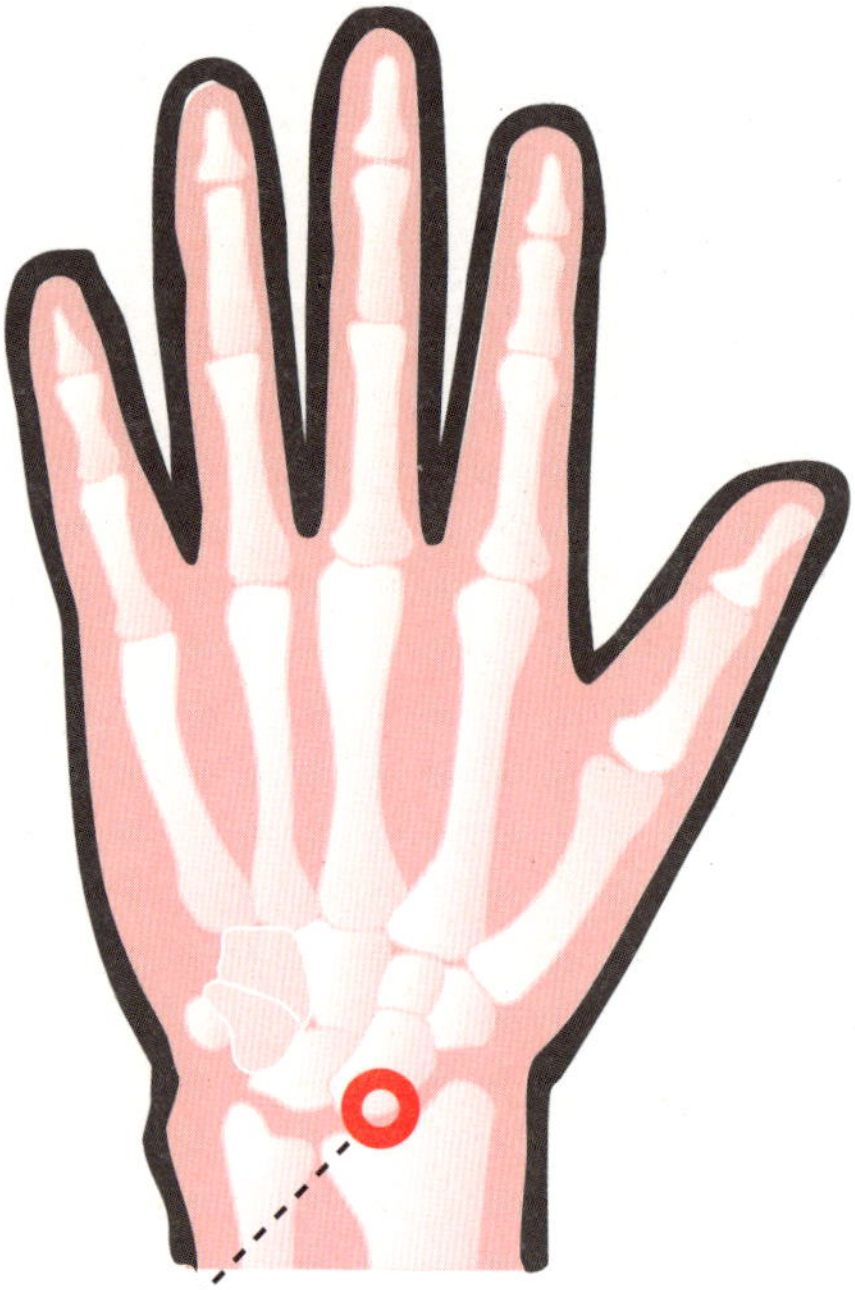

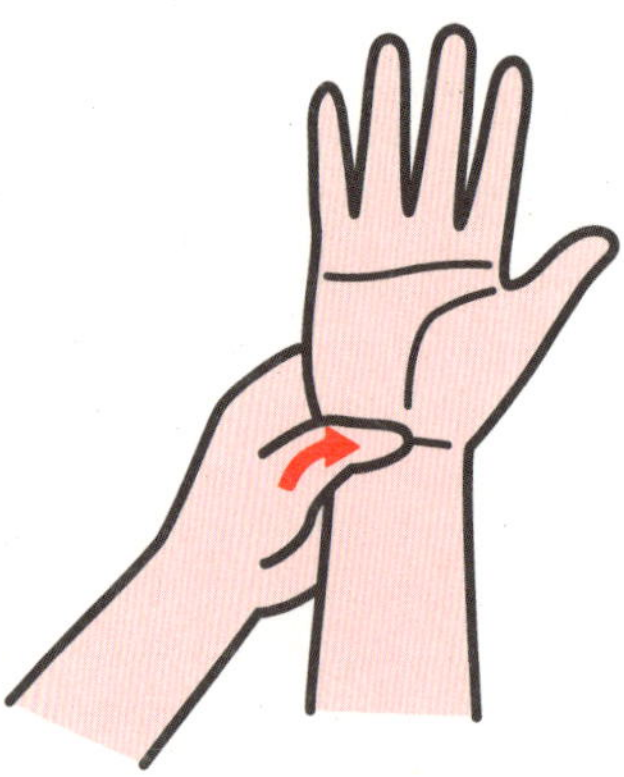

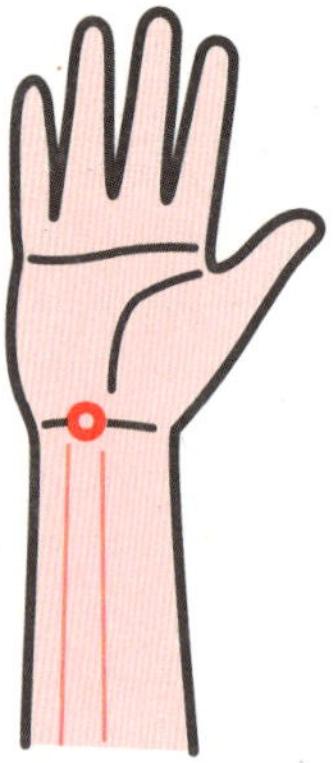

押し方

親指をツボに当てて6〜8回、息を吐きながら、手の甲に向かってじわーっと押し、息を吸いながらゆるめます。左右どちらも行いましょう。

見つけ方

手首の内側の一番太い横じわの真ん中、二本の大きな腱の間にあります。

心臓のツボで気力と免疫力をアップ

ストレスでイライラするときは、ツボ押しで副交感神経を活性化すると落ち着きますが、逆に憂鬱で気力が出ないときは交感神経を刺激するのが効果的。そのためには心臓のツボを使います。「大陵」は心臓の機能を活性化し、精神にカツを入れる覚醒作用のあるツボです。「神門」のツボも気力を奮い立たせる効果があります。どちらも手にあって押しやすい場所なので、普段から気づいたときにこれらのツボを押すくせをつけておくと、気力とともに免疫力もアップし、病気にかかりにくくなるでしょう。

こんなツボも効果的！

神門

[しんもん]
手の少陰心経

気が出入りする門の意味で、鎮静化して心を安定させるのに有効。

その他の効果
- □便秘
- □不整脈
- □動悸

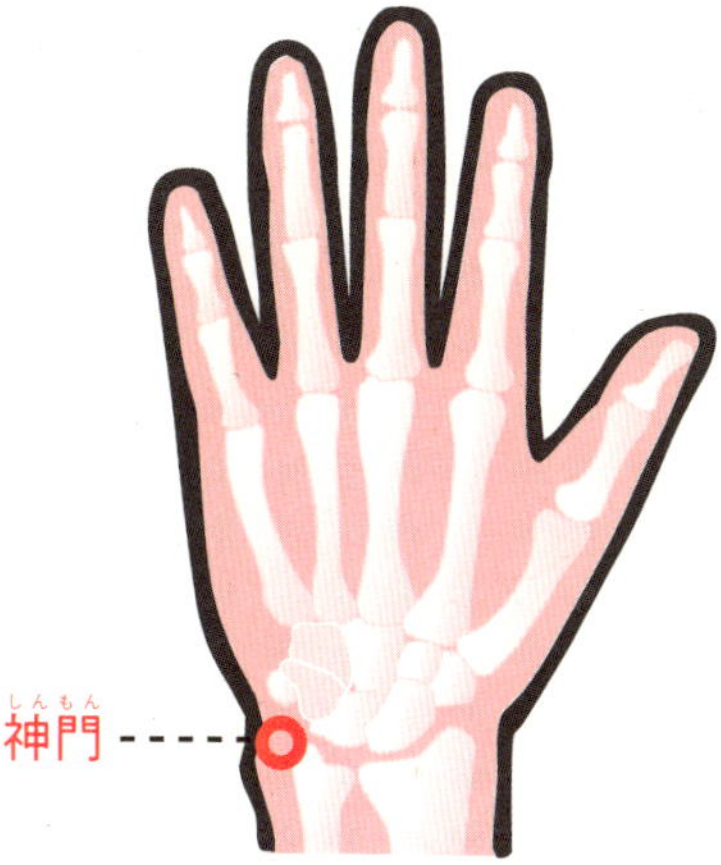

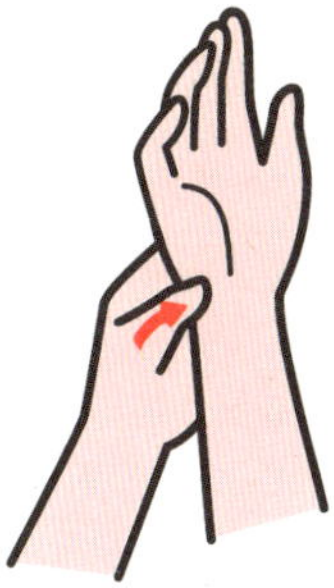

押し方

親指をツボに当てて6〜8回、息を吐きながら手首の中心に向かって押し、息を吸いながらゆるめます。

見つけ方

手首の内側、小指側のくぼみにあります。小指の骨に沿って、手のひらを下向きにたどっていくと、手首の下で止まる場所です。

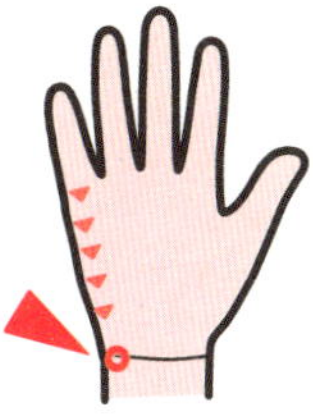

ツボの名前の由来 6
神門

「心は神明をつかさどる」といいますが、「神門」の「神」とは心のことです。東洋医学でいう五臓（心、肺、脾、肝、腎）のひとつである心は、心臓だけでなく、精神のことも指します。「門」は出入り口のこと。つまり神門とは、心気の出入りする経穴という意味です。

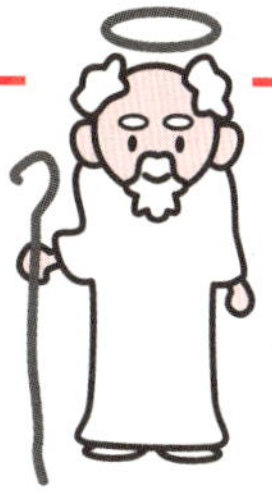

［緊張に効く］

その他の効果
□頭痛
□肩こり
□不眠

風池

［ふうち］
足の少陽胆経

後ろ首の池のようなくぼみにあり、風邪の予防に効くツボとされる。

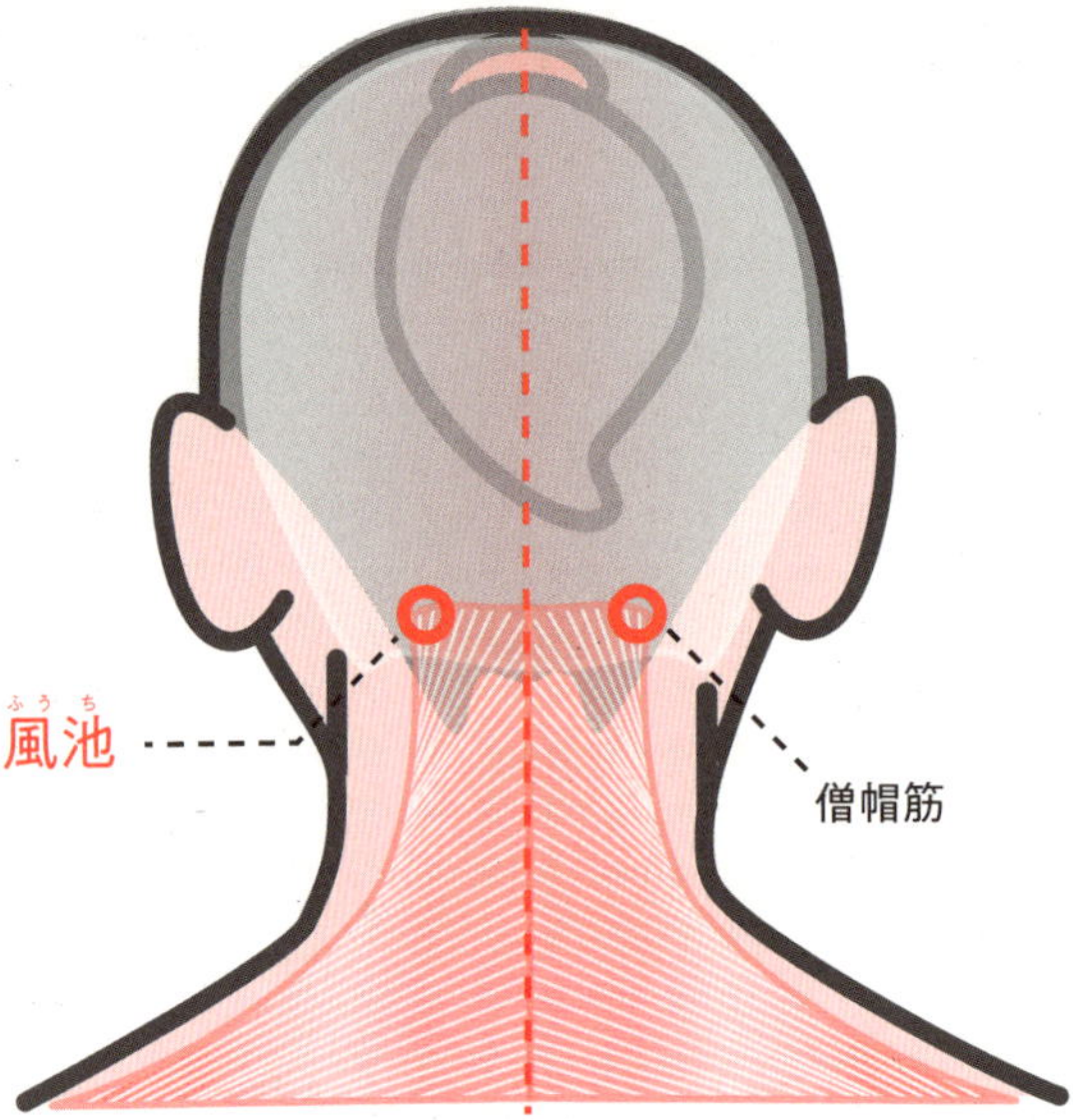

見つけ方

首の後ろの髪の生え際で、僧帽筋という太い2本の筋肉の両外側のくぼみにあります。

押し方

親指を左右のツボに当て、息を吐きながら、一度中央に寄せてから押し上げ、息を吸いながらゆるめます。6〜8回。

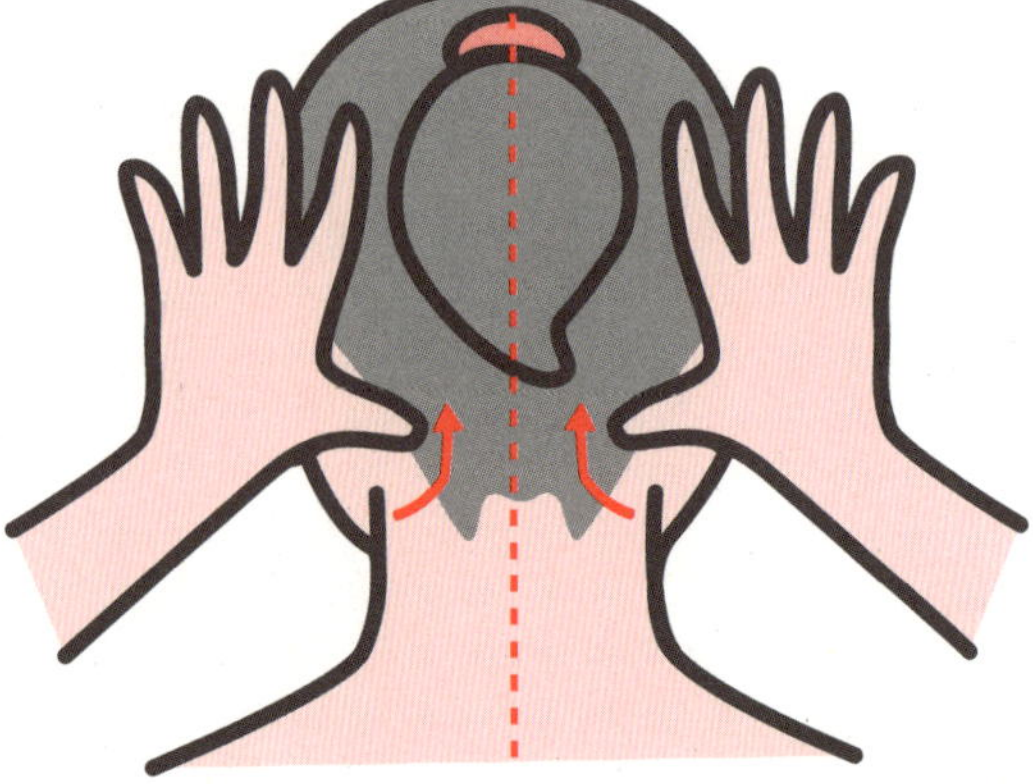

ゆっくり呼吸しながら全身の筋肉を緩める

ストレスやプレッシャーによって、心が緊張しているときは、体の筋肉もコチコチにこわばっています。緊張を解くには、まず全身の筋肉をほぐすことが大切です。また、緊張すると、呼吸も早く浅くなりがち。ゆっくり呼吸し、特に息を吐くことを意識しながら、ツボを押すように心がけましょう。

「風池」のツボは血行を促進し、筋肉や神経の緊張をほぐしてくれます。「侠谿」は全身の筋肉を緩め、心身をリラックスさせてくれるツボ。緊張には内関のツボ（P50）もよく効きます。

こんなツボも効果的！

侠谿

［きょうけい］足の少陽胆経

足の甲にある。気の巡りを改善してストレスを洗い流す作用がある。

その他の効果
- □めまい
- □耳鳴り
- □乗り物酔い

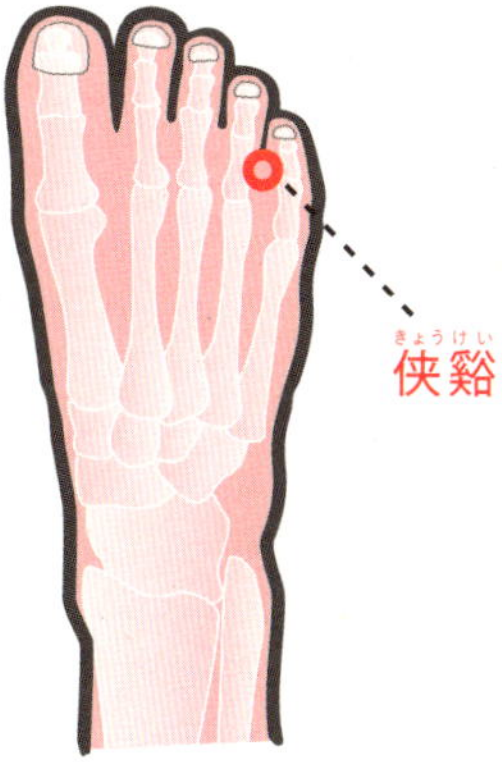

見つけ方

足の薬指と小指の間の水かき部分にあります。

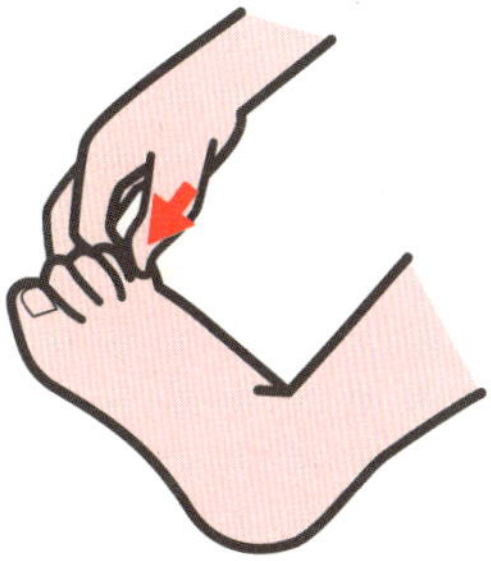

押し方

親指をツボに当て、裏側から人差し指ではさんで6〜8回、息を吐きながら足裏に向かって押し、息を吸いながらゆるめます。

福辻先生のツボコラム 12

緊張を解くカギは「脱力」

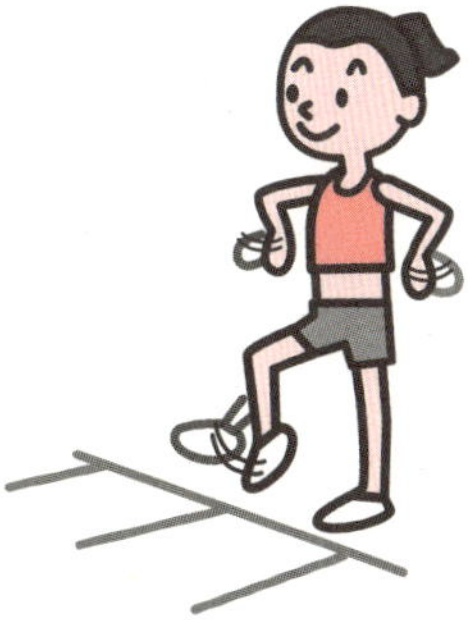

現代人は常に緊張し、体のどこかに力が入っています。私が患者さんに「力を抜いてください」と言っても、ほとんどの方は抜けません。うまく脱力できる人ほど健康です。スポーツの世界でも、一流の選手ほど本番前は力が抜けていて、ここぞという時に瞬発力を発揮します。よく陸上選手がスタート前に手足をぶらぶらさせて、体をほぐしていますが、普段から緊張状態が抜けない人は、あの動作を真似して、体の力を抜いてみましょう。うまく脱力できるようになれば、免疫力もアップし、仕事や勉強の能率も上がるはずです。

「イライラに効く」

太敦

［たいとん］足の厥陰肝経

気の流れをよくして心を穏やかにする。足の親指付近にある。

その他の効果
□疲れ目
□不眠
□頻尿

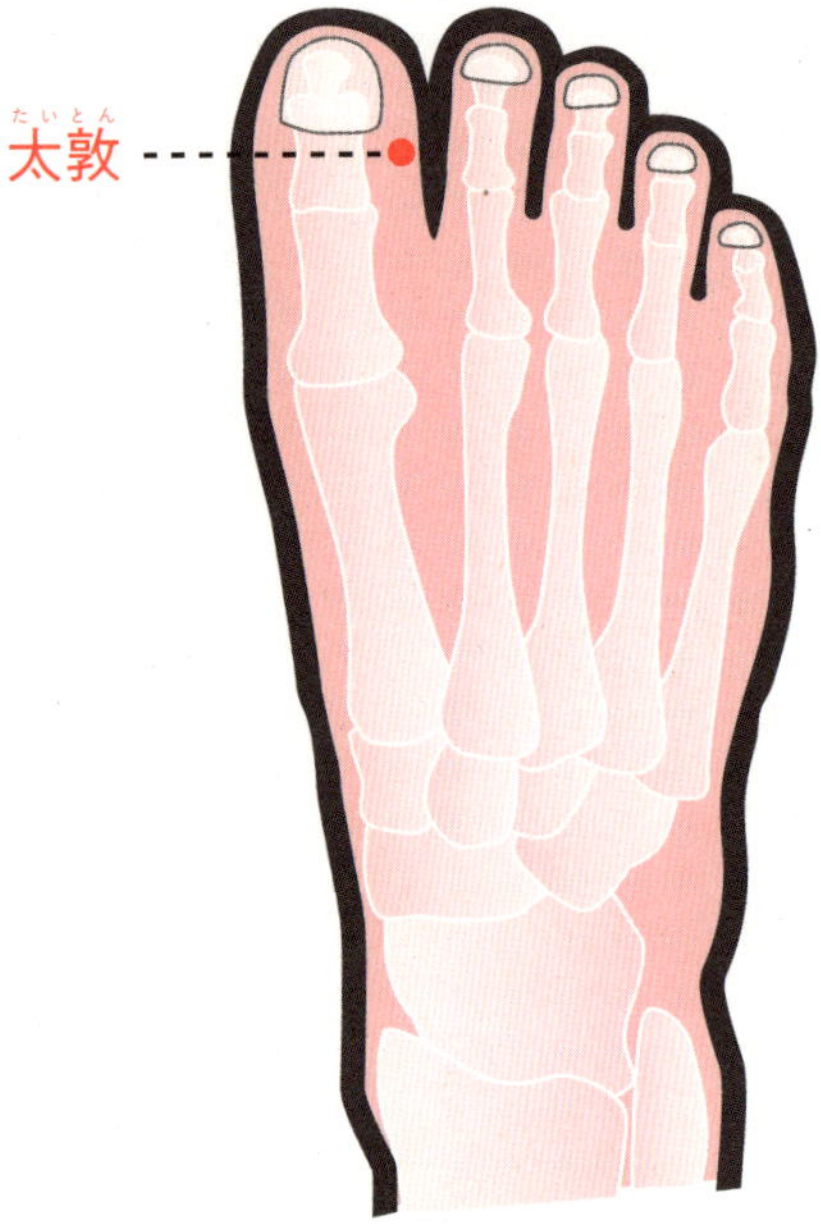

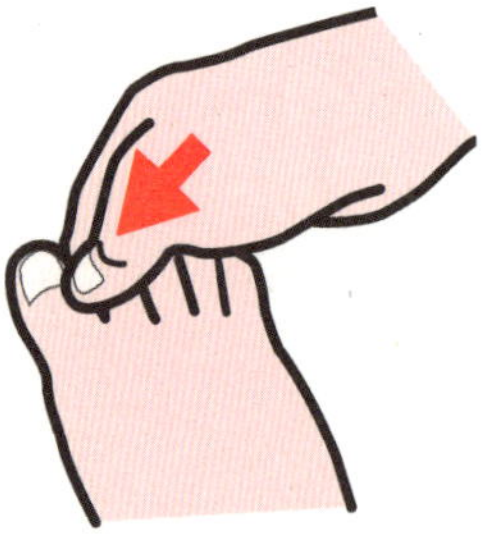

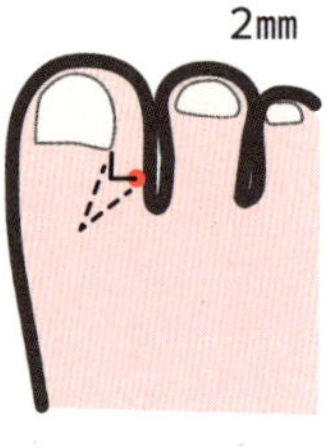

押し方

親指をツボに当てて6〜8回、息を吐きながら指の中心に向かって押し、息を吸いながらゆるめます。左右どちらも行いましょう。

見つけ方

足の親指の爪の下縁内側の角から2㎜下、2㎜外側にあります。

肝臓の働きを調整してイライラをしずめる

物事が思い通りに進まず、常にイライラして精神が不安定になると、そのうち自律神経のバランスが崩れて、頭痛や肩こり、不眠など、体にも不調が現れてきます。

東洋医学では、肝臓が疲れるとイライラしやすくなるといわれています。イライラすることによって、余計に肝臓に負担がかかるという悪循環に。「太敦」と「中封」はどちらも肝臓の働きを調整してくれるツボ。気持ちを落ち着かせるには、腹式呼吸がいいといいますが、中封のツボには呼吸器を整える作用もあります。

こんなツボも効果的！

中封

［ちゅうほう］
足の厥陰肝経

内くるぶしに位置し、気の巡りを改善して下腹部痛などを抑える。

その他の効果
- □腰痛
- □足関節痛
- □憂鬱感

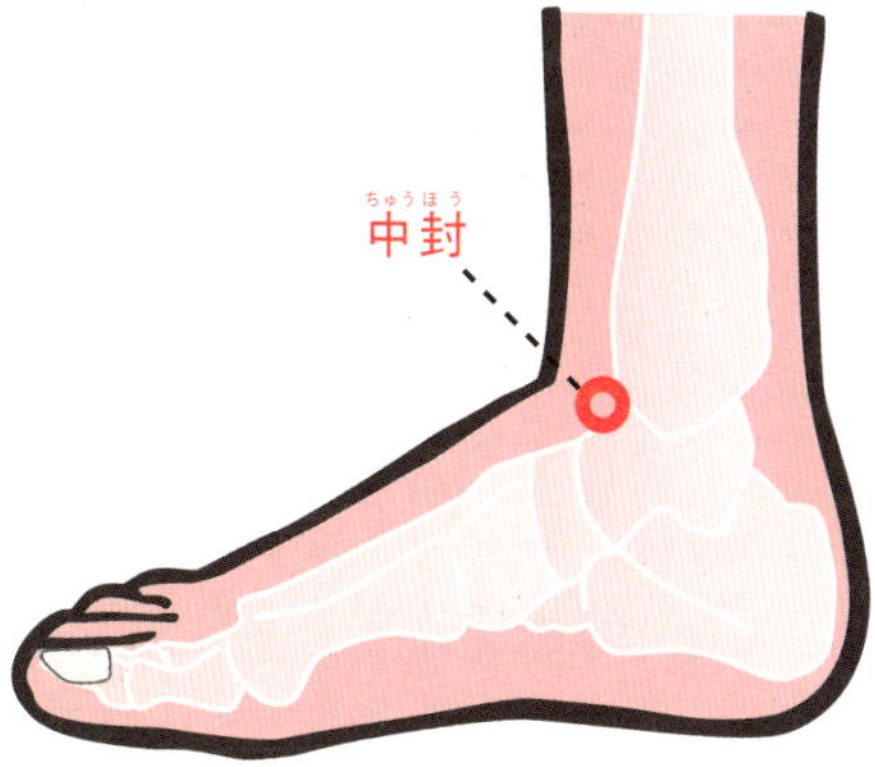

見つけ方

内くるぶしから足の親指方向へ指1本分のところにあります。足首を甲側へ持ち上げると、少しくぼむところです。

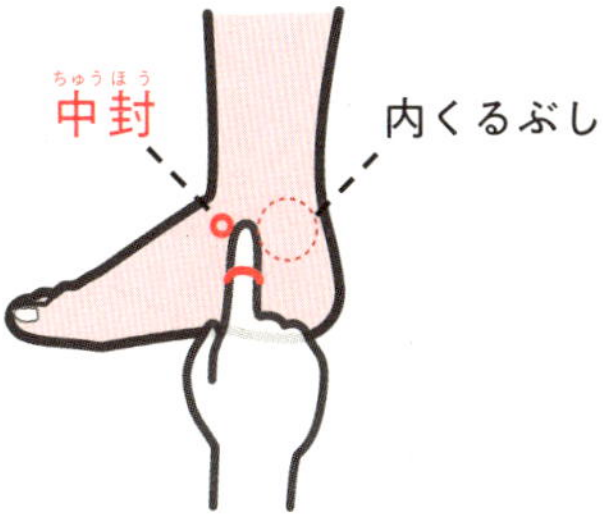

押し方

親指をツボに当てて6〜8回、ゆっくり息を吐きながら足の中心に向かって押し、息を吸いながらゆるめます。左右どちらも行いましょう。

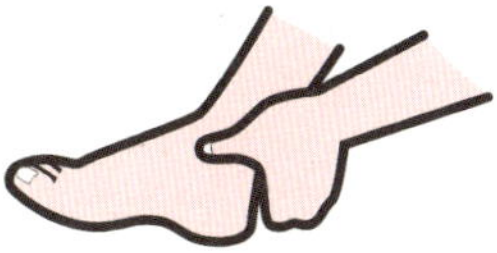

こんな方法も！

日頃からイライラしがちな人は中封にサージカルテープで米粒を貼って、持続的にツボを刺激してみましょう。肝機能が整い、イライラをしずめてくれます。

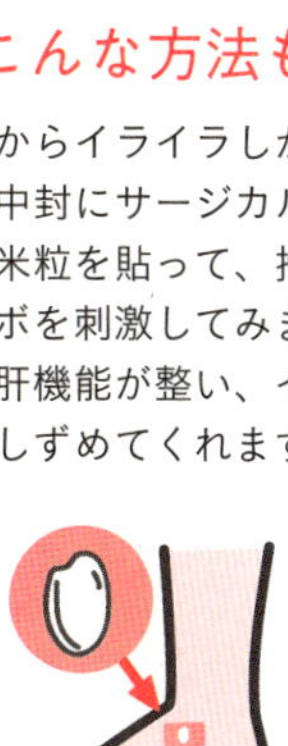

「集中力アップに効く」

その他の効果
□めまい
□頭痛
□花粉症

関衝

［かんしょう］
手の少陽三焦経

手の薬指の際にある。気が出入りする重要なツボである。

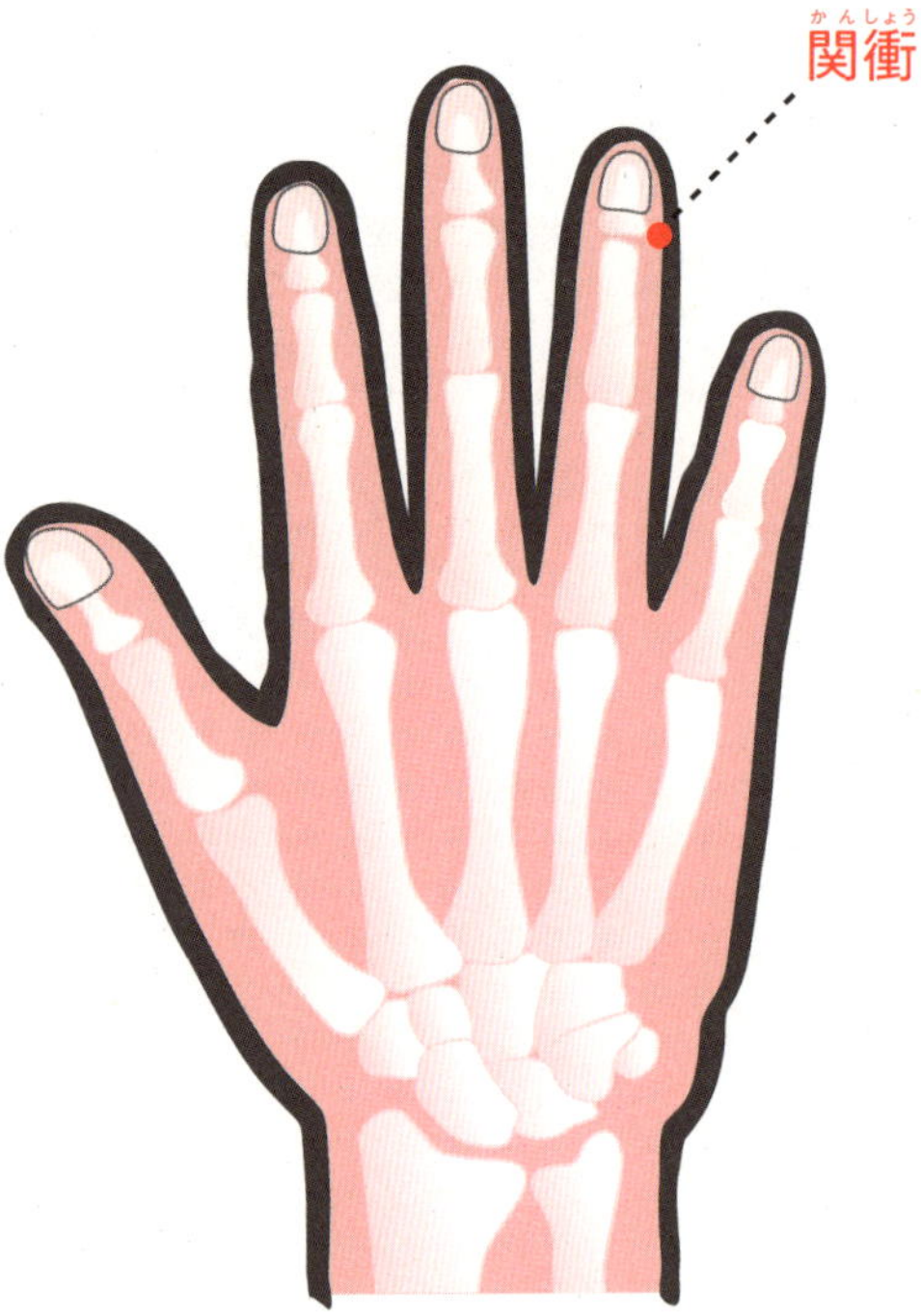

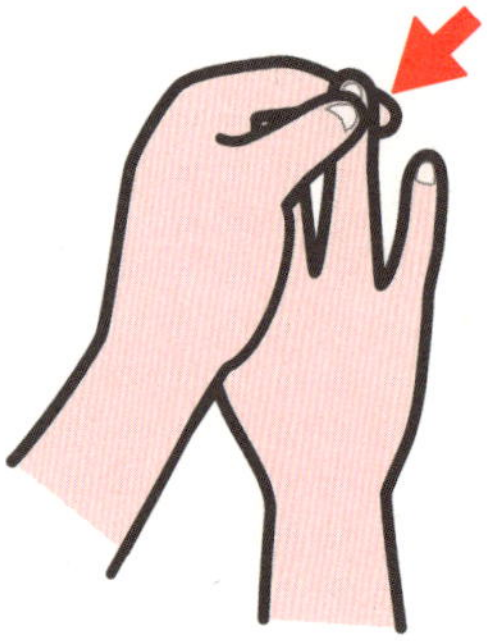

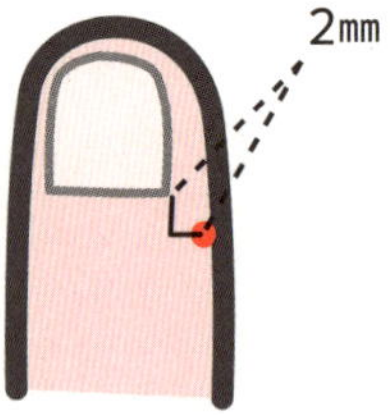

押し方

親指をツボに当てて6〜8回、息を吐きながら指の中心に向かって強めに押し、息を吸いながらゆるめます。左右どちらも行いましょう。

見つけ方

手の薬指の爪の下縁外側の角から2㎜下、2㎜外側にあります。

交感神経を活性化させるツボで集中力を高める

私たちの集中力には自律神経が大きく関わっており、交感神経と副交感神経がバランスよく働くことが大切です。ぼーっとして仕事や勉強に集中できないときは、ツボ押しで交感神経を活性化するといいでしょう。

「関衝」は自律神経のバランスを整え、気分をスッキリさせてくれるツボ。「角孫」は頭部の血行を促進し、集中力を高めてくれるツボです。人間が集中できる時間は90分程度と言われているので、作業の途中で10分程度の休憩をはさむことも、集中力を上げるコツです。

こんなツボも効果的！

角孫

【かくそん】
手の少陽三焦経

側頭部、耳の一番上に当たるところ。目や歯、耳の疾患に効く。

その他の効果
- □頭痛
- □抜け毛
- □耳鳴り

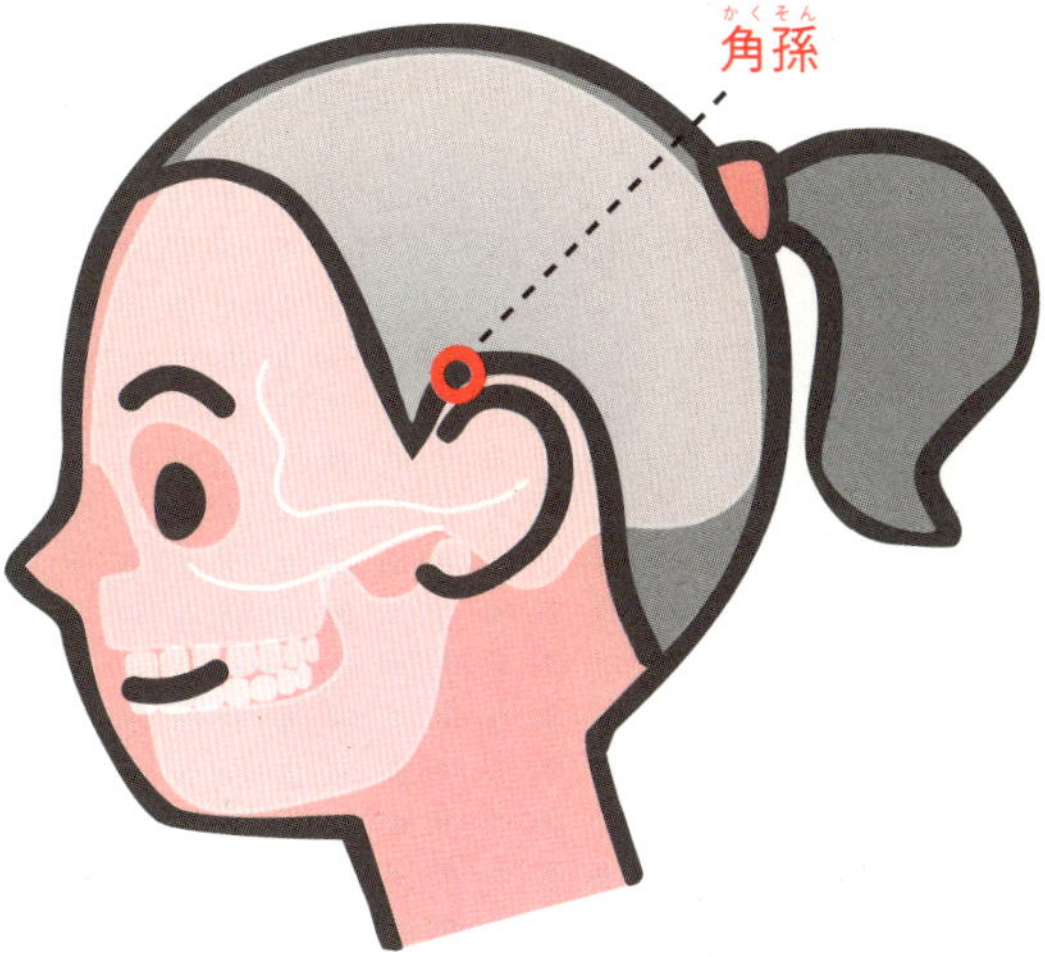

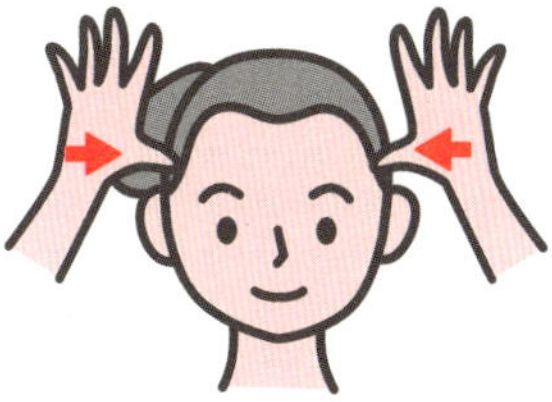

押し方

親指を左右のツボに当てて6〜8回、息を吐きながら頭の中心に向かって押し、息を吸いながらゆるめます。

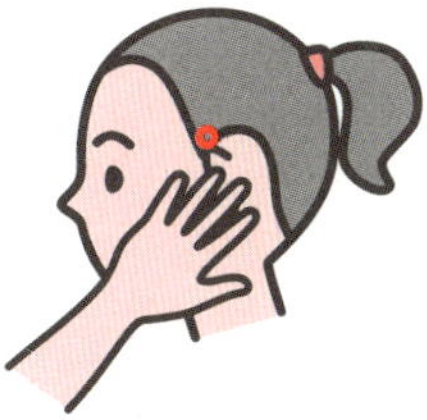

見つけ方

耳たぶ全体を内側に折りたたんだ時、耳の上端が側頭部に当たる場所のすぐ上にあります。

こんな方法も！

なかなか仕事や勉強に集中できないときは、作業の合間に鉛筆やペンの尖っていない方で角孫のツボを押してみましょう。ピンポイントで刺激がダイレクトに伝わり、集中力を高めてくれます。

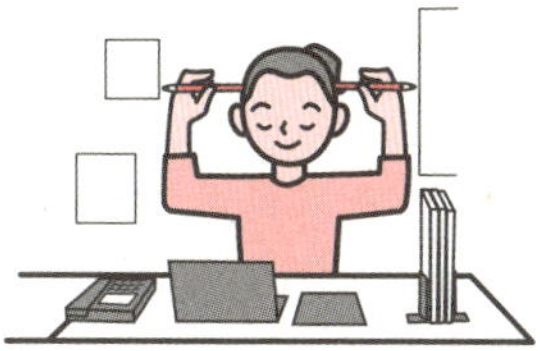

〔不眠に効く〕

完骨

［かんこつ］
足の少陽胆経

耳の後ろの乳様突起の下。さまざまな症状に効果がある。

その他の効果
□頭痛
□めまい
□耳鳴り

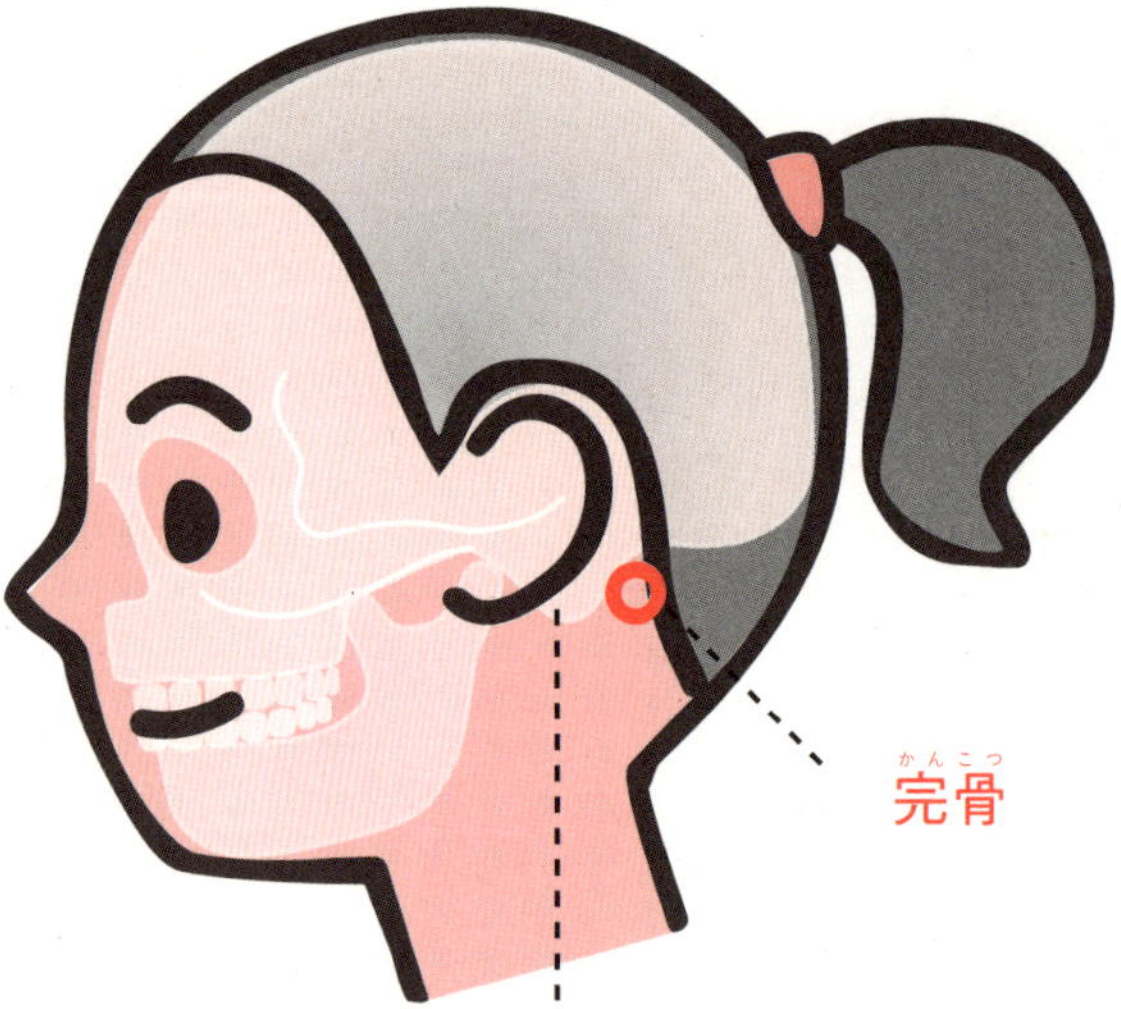

見つけ方

耳の後ろにある出っ張った骨（乳様突起）の下端、後ろ側のくぼみにあります。

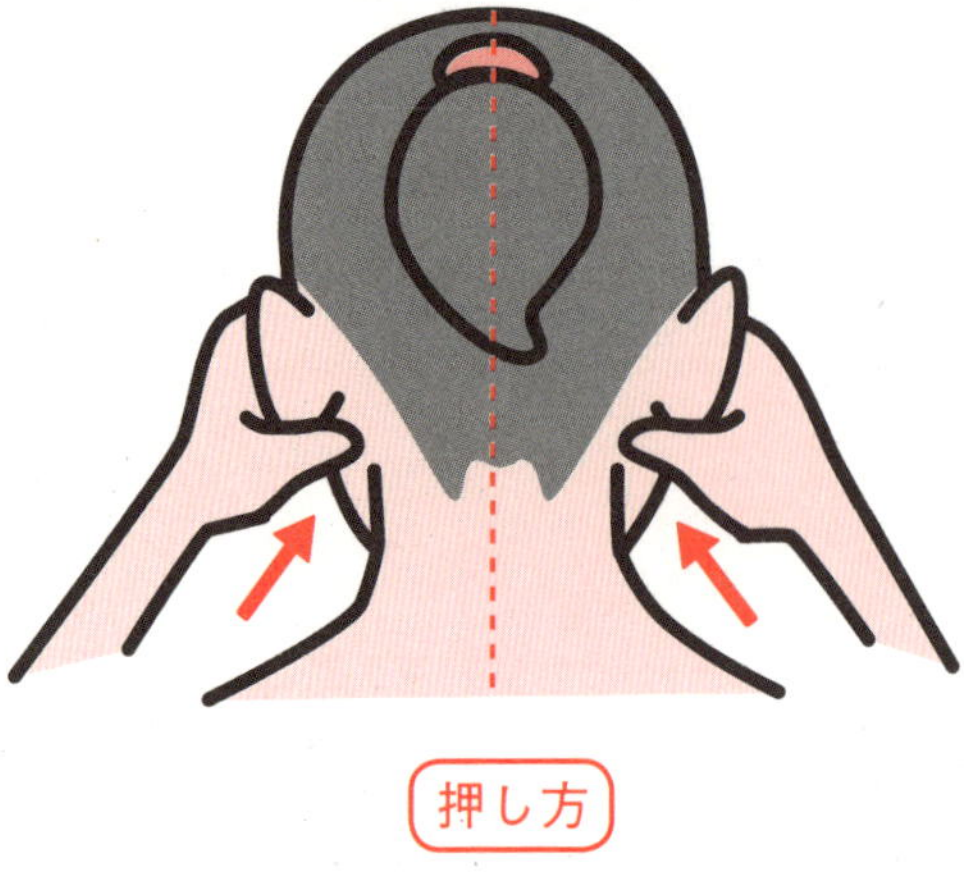

押し方

親指を左右のツボに当てて6～8回、息を吐きながら頭の中心に向かって押し、息を吸いながらゆるめます。

全身の筋肉を緩めて安眠へ導く

不眠の原因はストレスやうつ、生活習慣、加齢などさまざま。リラックスするのが苦手な現代人は就寝中も緊張がとれず、眠りが浅くなったり、すぐに目覚めてしまったりしがちです。寝つきの悪い人はツボ押しで全身の筋肉をほぐしてリラックスしましょう。「完骨」は首から肩の緊張をとって安眠へ導いてくれるツボ。眠りに関係が深い肝経のツボ「期門」は全身の筋肉を緩めて熟睡を促します。なお、寝酒を飲むのは逆効果。アルコールには一時的な入眠作用後の覚醒作用があり、かえって眠りを浅くすることがあるので気をつけましょう。

こんなツボも効果的！

期門

［きもん］足の厥陰肝経

肋骨の下縁にある。気血が経絡を一周し、最後の門をくぐる場所。

その他の効果
- □胃もたれ
- □下痢
- □ぜんそく

期門《きもん》

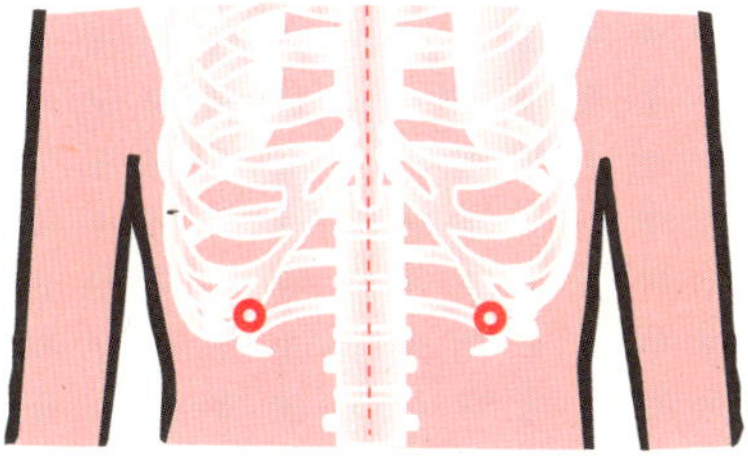

押し方

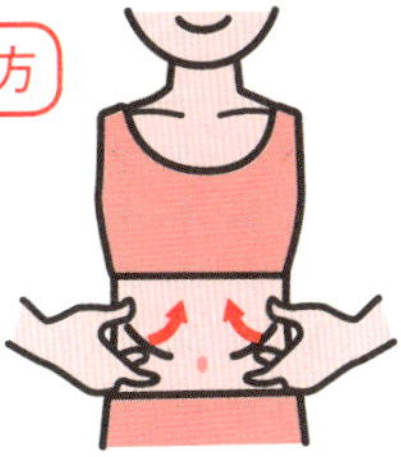

中指を左右のツボに当て、肋骨を巻き込むようにして6〜8回、息を吐きながらゆっくり押し上げ、息を吸いながらゆるめます。

見つけ方

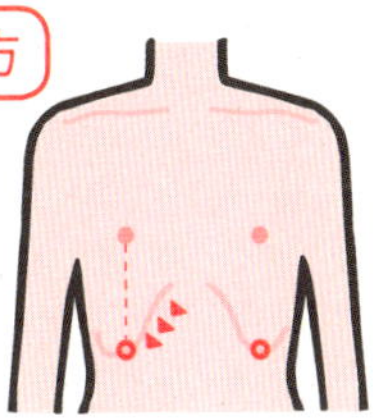

みぞおちから第9肋骨（一番下の肋骨）に沿って指をなでおろし、乳首からまっすぐ下におろした線と交わるところにあります。

福辻先生のツボコラム 13

快眠みぞおちマッサージ

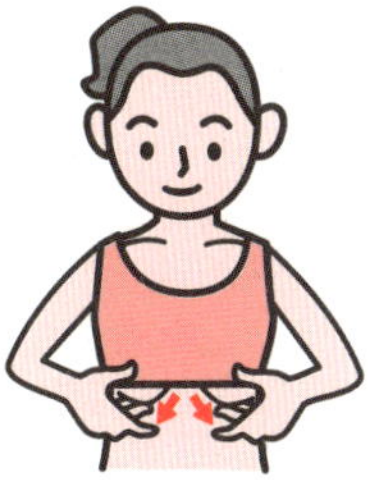

ストレスなどで不眠を訴える患者さんの多くはおなかを触るとカチカチです。イライラしたときに「腹が立つ」と言いますが、おなかがかたいと人間はリラックスできないのです。図のようにみぞおちから肋骨に沿って脇腹まで、ゆっくり中指で押してマッサージしてみましょう。おなかの筋肉がゆるめば、緊張感がとれて、よく眠れるはず。

だるさに効く

公孫

［こうそん］
足の太陰脾経

足の親指下やや外側。胃の働きを改善して痛みを止める効果あり。

その他の効果
□胃痛
□膨満感
□白髪

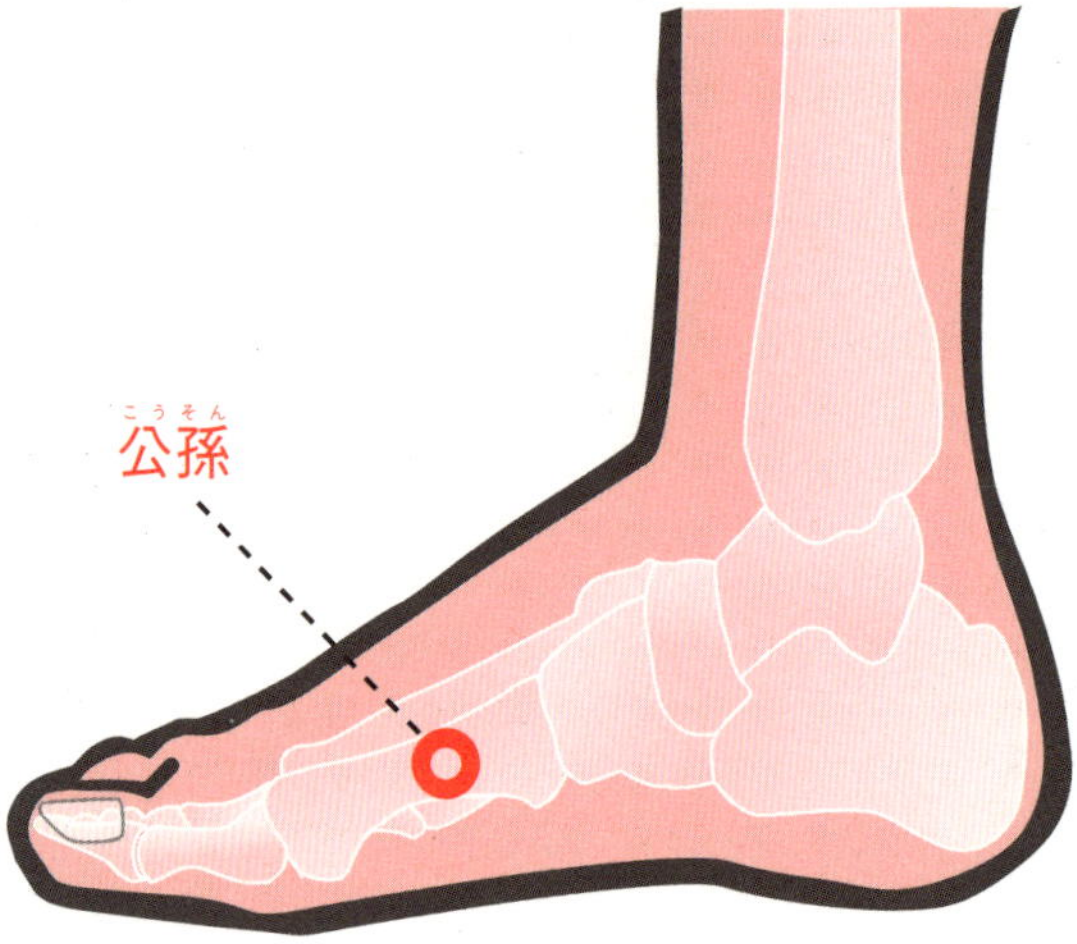

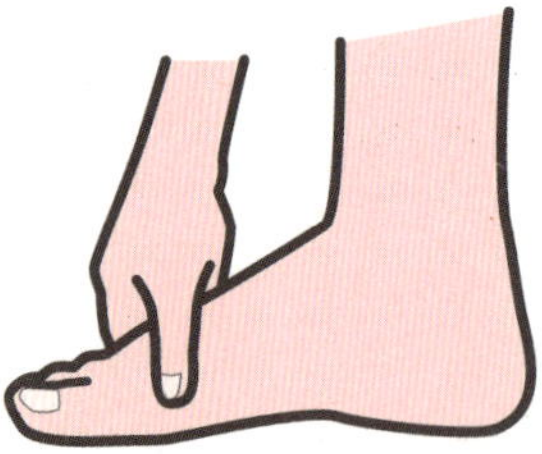

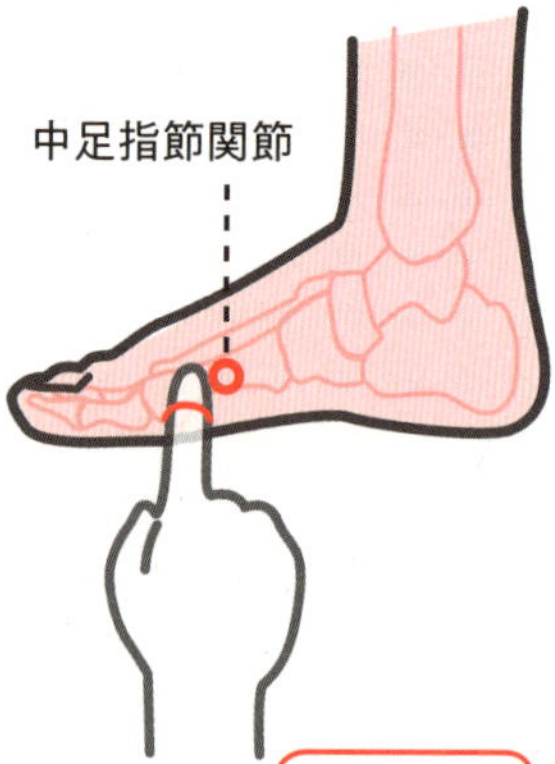

押し方

親指をツボに当てて6～8回、ゆっくり息を吐きながら足の中心に向かって押し、息を吸いながらゆるめます。左右どちらも行いましょう。

見つけ方

足の親指の付け根の大きな関節（中足指節関節）の後ろ端から指１本分かかと側、足の甲と足の裏の境目にあります。

心と体のSOSサインかも？

倦怠感は心と体が休息の必要性を知らせるサインです。まずはゆっくり休んで疲れをとることが大切です。いくら休養しても慢性的なだるさが続くときは、脳神経系の炎症や内臓疾患などの初期症状かもしれません。ほおっておくと大きな病気につながる場合もあるので、早めのケアを心掛けましょう。

東洋医学では、脾臓や肝臓の弱りが体のだるさにつながると考えられています。「公孫」は脾臓の働きを調整し、全身のだるさを解消してくれるツボ。「漏谷」も疲労回復効果が高い脾経のツボで、便秘にも非常によく効きます。

こんなツボも効果的！

漏谷

［ろうこく］
足の太陰脾経

すねの内側。尿を出して過剰水分を排出する働きがある。

その他の効果
- □尿漏れ
- □便秘
- □胃もたれ

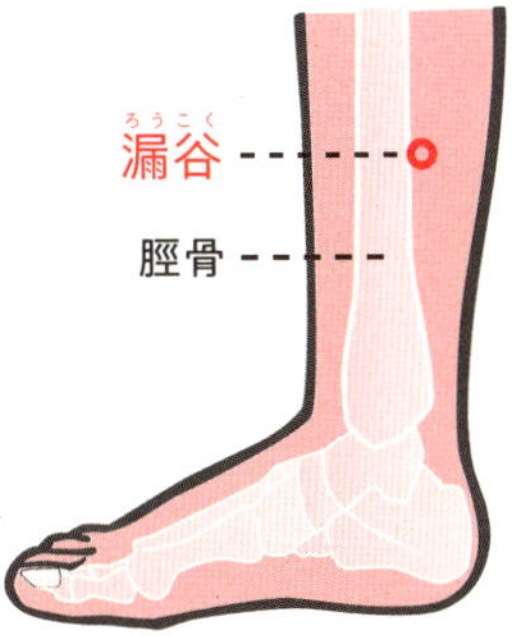

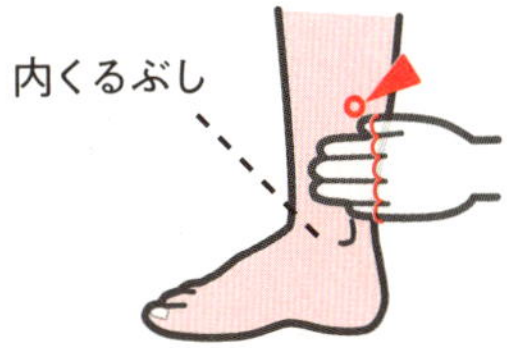

見つけ方

内くるぶしの上端から上へ指5本分、脛骨のきわにあります。

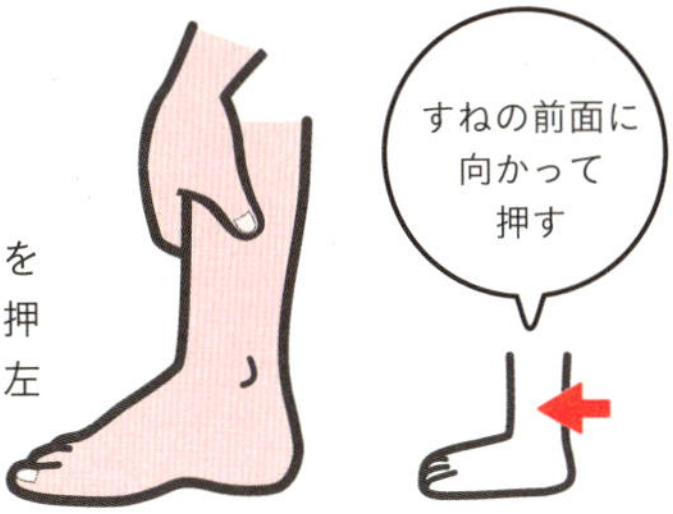

押し方

親指をツボに当てて6～8回、息を吐きながら脛骨を巻き込むように押し、息を吸いながらゆるめます。左右どちらも行いましょう。

ツボの名前の由来 7
公孫・漏谷

古代、貴族の子は公子、その孫は公孫と呼ばれていました。「公孫」のツボは脾経の枝が分かれるところにあり、黄帝の姓でもある公孫にちなんで名づけられました。その由来からもわかるようにとても重要なツボです。

「漏谷」の「漏」はにじみ出るという意味で、排尿困難に効くツボ。「谷」は山間の低地の意味で、脛骨と腓骨に挟まれた窪みにあることから、その名が付きました。

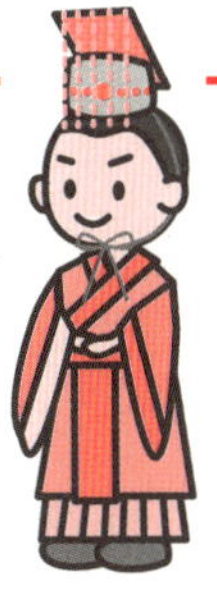

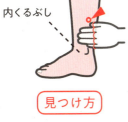

アスカ鍼灸治療院
患者のお悩み
ベスト5

3位 ダイエット

気になる部分をげんこつで叩いて老廃物を流そう

意外に思われるかもしれませんが、私の治療院には、ダイエットが目的の方もたくさんいらっしゃいます。超肥満というより、ちょっと太めかな？という方が多く、モデルさんが撮影前に「先生、明日までに足を細くして！」と来られることも。人によって違いますが、やせるツボにハリを打って代謝を上げて、やせたい部分を揉んだり、叩いたりという施術を行うことが多いです。

専用のトンカチで叩いたり、揉んで筋肉をほぐすことで、血流が改善、老廃物が流れてやせやすくなります。自分でも気になる部分をげんこつで叩いてみましょう。

糖質や脂肪を控えればやせますが、それが難しければ、とにかくよく噛むこと。太っている人は大体早食いですが、噛むことで満腹中枢が刺激されます。唾液の分泌量も増え、唾液に含まれる消化酵素で脂肪を分解しやすくなります。

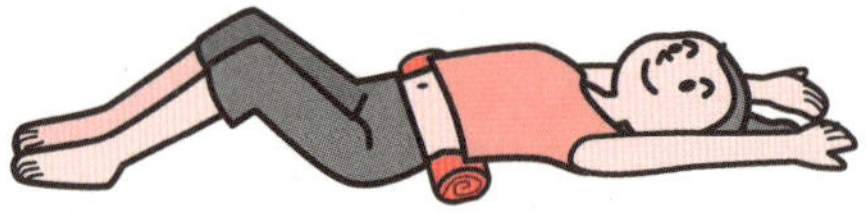

P32〜33で紹介した「整体枕ストレッチ」のバリエーションをやってみましょう。まず整体枕の上に3〜5分寝た後で、両ひざを立てます。

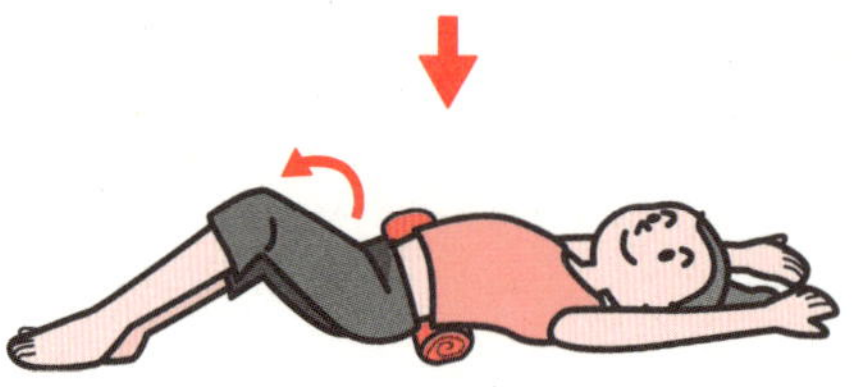

ひざを右側に倒します。床につかなくても、倒せるところまででOK。逆側も同様に、左右1セットで10回行います。整体枕ストレッチにねじりの動きが加わることで、ウエストの引き締めや腰痛改善の効果があります。

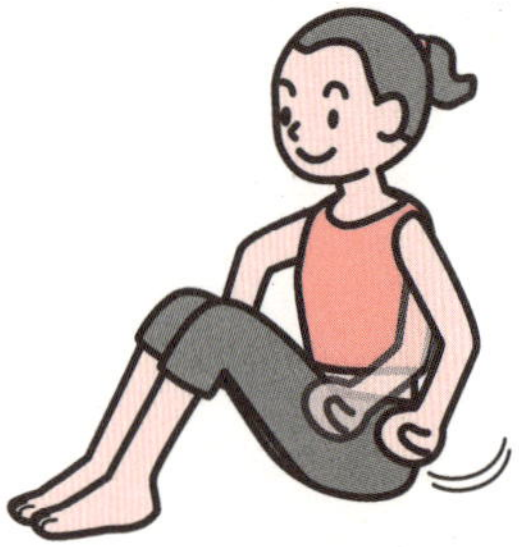

日ごろから気になる部分をげんこつでよく叩く習慣をつけましょう。血流が改善し、老廃物が流れて、やせやすくなります。

第4章 働く人に役立つツボ

毎日忙しい仕事に追われて、ちょっとした不調のサインを見逃していませんか？働き盛りのあなたに知ってほしいツボをご紹介！

◎

□ 頭がぼんやりする↓**頭維**
□ 食欲不振↓**不容**
□ 自律神経失調症↓**少衝**
□ 動悸・息切れ↓**郄門**
□ 白髪・薄毛↓**健脳**
□ ED↓**僕参**

「頭がぼんやりするに効く」

その他の効果
- □頭痛
- □胃痛
- □疲れ目

頭維

[ずい]
足の陽明胃経

額の生え際角にある。経絡の通りをよくし、体内の熱を冷ます。

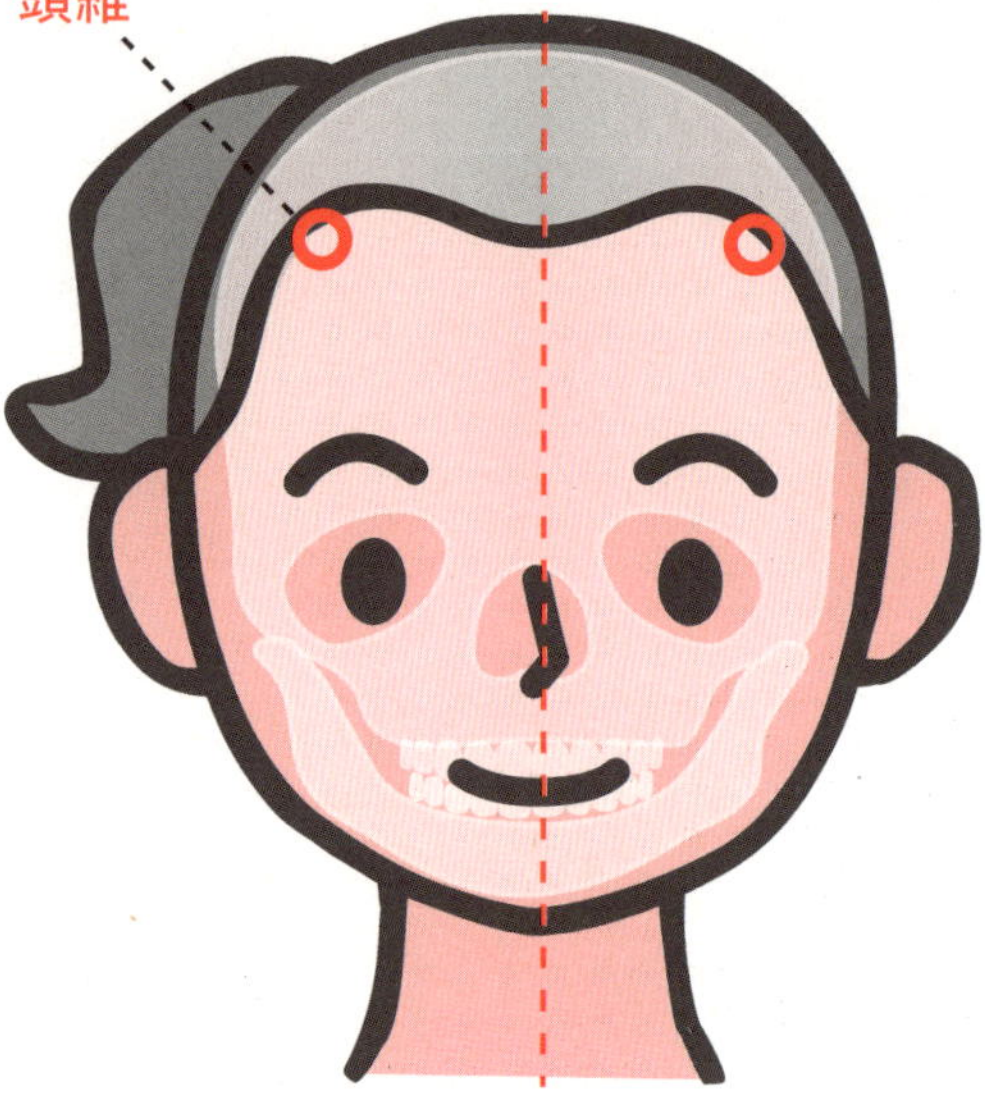

見つけ方

額の外側、髪の生え際の角にあります。

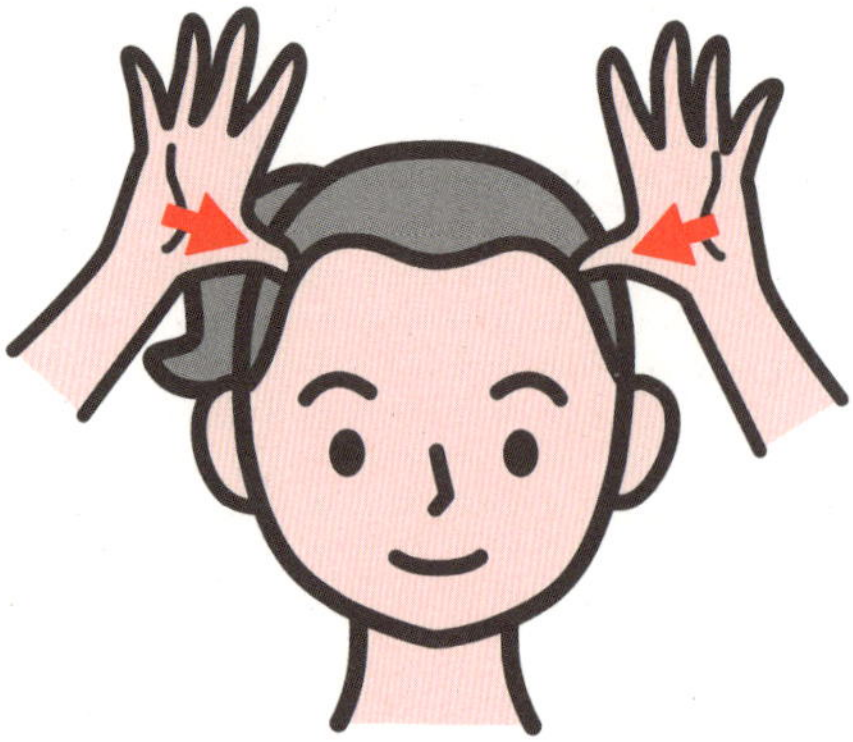

押し方

両手の親指を左右のツボに当てて6～8回、息を吐きながら頭の中心に向かって強めに押し、息を吸いながらゆるめます。

脳の血行不良を改善し頭スッキリ！

頭が痛いわけではないけれど、なんとなく重い、スッキリしないということはありませんか。これは脳の疲労によって、脳内の血流が悪くなっていることが主な原因です。ツボ押しで血行を改善し、脳をリフレッシュしましょう。「頭維」のツボは目や耳の使い過ぎによる頭の疲れに効果があります。「百会」は脳の血流を促して集中力を高めるツボ。他にも頭痛やのぼせなど、頭の症状全般に効く万能ツボです。頭がぼんやりするときは、他にも天柱（P37）、瘂門（P48）、風池（P98）などのツボが効果的です。

こんなツボも効果的！

百会

［ひゃくえ］督脈

頭頂部にある重要なツボ。全身の気を整え、リラックスさせる。

その他の効果
- □めまい
- □耳鳴り
- □抜け毛

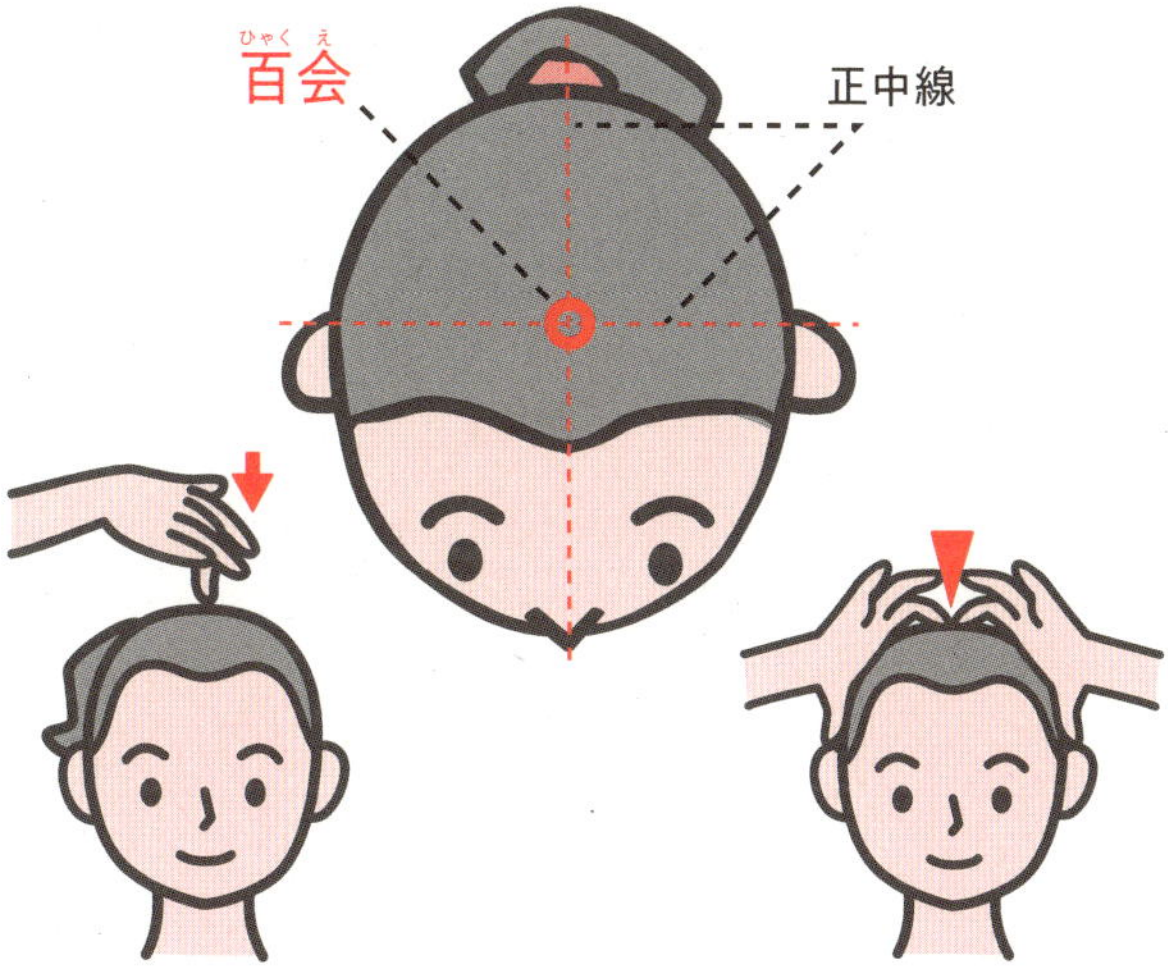

押し方

中指で真下に向かって6〜8回、ゆっくり息を吐きながら頭の中心に向かって押し、息を吸いながらゆるめます。頭蓋骨はしっかりしているので、ズーンと響くくらい強めに押してもOK。

見つけ方

頭の正中線（鼻から頭頂へ垂直に伸ばした線）と、左右の耳の上端を結んだ線が交差する場所にあります。耳の上端に親指を当てて、頭頂に伸ばした左右の中指が重なる場所を探しましょう。

福辻先生のツボコラム 14

「冷えのぼせ」には足湯がオススメ

冷えのぼせといって、足元が冷えると、頭に血がのぼってぼーっとする場合があります。この場合は足湯などで足を温めるといいでしょう。バケツにやや熱めのお湯をはり、冷めたら差し湯をしながら10分も足湯をすれば頭スッキリ、足元ポカポカ。冷え性も改善できて一石二鳥です。

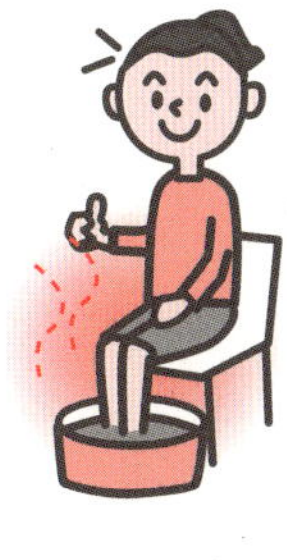

「食欲不振に効く」

その他の効果
□胃痛
□食べすぎ
□しゃっくり

不容

［ふよう］
足の陽明胃経

みぞおちのやや下に位置し、胃の機能をよくし吐き気を止める。

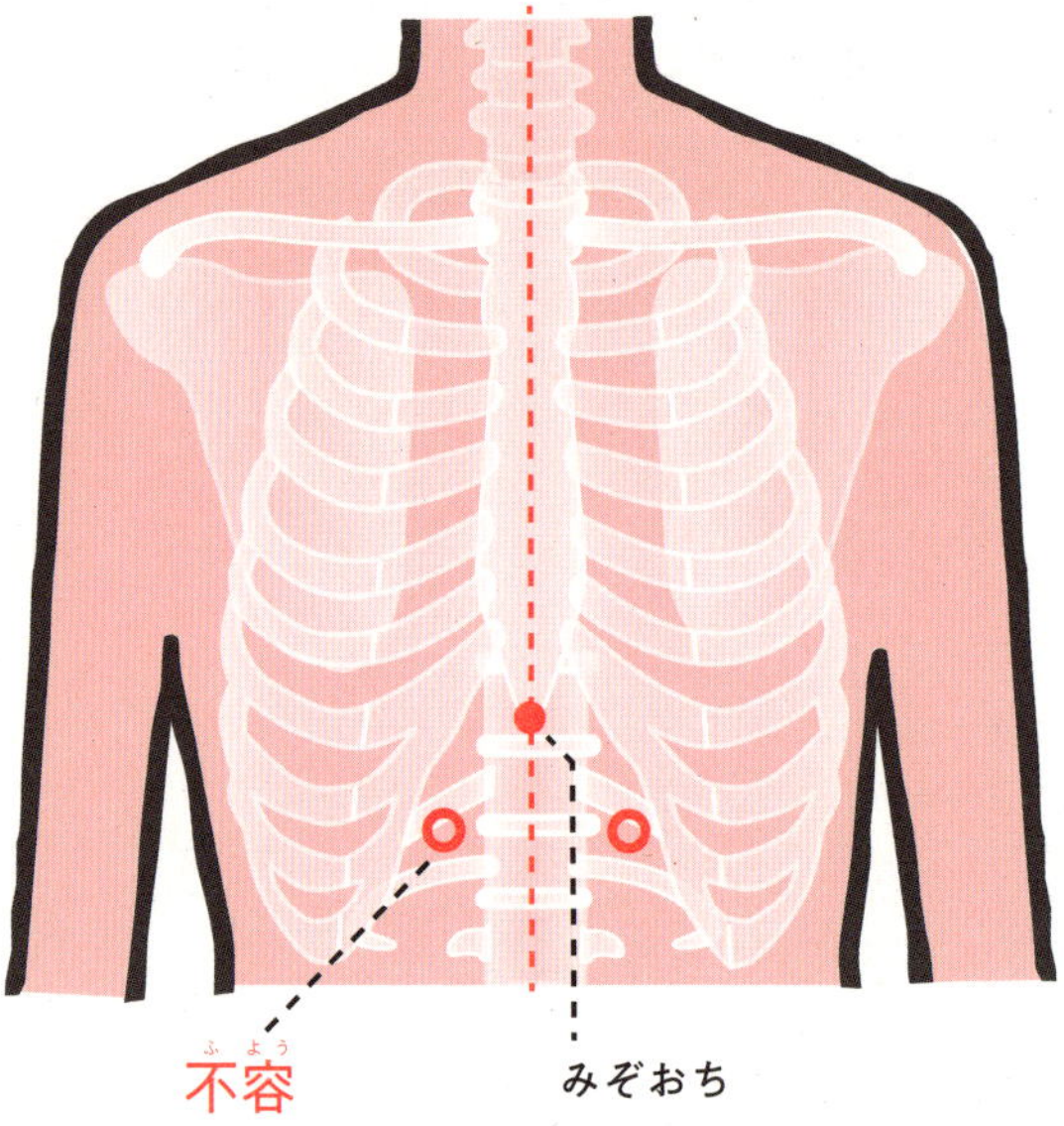

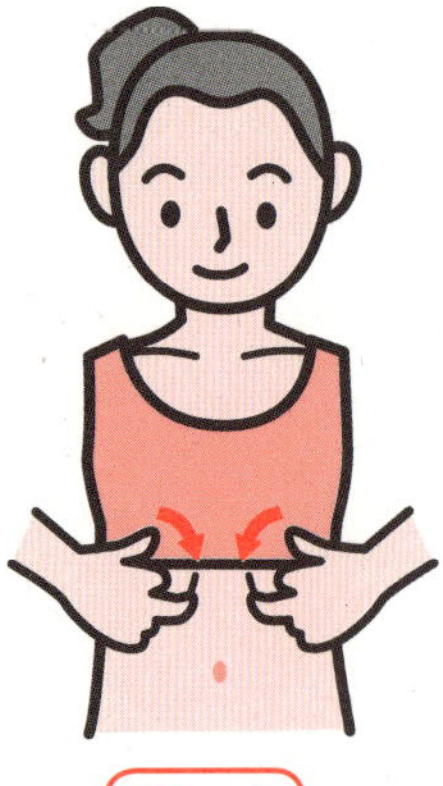

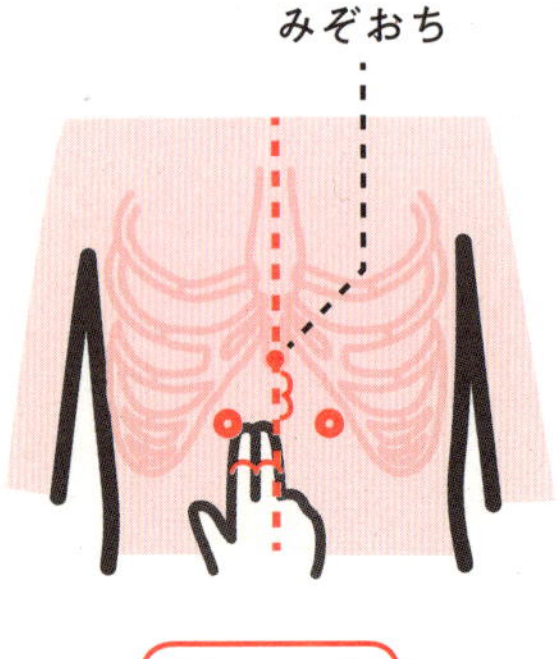

押し方

中指を左右のツボに当てて6～8回、息を吐きながら背中に向かって垂直に押し、息を吸いながらゆるめます。

見つけ方

みぞおちから指二本分下の地点から、左右に指2本分のところにあります。

生活習慣を見直し心身の疲労を回復

食欲不振は消化器官の疲労や心理的なストレスなどが原因で起こります。まずは早寝早起きして、1日3食なるべく決まった時間に食事をとるなど、生活習慣を見直してみましょう。適度な運動によってエネルギーが消費され、気分転換できると、自然に食欲がわくこともあります。

「不容」は胃酸過多や胃痛など、胃の症状全般に効く特効ツボ。「内膝眼・外膝眼」も消化器の働きを調整してくれるツボです。症状が長引いて体重も減るなど、改善が見られないときは病気の可能性もあるので、病院を受診しましょう。

こんなツボも効果的！

内膝眼・外膝眼

[ないしつがん・がいしつがん]
奇穴・足の陽明胃経

ひざのお皿の周辺。経絡を温めて腫れを押さえて痛みを止める。

その他の効果
- □ ひざ痛
- □ 関節リウマチ
- □ 腰痛

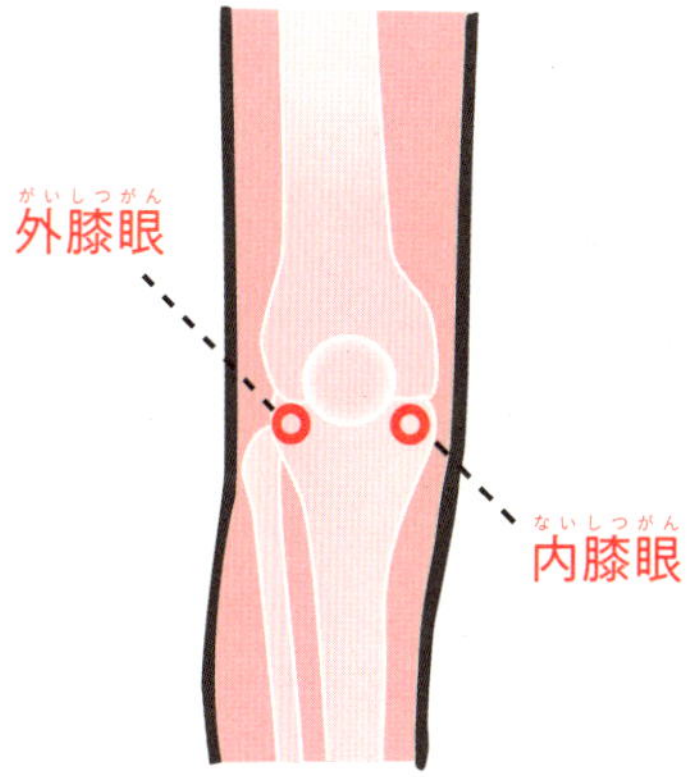

見つけ方

ひざのお皿のすぐ下にある左右の2つのへこみがツボ。内側の方が内膝眼、外側の方が外膝眼です。

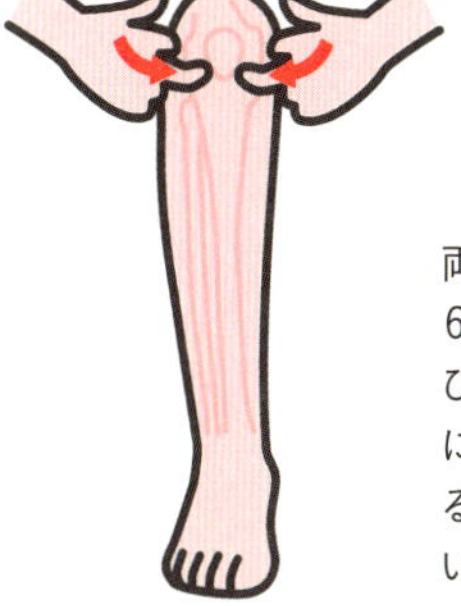

押し方

両手の中指をツボに当てて6～8回、息を吐きながらひざの中心に向かって強めに押し、息を吸いながらゆるめます。左右どちらも行いましょう。

こんな方法も!

椅子に座って、内膝眼と外膝眼のツボを押しながら、足を持ち上げて前後にブラブラと振ってみましょう。刺激がよりダイレクトに伝わって効果が高まります。

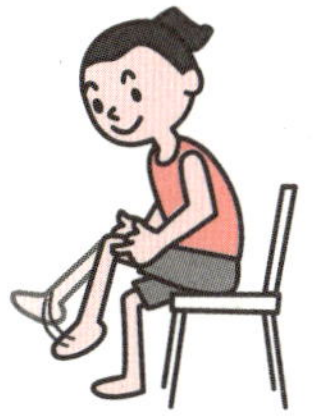

自律神経失調症に効く

少衝

［しょうしょう］
足の陽明胃経

手の小指のきわ。気があふれ出る要所で、井穴とされている。

その他の効果
□心臓病
□精神不安
□不眠症

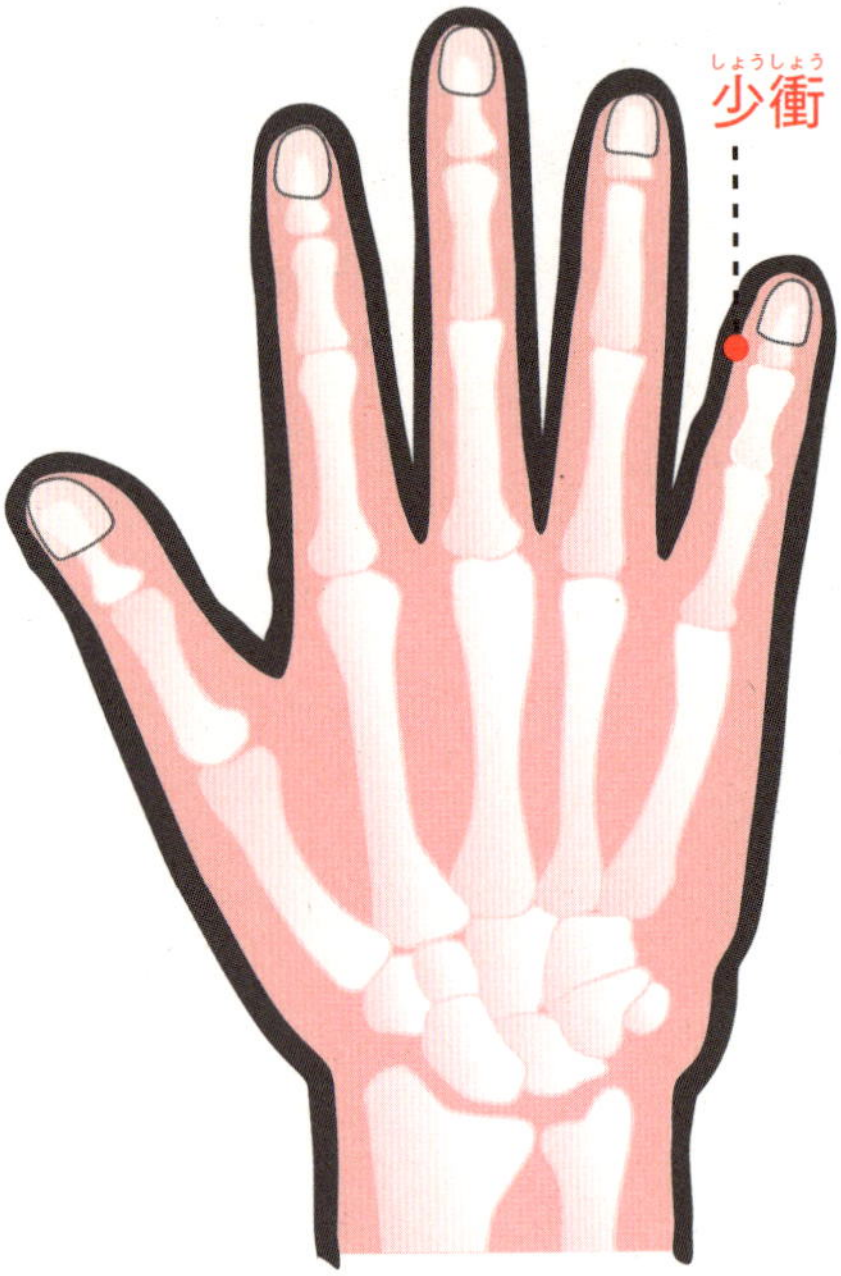

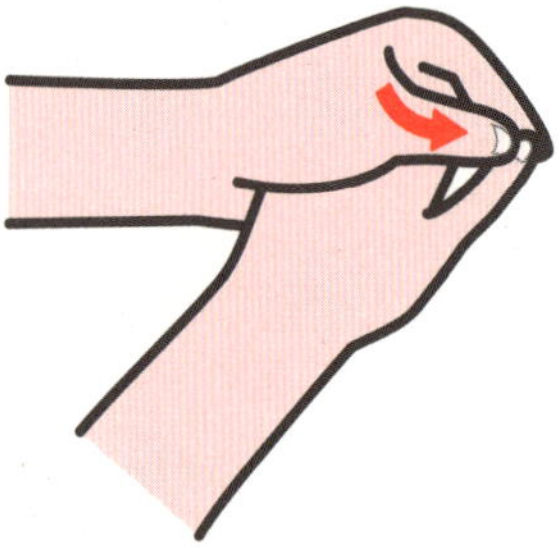

押し方

親指をツボに当てて6〜8回、息を吐きながら指の中心に向かって押し、息を吸いながらゆるめます。左右どちらにも行いましょう。

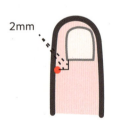

見つけ方

手の小指の爪の生え際、内側の角から2㎜下、2㎜外側のところにあります。

自律神経のバランスがくずれ心身の不調をもたらす

自律神経は心臓を動かす、食べ物を消化するなど、人間が意識的にコントロールできない身体活動をつかさどっています。自律神経のバランスが崩れると、めまい、頭痛、便秘、下痢、不眠、うつなど、様々な症状が現れます。検査をしても異常がないのに、これらの症状を繰り返す場合は自律神経失調症の可能性大。まずは規則正しい生活をしてストレスをためないように心がけましょう。

「少衝」はストレスを取り除き、心身をリラックスさせるツボ。「石門」はホルモン分泌を正常にしてくれるツボです。

こんなツボも効果的！

石門

【せきもん】

任脈

へそから少し下に位置する。腫《しゅ》瘤《りゅう》などの治療に効果を発揮する。

その他の効果

- □生理不順
- □不妊症
- □消化不良

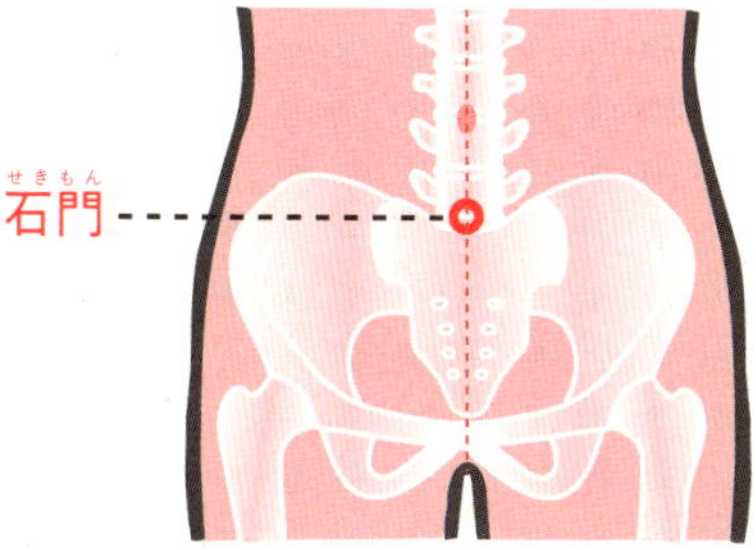

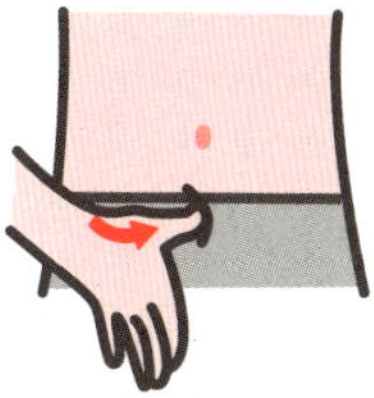

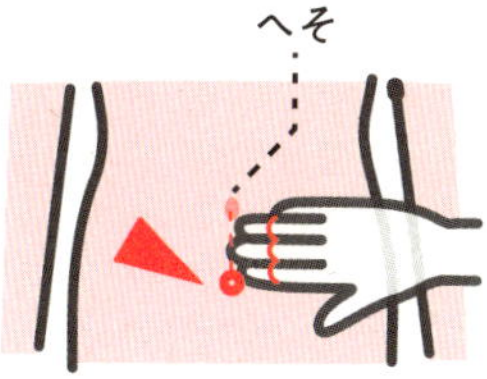

押し方

親指をツボに当てて6〜8回、息を吐きながら背中に向かって垂直に押し、息を吸いながらゆるめます。

見つけ方

体の正中線上で、へその下、指三本分のところにあります。

福辻先生のツボコラム 15

自分なりのリラックス法を見つけよう

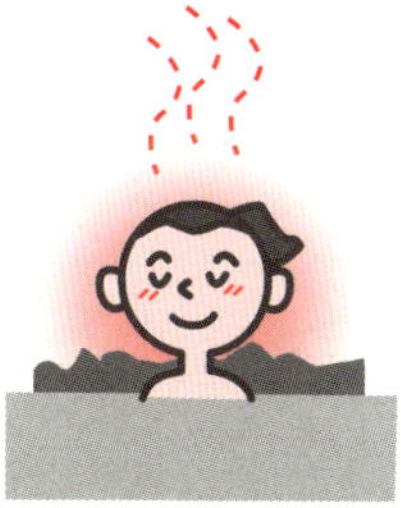

自律神経失調症の症状は多岐に渡るので、ひとつのツボで全てを治すのは難しいですが、今回は気持ちを落ち着かせ、リラックスさせるツボをご紹介しました。この病気はストレスも大きな要因なので、音楽やスポーツ、温泉など、自分なりのリラックス法を見つけましょう。日ごろからストレスをためないことが大切です。

動悸・息切れに効く

その他の効果
□イライラ
□腕の神経痛
□吐き気

郄門

［げきもん］
手の厥陰心包経

腕にある。肉や骨のすき間にあり、気血の出入り口に当たる。

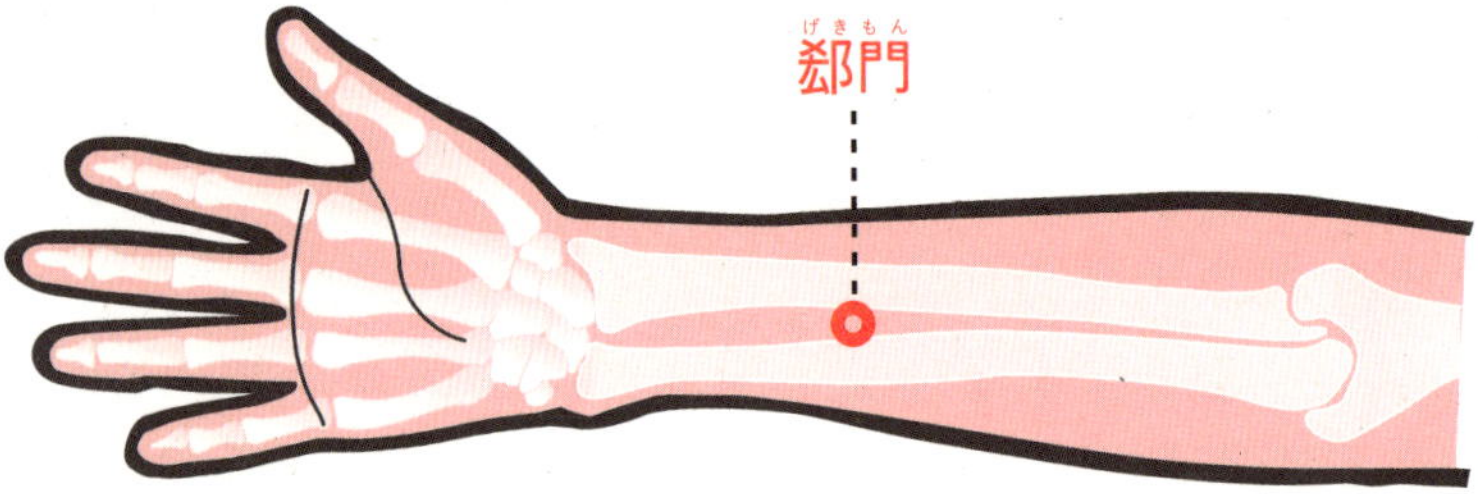

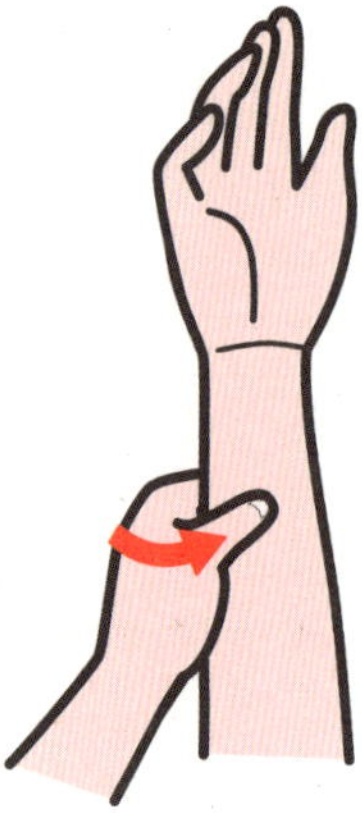

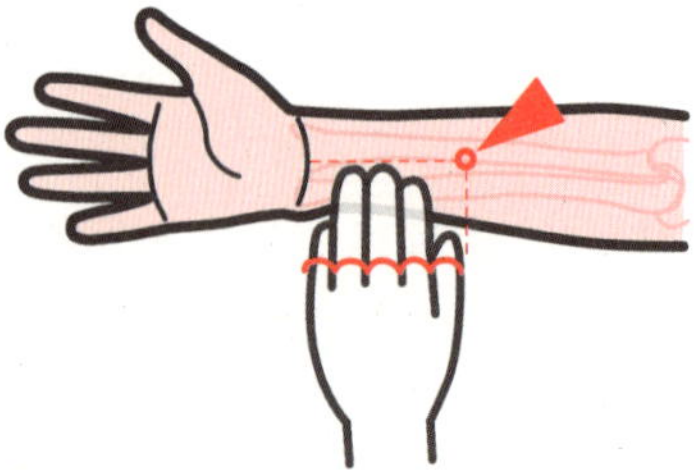

押し方

親指をツボに当てて6〜8回、息を吐きながら垂直に押し、息を吸いながらゆるめます。左右どちらも行いましょう。

見つけ方

手首の内側の横じわからひじ方向へ指5本分、腕の幅の中心にあります。

心臓のツボで胸の苦しさをおさえる

長い階段を上がったら、誰でも息が切れたり、胸がドキドキしたりしますが、数分たっても止まらなかったり、何もしてないのにドキドキするのは心臓が弱っている証拠。動悸を感じたら、安静にしてツボ押しでケアを。

「郄門」は心臓病の特効ツボで、胸が苦しいときはこのツボを押さえ続けてください。心臓が弱い人は普段からここを押さえる習慣を。

「少海」は心臓へ向かう神経の緊張をほぐしてくれるツボです。症状が長引く場合は狭心症などの心臓疾患につながる恐れもあるので、早めに病院を受診しましょう。

こんなツボも効果的！

少海

［しょうかい］ 手の少陰心経

ひじに位置する。海は、気血が大量に集まる場所を示している。

その他の効果

□ひじ痛
□めまい
□うつ

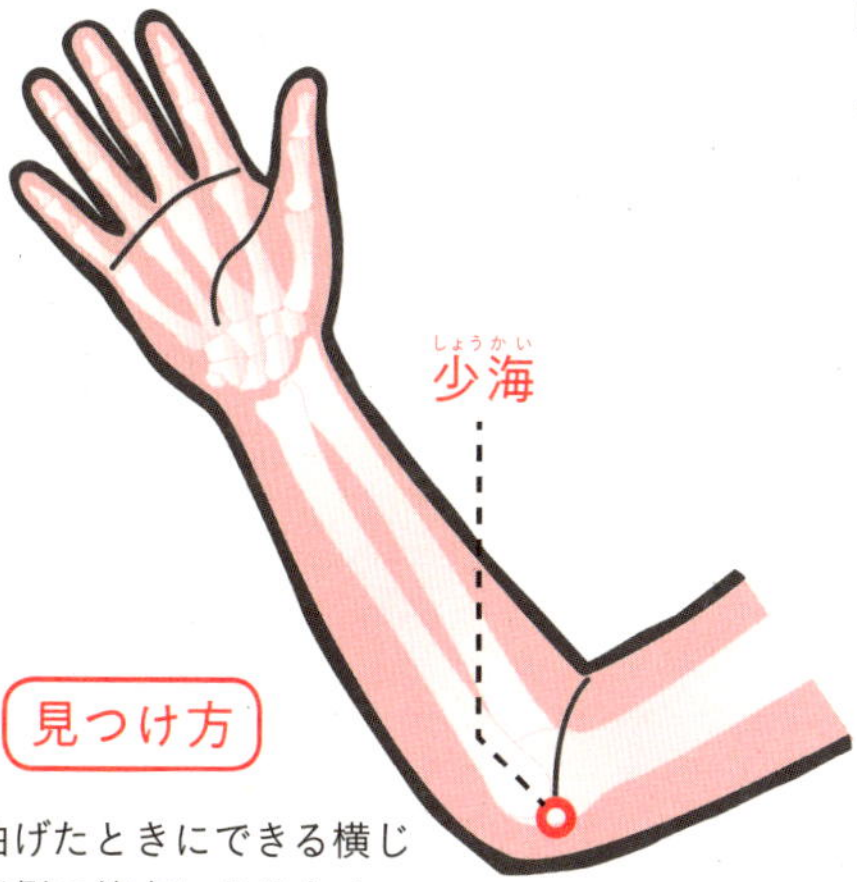

見つけ方

ひじを曲げたときにできる横じわの小指側の終点にあります。

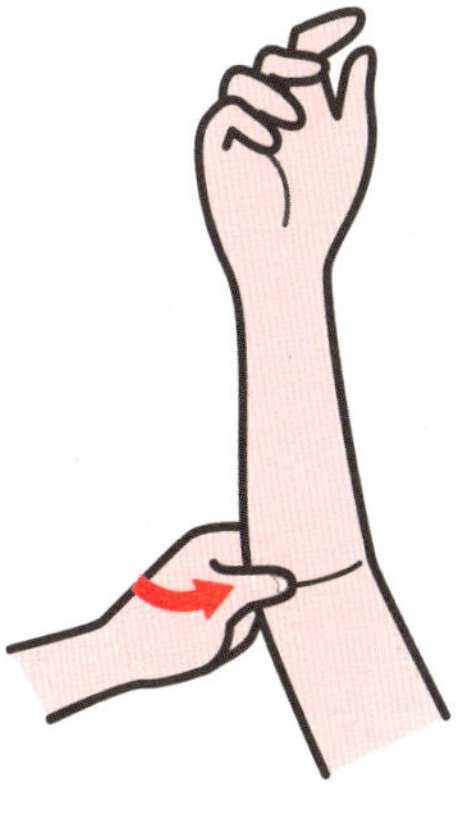

押し方

ひじを軽く曲げ、親指をツボに当てて6～8回、息を吐きながら腕の中心に向かって押し、息を吸いながらゆるめます。左右どちらも行いましょう。

こんな方法も！

少海のツボにサージカルテープで米粒を貼ってみましょう。1日中貼りっぱなしでOKです。市販の磁気治療テープは人によっては磁石の効き目が強すぎて、余計にひどくなる場合もあるので気をつけてください。

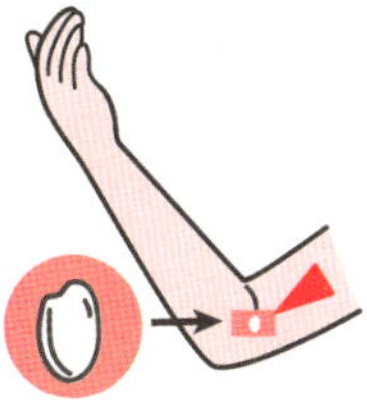

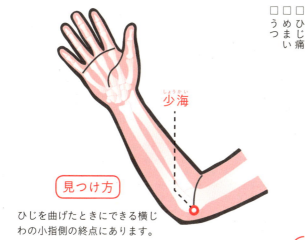

［白髪・薄毛に効く］

健脳

［けんのう］
奇穴

首と頭蓋骨の間の左右にある。
頭部の血行不良を改善する。

その他の効果
□肩こり
□集中力アップ
□認知症

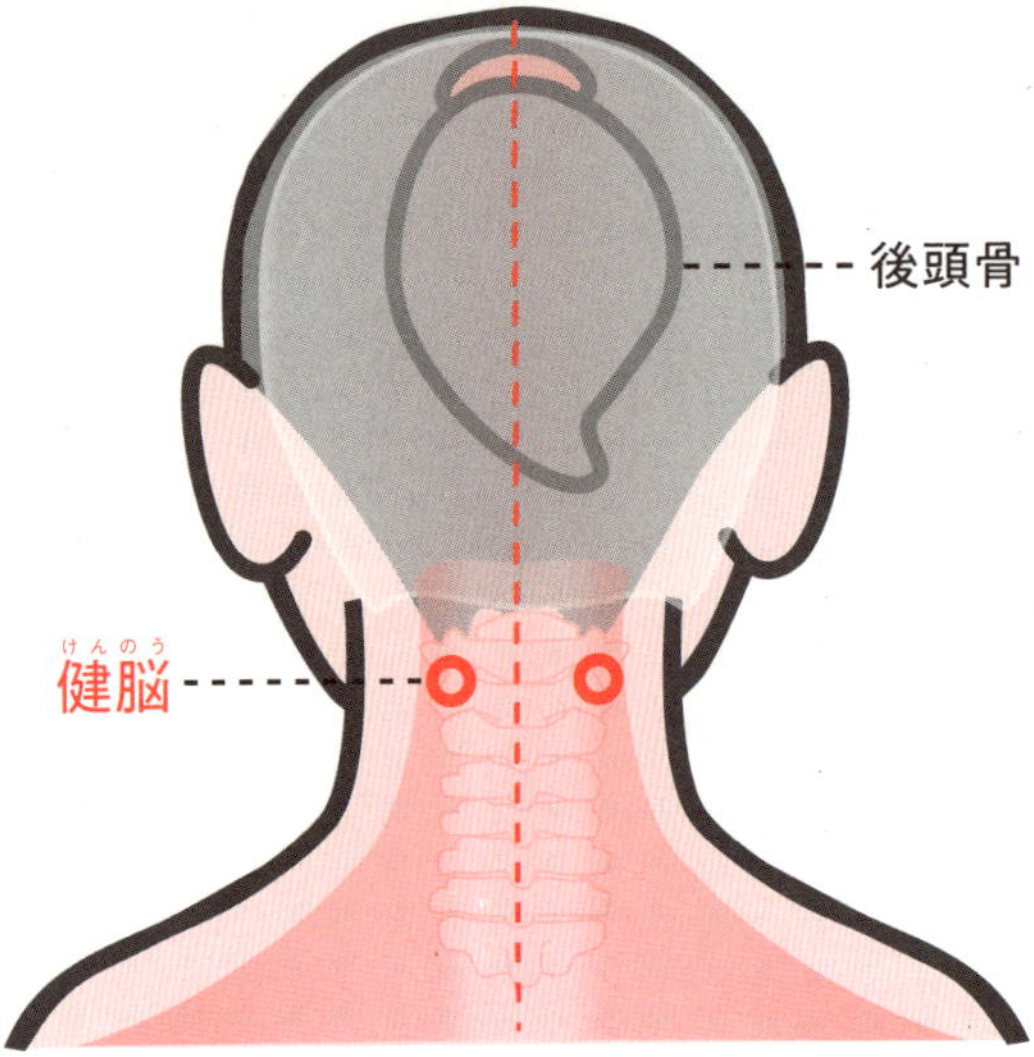

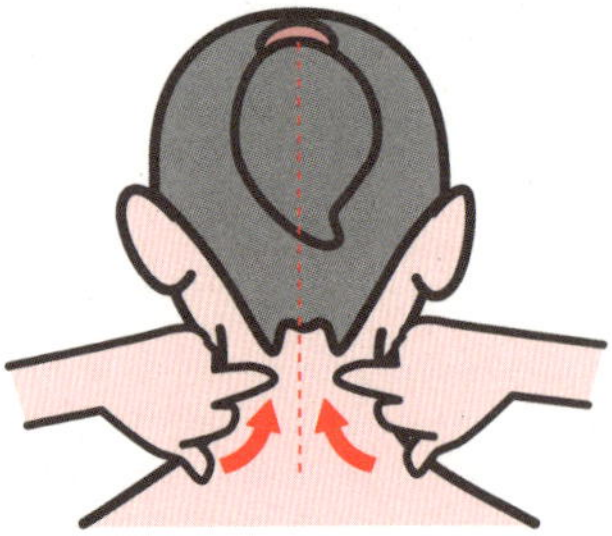

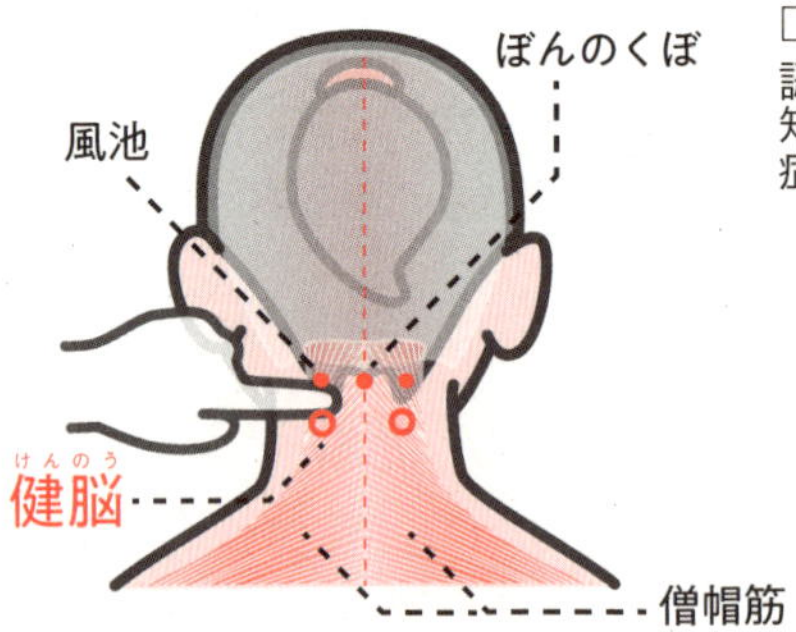

押し方

両手の中指を左右のツボに当てて6～8回、息を吐きながら頭の中心に向かって押し上げ、息を吸いながらゆるめます。

見つけ方

後頭骨の下縁（髪の生え際）の中央に「ぼんのくぼ」というくぼみがあり、そこから左右指2本分のところに風池のツボ（P98）があります。そこから指1本分下の場所が健脳です。

頭皮の血行を改善し髪に栄養を送る

白髪や抜け毛の主な原因は加齢や遺伝、自律神経やホルモンのバランスの乱れなどさまざま。東洋医学では、頭部の血行不良が一番の原因と考えられており、白髪も薄毛も同じツボを使います。

「健脳」のツボの周囲には頸椎の動脈が通っていて、刺激することで脳の血流をよくするだけでなく、頭皮にも栄養を送って、白髪や薄毛を防ぎます。文字通り、脳を健やかにするツボで、集中力アップやボケ防止にも効果があります。

「後頂」も頭皮の血行改善や代謝を促進し、髪の悩みを解決してくれるツボです。

こんなツボも効果的！

後頂 ［ごちょう］ 督脈

頭部全体の症状に効果的。頭頂部の後ろにあることから命名。

その他の効果
- □頭痛
- □めまい
- □不眠

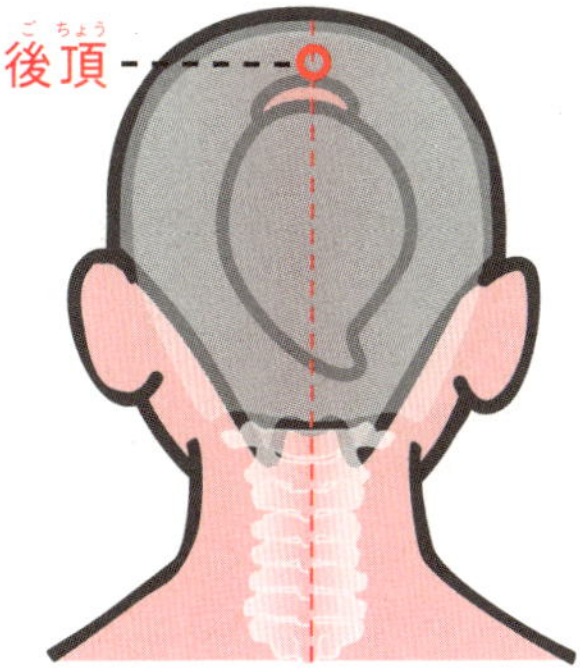

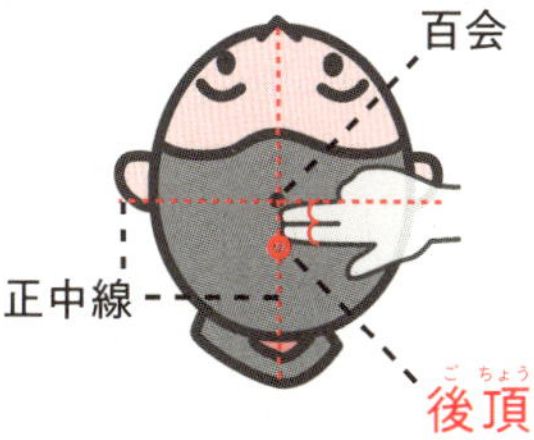

見つけ方

頭の正中線（鼻から頭頂へ垂直に伸ばした線）と、左右の耳の上端を結んだ線が交差する場所にある百会のツボ（P36）から後頭部側へ指２本分下にあります。

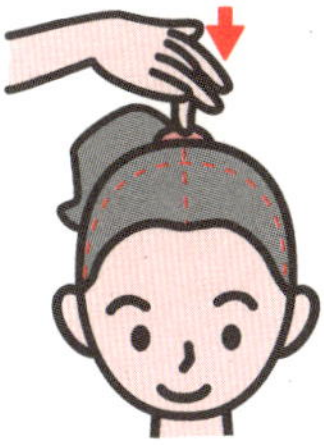

押し方

中指をツボに当てて6～8回、息を吐きながら頭の中心に向かって強めに押し、息を吸いながらゆるめます。

福辻先生のツボコラム 16

タッピングで血行促進

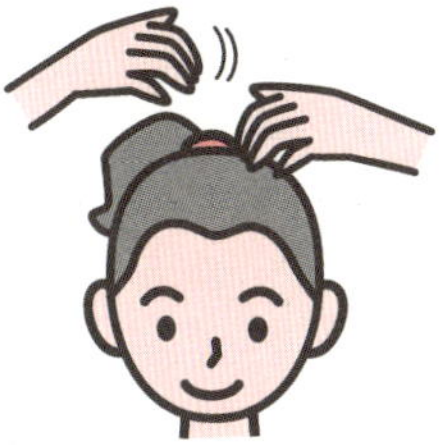

私の治療院では、白髪や薄毛の患者さんには頭にハリを打ったり、お灸をしたりしますが、自分で手軽にできる方法が頭部のタッピング。頭部の血行を促進するように、五本指のハラで頭全体をリズミカルにたたいてみましょう。1分もあれば十分なので、毎日気づいたときにする習慣をつけるといいですね。

【EDに効く】

その他の効果

□不妊症
□生理不順
□足関節捻挫

僕参

【ぼくしん】足の太陽膀胱経

外くるぶしの斜め下に位置し、筋肉を緩めて伸ばす働きがある。

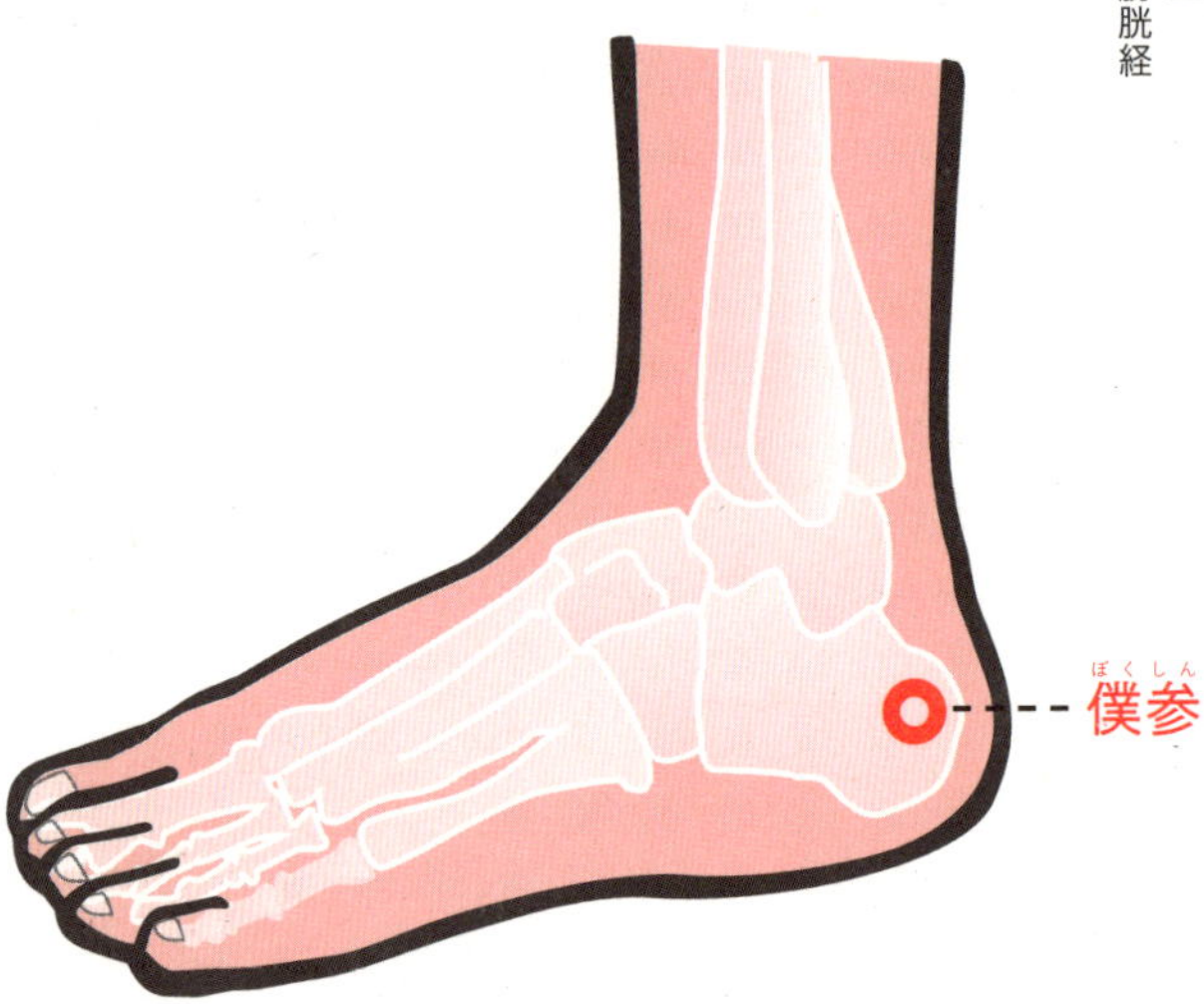

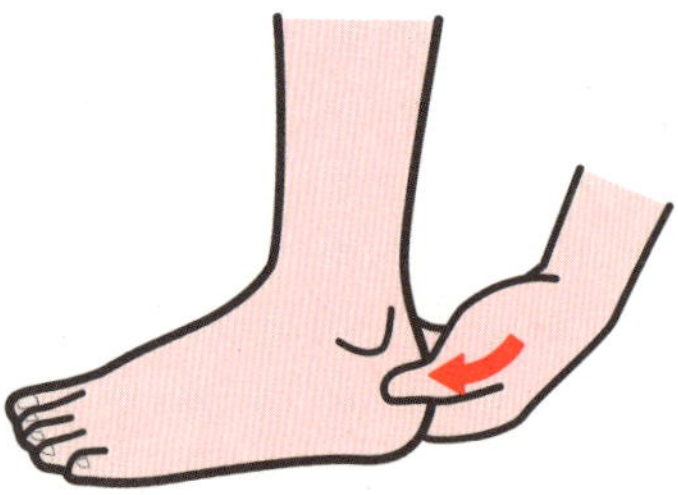

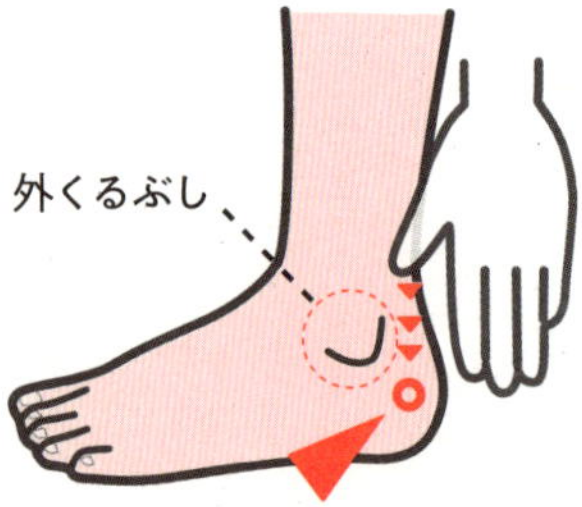

押し方

親指をツボに当てて6～8回、息を吐きながら足の中心に向かって押し、息を吸いながらゆるめます。左右どちらも行いましょう。

見つけ方

外くるぶしとかかとの間のくぼみ部分。アキレス腱の外側をふくらはぎから下へたどっていって、かかとの骨の前で止まったところがツボです。

腎臓の調子を整えて EDの悩みを解消

EDの一番の原因は糖尿病や心臓病、高血圧などの生活習慣病です。老化やストレス、精神的なプレッシャーからEDになる場合もあります。この場合、服薬のほかにカウンセリング治療が行われることもあります。東洋医学では腎臓の機能が衰えるとEDになりやすいといわれています。「僕参」は精巣や子宮など、生殖器の不調に効くツボ。「水泉」は腎機能を整えてEDを回復させてくれるツボです。他に太渓（P131）や腎兪（P148）のツボと併用してもいいでしょう。

こんなツボも効果的！

水泉
［すいせん］
足の少陰腎経

内くるぶしの下。血流をよくして月経を整える効果がある。

その他の効果
□むくみ
□生理不順
□不眠

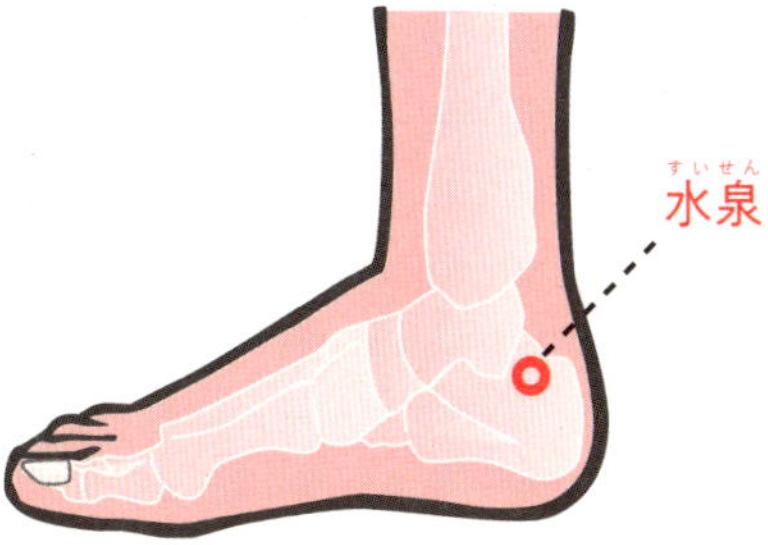

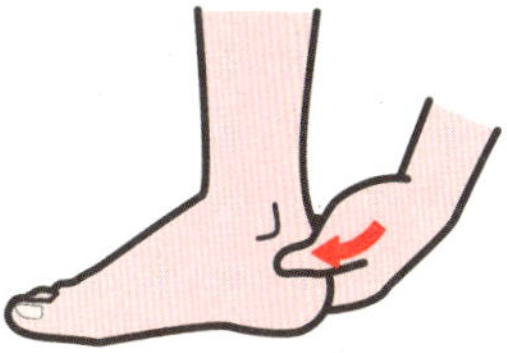

押し方

親指をツボに当てて6～8回、息を吐きながら足の中心に向かって強めに押し、息を吸いながらゆるめます。左右どちらも行いましょう。

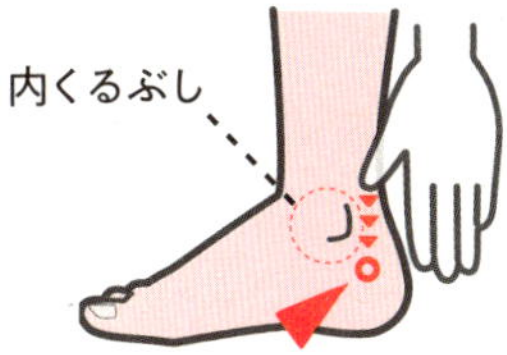

見つけ方

内くるぶしとかかとの間のくぼみ部分。アキレス腱の内側をふくらはぎから下へたどっていって、かかとの骨の前で止まったところがツボです。

ツボの名前の由来 8
水泉

「水泉」は体内の水のトラブルを解消するツボです。腎経には水に関係のあるツボの名前が多いのですが、この水泉も腎臓に水が湧き出るツボという意味があり、腎臓の働きを整えます。むくみ、頻尿、膀胱炎など泌尿器の諸症状のほか、髪の乾燥、白髪、薄毛など髪のトラブルにも効果があります。

アスカ鍼灸治療院
患者のお悩み
ベスト5

4位 ひざ痛

ストレッチでひざを支える太ももの筋肉をつけよう

ひざ痛に悩むのは50、60代以降の女性が圧倒的に多いです。ひざは太ももの筋肉で支えていますが、女性は男性より筋力が弱いため、年とともに支えきれなくなり、ひざに負担がかかってしまいます。軟骨がすり減ったり、体重が増えることも一因です。ひどくなると、変形性膝関節症になり、長引く方も多いです。

私の治療院にも、年配の女性がたくさんいらっしゃいますが、ひざ痛が治ると歩きやすくなり、行動範囲が広がるので、とても喜ばれます。治療は大体、ひざのツボにハリを打ち、太ももをマッサージして弾力をつけ、筋肉のアンバランスを整えていきます。

個人でできるケアとしては、まず陰包、膝関のツボ押し（P80～81）。さらに日ごろからひざのストレッチをして、太ももの筋肉をつけましょう。

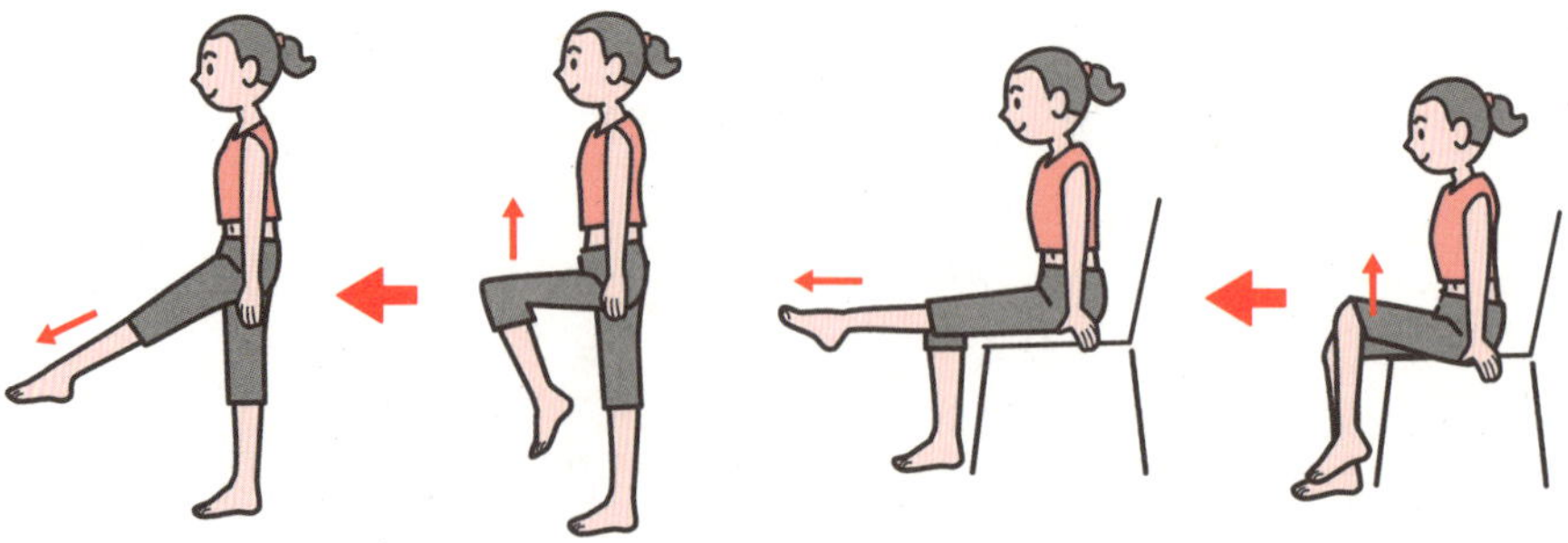

背筋を伸ばして椅子に座り、片足の太ももを少し持ち上げます。

上げた足をそのまま前に伸ばします。足首までピンと伸ばしましょう。左右1セットで5回繰り返します。

同じ動きを立ったままやってみましょう。まずひざを曲げて太ももを持ち上げます。

上げた足を伸ばします。高く上げなくても、ピンと伸びていればOK。左右1セットで5回繰り返します。

第5章 女性の悩みを助けるツボ

つらい生理痛や更年期障害など、女性特有のお悩みを解決してくれるツボをご紹介します。ホルモンバランスを整えて、イキイキした毎日を！

◎

- □ 生理痛・生理不順→**曲骨**
- □ 更年期障害→**血海**
- □ ＰＭＳ→**三陰交**
- □ 貧血→**関元**
- □ 便秘→**支溝**
- □ 冷え性→**衝門**
- □ 不妊症→**至陰**

「生理痛・生理不順に効く」

曲骨

［きょっこつ］
任脈

恥骨の下の曲がったところ。泌尿器や生殖器系の症状に効く。

その他の効果
□頻尿
□ED
□胃炎

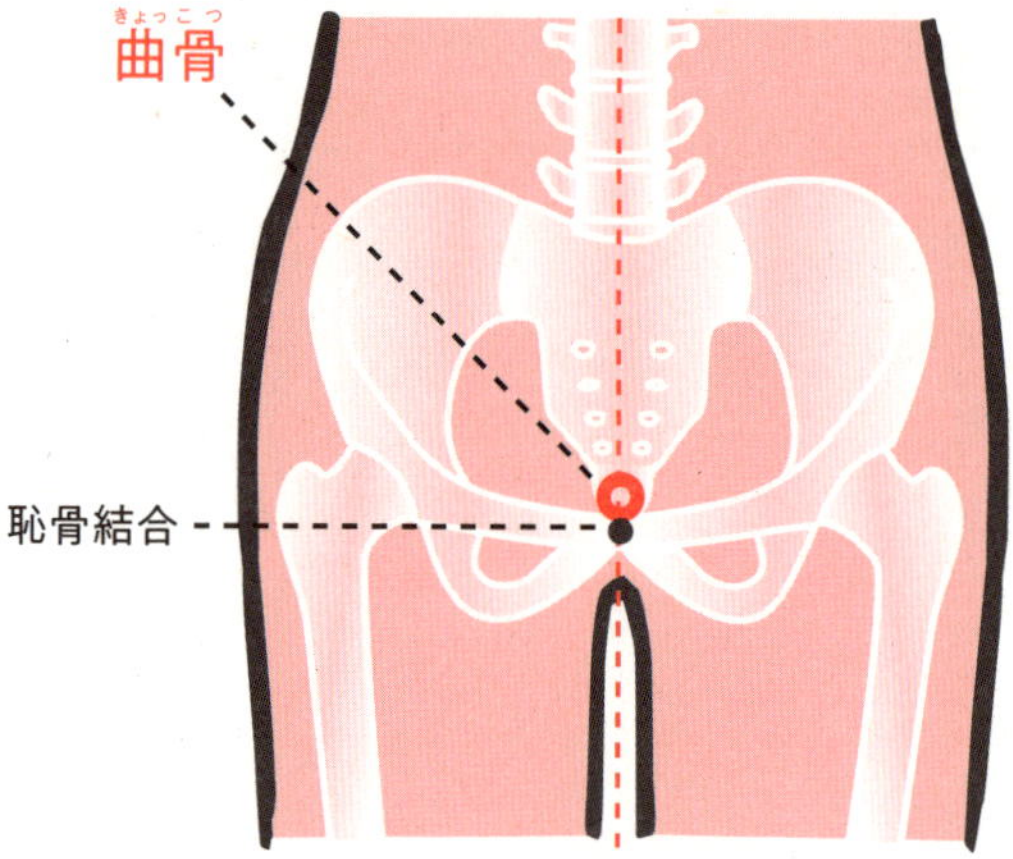

見つけ方

体の正中線上で、下腹部の恥骨結合のすぐ上にあります。

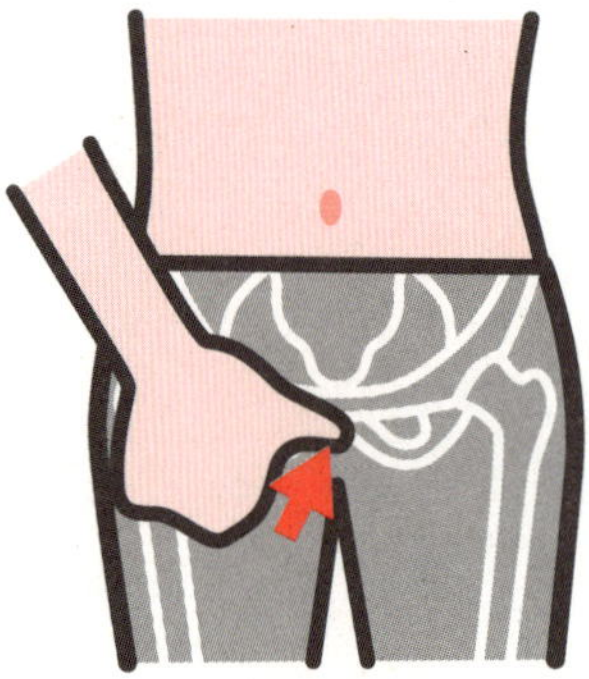

押し方

親指をツボに当てて6〜8回、息を吐きながら背中に向かって垂直に押し、息を吸いながらゆるめます。

下半身を温めて骨盤内の血行を促進

生理痛や生理不順など、婦人科系の不調の主な原因は冷えと血行不良です。まずは体を温めて、特に下半身を冷やさないようにしましょう。月経は女性の健康のバロメーター。ちょっとした不調をほっておかず、早めのケアを心がけてください。鎮痛剤を常用するのは、痛みをごまかしているだけで、根本的な治療にはならないので、緊急用にとどめておいた方がよいでしょう。

「曲骨」は骨盤内の血流をよくし、生殖器や泌尿器の諸症状を改善するツボ。「府舎」は下半身の冷えを取り、つらい生理痛を緩和してくれるツボです。

こんなツボも効果的！

府舎

［ふしゃ］
足の太陰脾経

そけい部上に位置する。気の巡りをよくして痛みを和らげる。

その他の効果
□便秘
□下痢
□腹痛

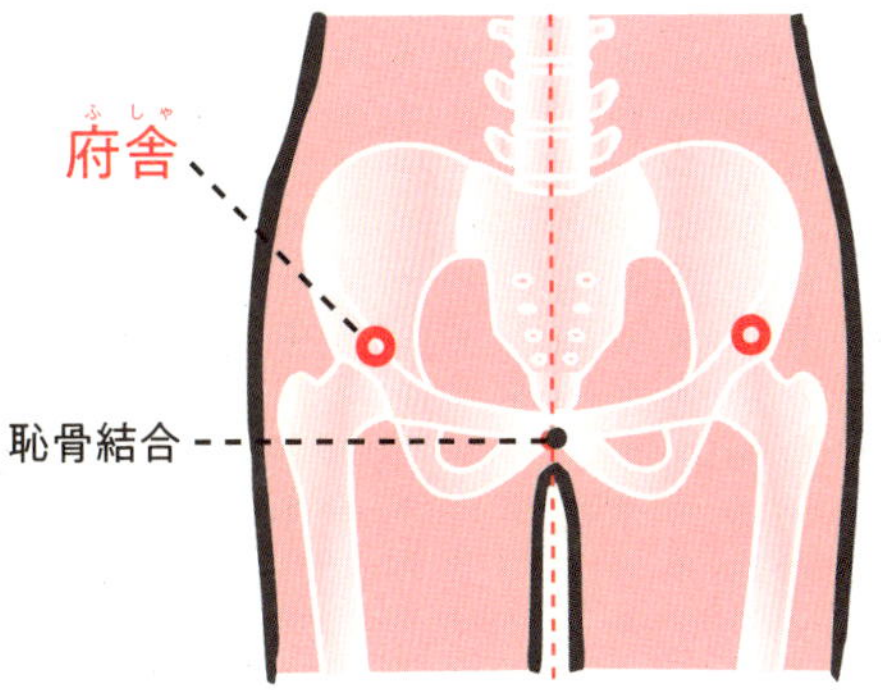

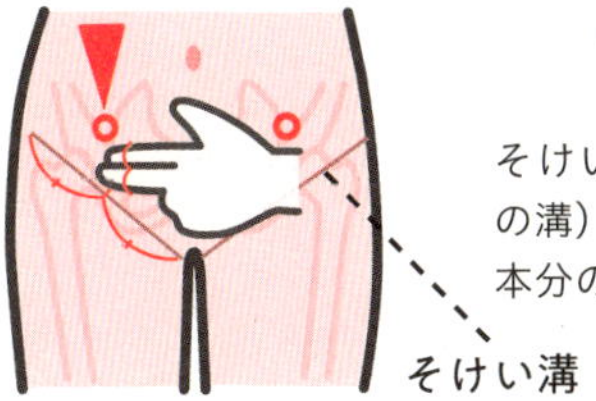

見つけ方

そけい溝（そけい部のV字の溝）の中央から上へ指二本分のところにあります。

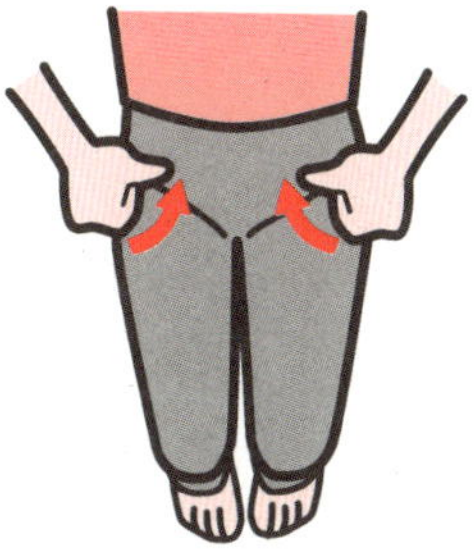

押し方

両手の親指を左右のツボに当て6～8回、息を吐きながら背中に向かって押し、息を吸いながらゆるめます。

こんな方法も！

生理痛や生理不順の場合、とにかく体を冷やさないことが大切。ベッドの足元に湯たんぽを置いて寝ると、自然な温度で下半身が温まるのでおすすめです。一方、電気毛布の電磁波を長期間浴びると、症状を悪化させる場合もあるので気をつけましょう。

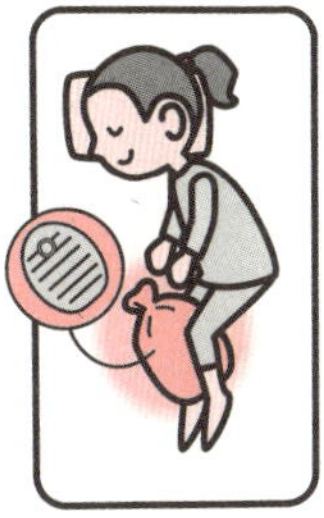

【更年期障害に効く】

血海

【けっかい】
足の太陰脾経

大腿部の下にある。血流に関する症状全般に効き、ひざ痛にも著効。

その他の効果

- □ひざ痛
- □生理痛
- □生理不順

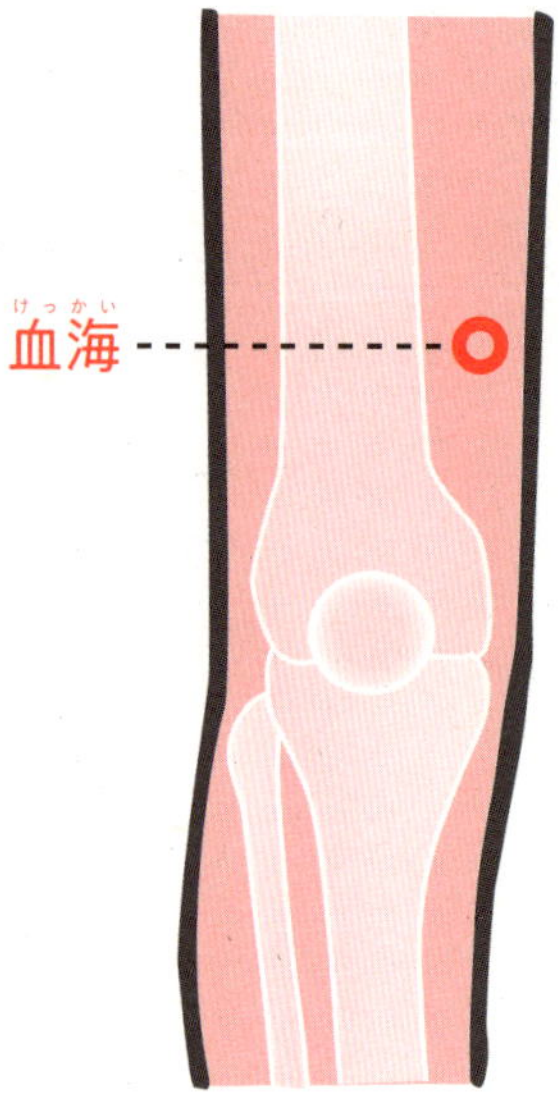

見つけ方

ひざのお皿の上端中央から上に指三本分、内側に指二本分のところにあります。

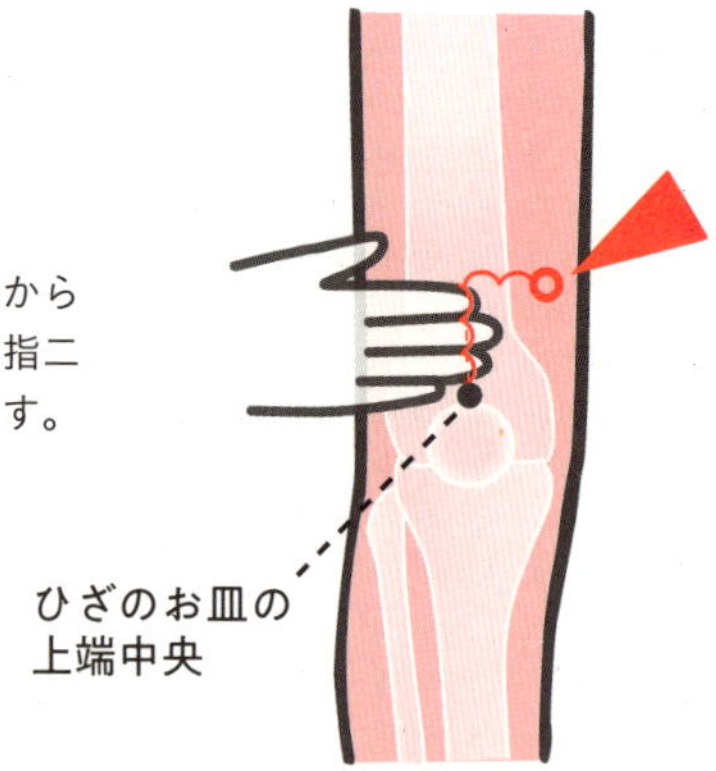

押し方

両手の親指を重ねてツボに当てて6〜8回、息を吐きながら脚の中心に向かって押し、息を吸いながらゆるめます。左右どちらも行いましょう。

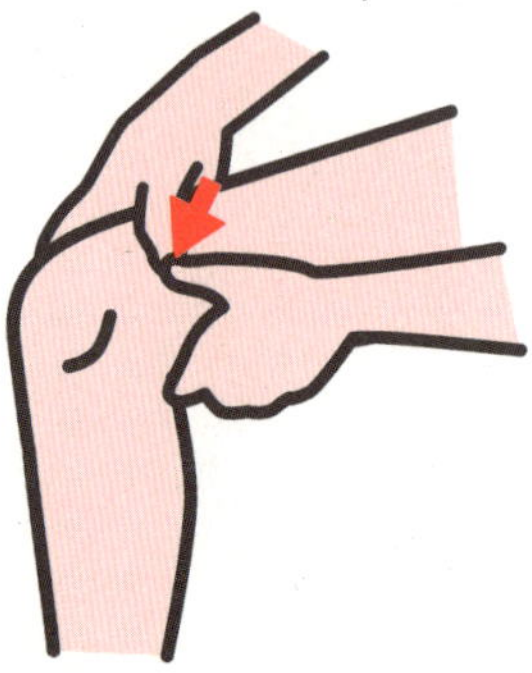

女性ホルモンの減少による心身のあらゆる不調を改善

多くの女性が閉経を迎える50歳前後の10年間を更年期とよびます。年齢とともに卵巣の機能が低下し、女性ホルモンの分泌が急激に減少することで、ホルモンバランスが崩れ、人によっては頭痛、のぼせ、めまい、多汗、不眠、不安感など、様々な症状が現れます。ひどい場合はホルモン剤などで治療することもありますが、そうなる前に日ごろからツボ押しでセルフケアの習慣を。

「血海」は婦人科系のトラブル全般に効くツボ。「太衝」は自律神経に働きかけて、心身の緊張や落ち込みも改善してくれるツボです。

こんなツボも効果的！

太衝

[たいしょう]
足の厥陰肝経

足の甲にあり、精神的な症状に効き、気分を和らげる。

その他の効果

□ 冷え性
□ 腰痛
□ 気力減退

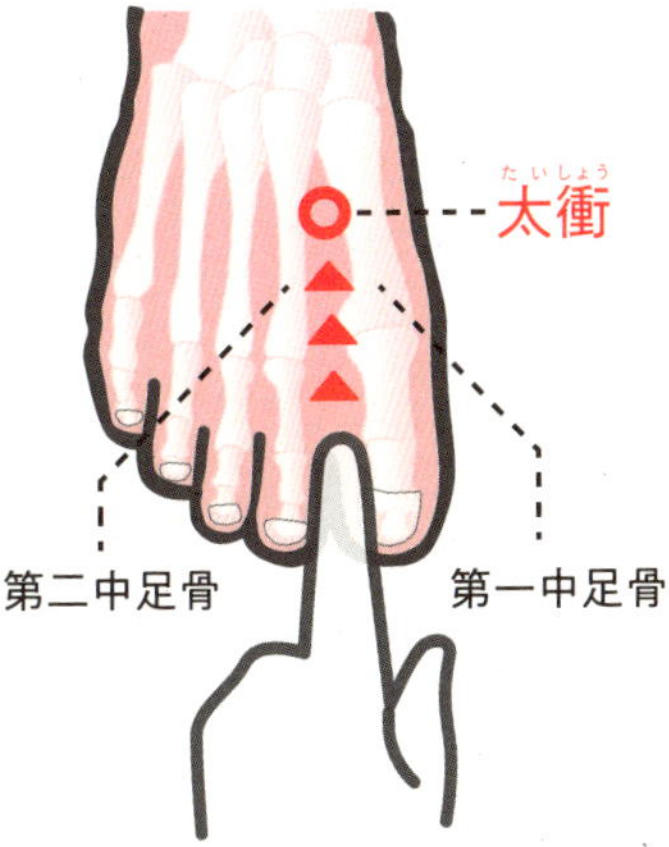

見つけ方

足の甲の第一中足骨と第二中足骨が合わさる場所。足の親指と人差し指の間をたどっていくと、指が止まるところにあります。

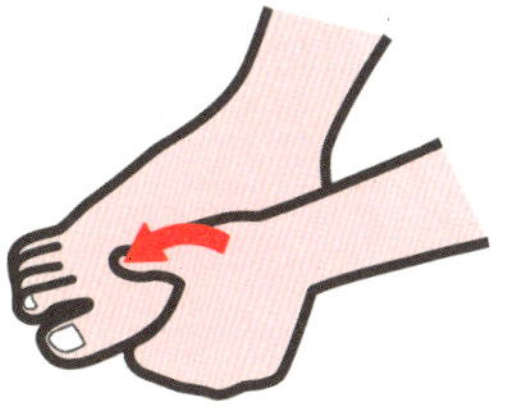

押し方

親指をツボに当てて6〜8回、息を吐きながら足裏に向かって押し、息を吸いながらゆるめます。左右どちらも行いましょう。

ツボの名前の由来 ⑨

血海

「血海」の「血」は血液や血流のこと、「海」は大量に集まる場所という意味で、血の道にかかわる婦人病を治すツボです。東洋医学では、血は気とともに経絡を流れ、それが停滞すると、様々な不調を引き起こすといわれています。血の停滞を改善する血海に対して、気の停滞を治す「気海」というツボもあります。

【PMSに効く】

その他の効果

□更年期障害
□生理不順
□冷え性

三陰交

[さんいんこう]
足の太陰脾経

すねの内側。幅広い症状に有効で、特に婦人科系の悩みに効果的。

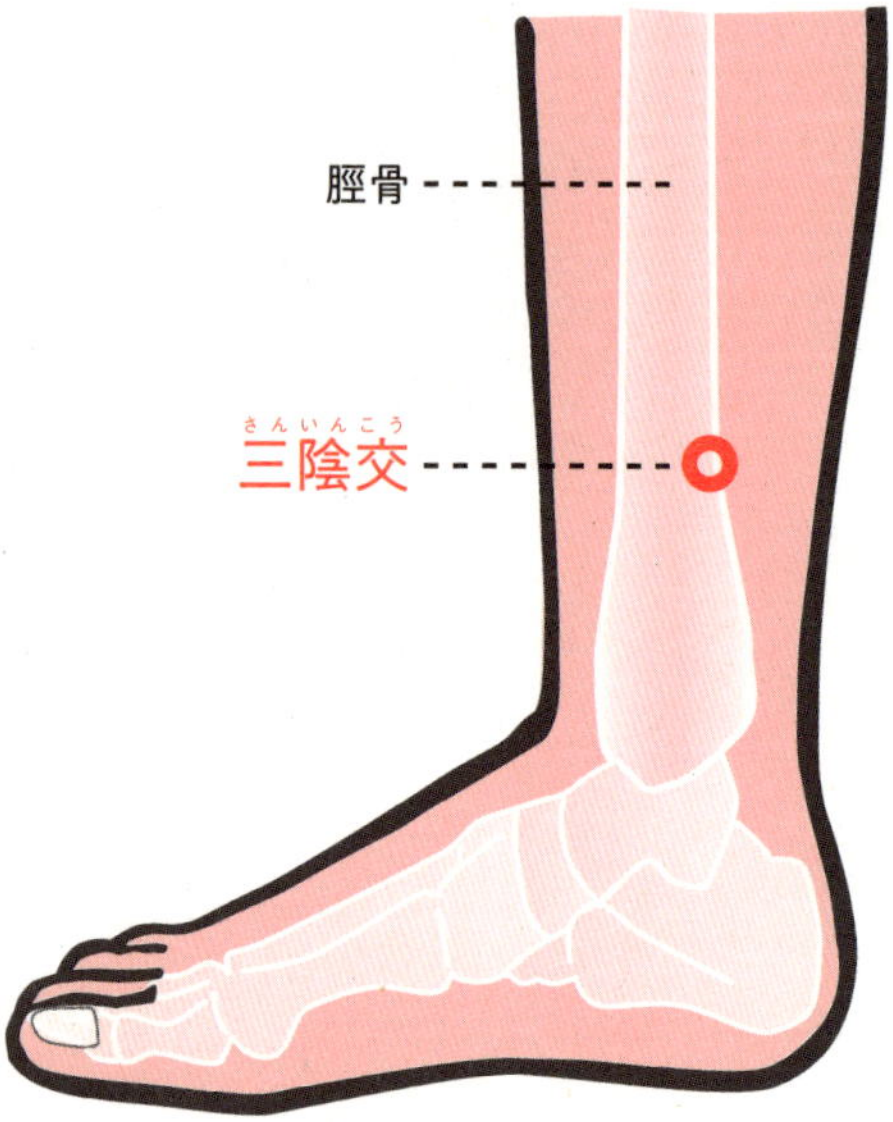

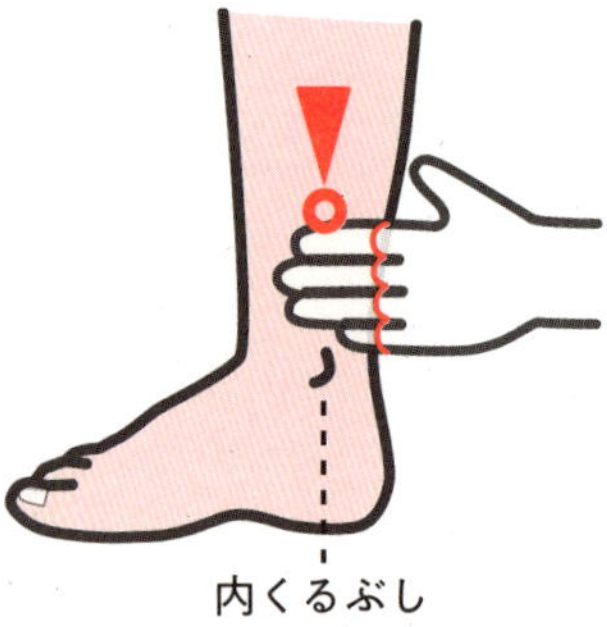

見つけ方

内くるぶしの上端から上へ指4本分、脛骨の後ろのきわにあります。

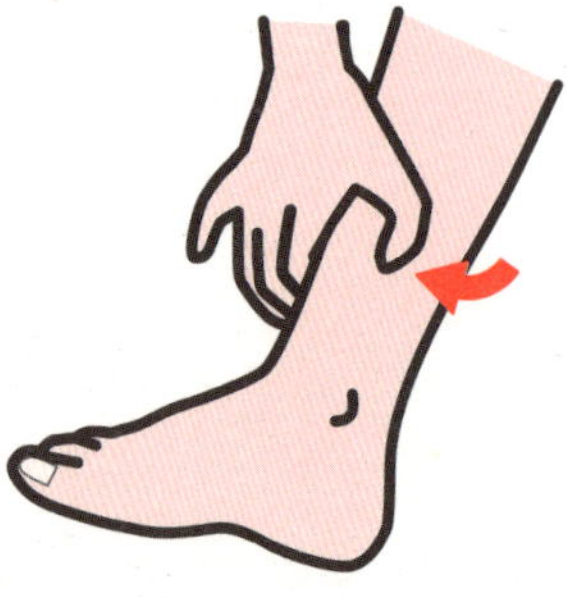

押し方

親指をツボに当てて6〜8回、息を吐きながら脛骨を巻き込むようにしてすねの前面に向かって押し、息を吸いながらゆるめます。左右どちらも行いましょう。

月経前のホルモンバランスを整え、つらいPMSを撃退！

PMSは月経前症候群と呼ばれ、月経の3～10日くらい前からイライラ、集中力の低下、乳房の張り、むくみ、肌荒れ、腹痛、頭痛、過食など、心身に不快な症状が現れます。月経が開始すると良くなることが多いのも特徴。日本の女性の7～8割が月経前に何らかの症状があるといわれています。まずは自分の体のリズムを知って、休養したり、ビタミン・ミネラルの摂取に努めましょう。

「三陰交」は安産など女性特有の症状全般に効くツボ。「帯脈」はホルモン分泌を調整してPMSの症状を緩和するツボです。

こんなツボも効果的！

帯脈

［たいみゃく］
足の少陽胆経

わき腹付近にあり、月経を整えて痛みを緩和する働きがある。

その他の効果

□腰痛
□下痢
□ウエストやせ

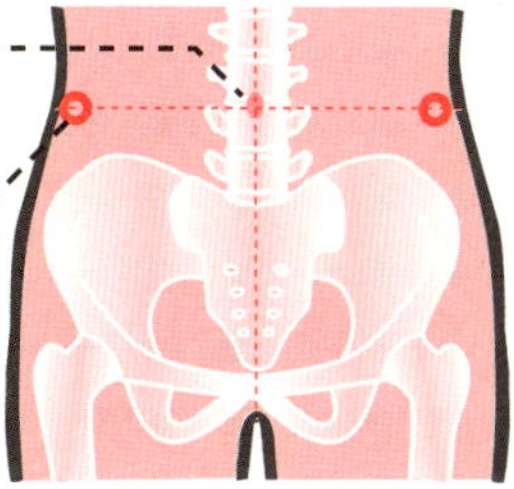

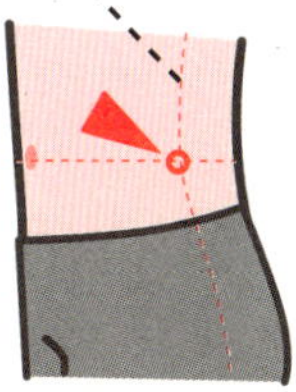

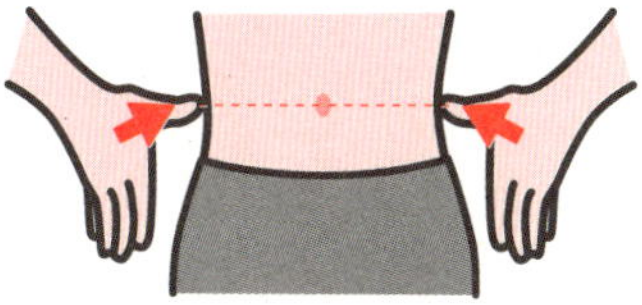

見つけ方

へそから左右の脇腹へ真横に伸ばした線上の、腹と背中の境目にあります。

押し方

両手の親指を左右のツボに当てて6～8回、息を吐きながら胴体の中心に向かって押し、息を吸いながらゆるめます。左右どちらも行いましょう。

ツボの名前の由来 10
三陰交

「三陰交」は生命エネルギーの気が流れる重要な経絡である脾経、腎経、肝経の3つが交わる場所にあるので、その名がつきました。血行促進やホルモンバランスを整える働きがあり、婦人科系の不調全般をはじめ、冷え性、腰痛、低血圧、不眠、イライラなどあらゆる症状に効く万能ツボです。

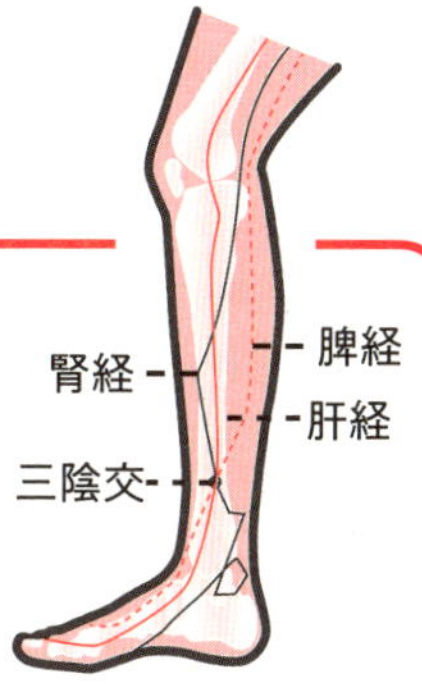

#「貧血に効く」

その他の効果
□冷え性
□胃炎
□うつ

関元

［かんげん］
任脈

関は要所、元は元気。気や血の出入りの要所であり、源の意味。

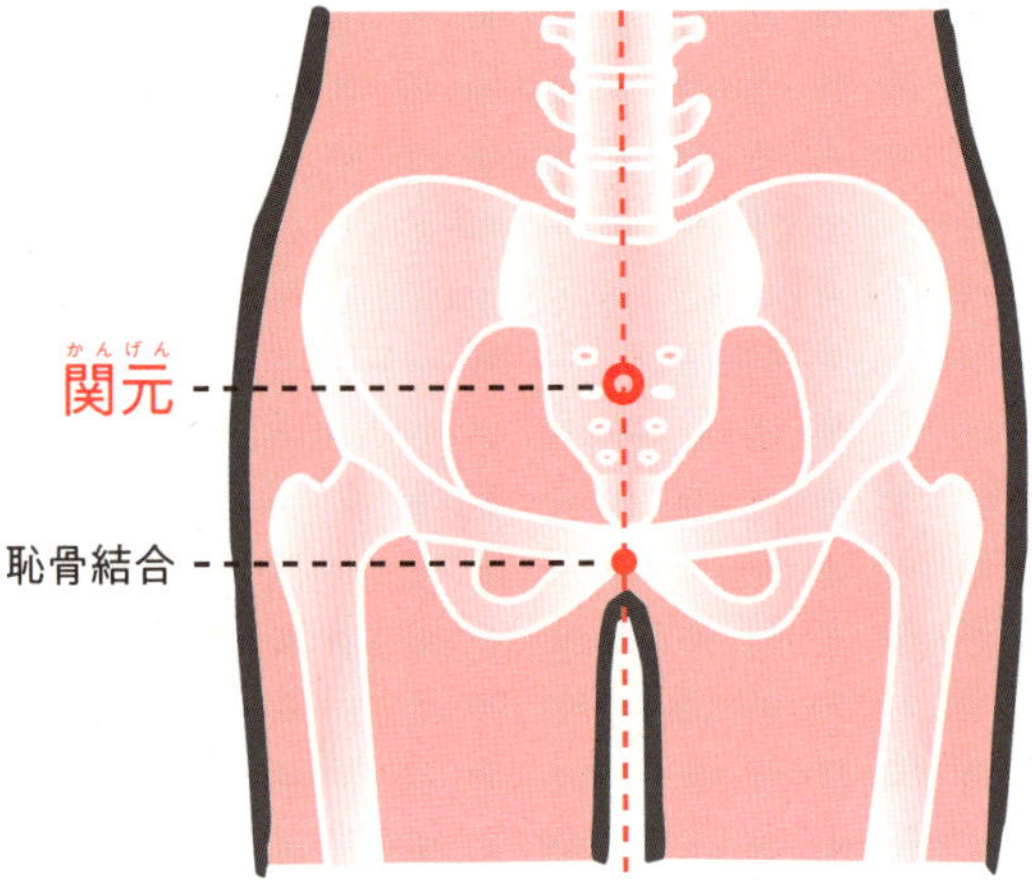

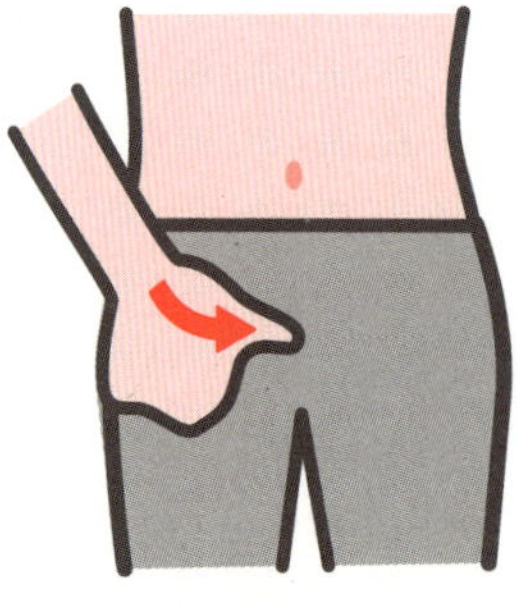

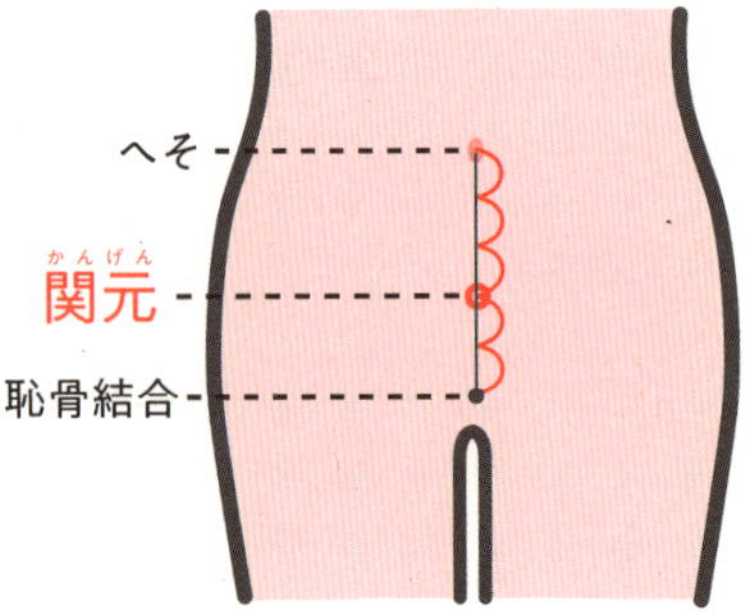

押し方

親指をツボに当てて6〜8回、息を吐きながらに背中に向かって押し、息を吸いながらゆるめます。

見つけ方

へそと恥骨結合を結ぶ直線を5等分して、へそから5分の3のところにあります。

鉄分不足の食事や無理なダイエットに要注意

貧血の約8割を占める鉄欠乏性貧血とは、血液中のヘモグロビンが不足することで起こり、疲れやすい、立ちくらみ、めまい、動悸、息切れなどの症状が現れます。鉄分不足の偏った食事や無理なダイエットで起こる場合も多いので、バランスのとれた食事をとることが大事です。

東洋医学では、小腸の働きが悪くなると、血液が体中に回らなくなり、貧血になると考えられています。「関元」は小腸を活性化して貧血を防ぐツボ。「太渓」は骨髄の造血作用を促すツボです。

こんなツボも効果的！

太渓

［たいけい］
足の少陰腎経

アキレス腱付近。全身のさまざまな不快症状に効果を発揮。

その他の効果
- □のどの痛み
- □頭痛
- □めまい

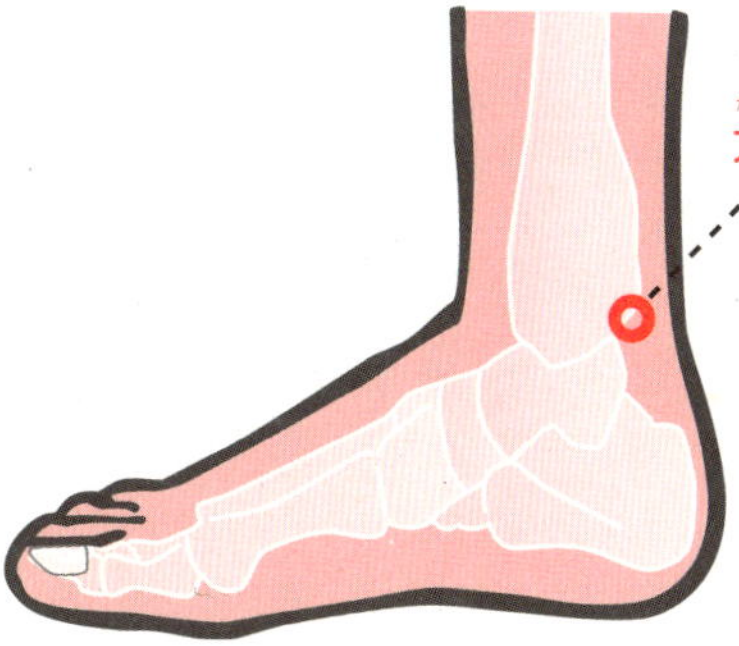

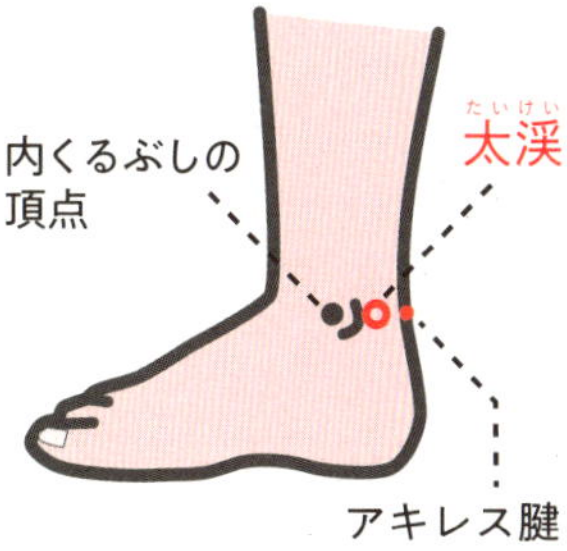

見つけ方

内くるぶしの頂点とアキレス腱のちょうど中間のくぼみにあります。

押し方

親指をツボに当てて6～8回、息を吐きながら足の中心に向かって押し、息を吸いながらゆるめます。左右どちらも行いましょう。

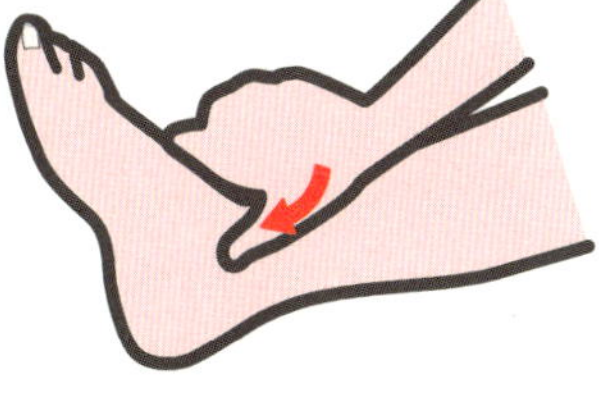

こんな方法も！

日ごろから関元のツボのまわり（下腹部）を冷やさないように、腹巻きなどで温かくしておきましょう。小腸が温まることで血行も改善し、貧血の予防につながります。

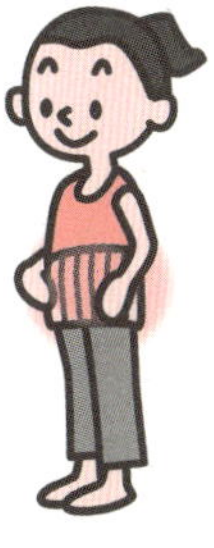

便秘に効く

支溝

［しこう］手の少陽三焦経

前腕の手首からやや上にあり、腸を潤す効果がある。

その他の効果

- □のどの痛み
- □目の充血
- □耳鳴り

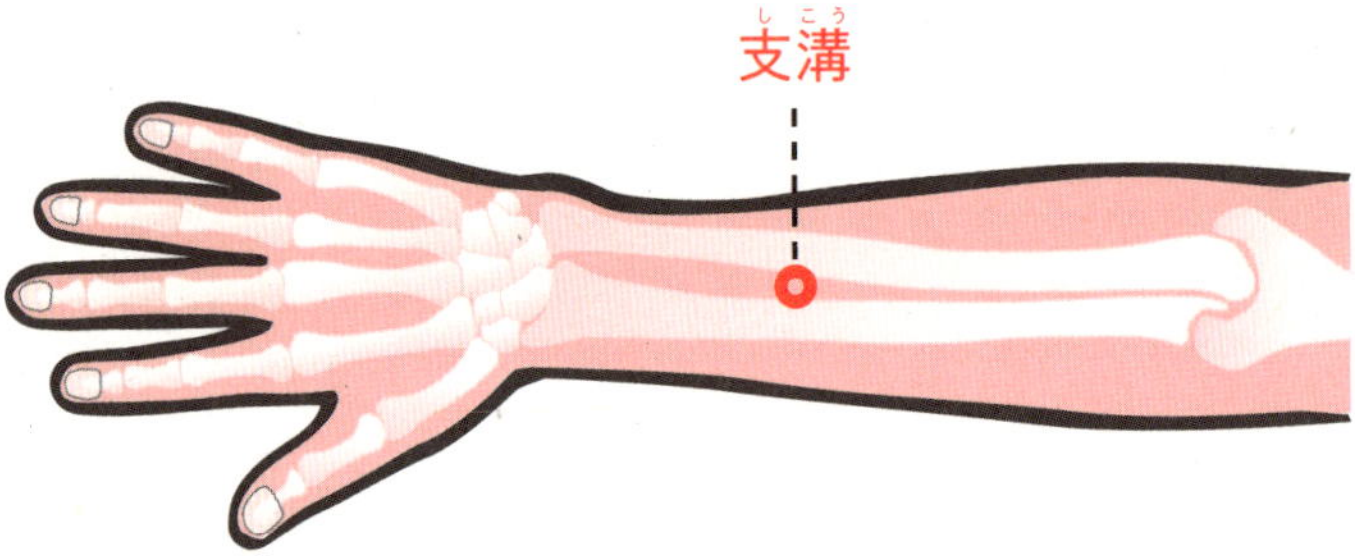

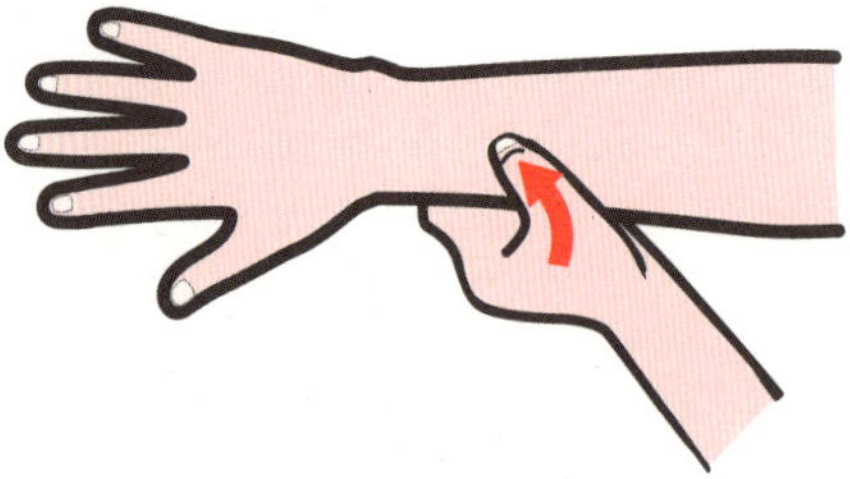

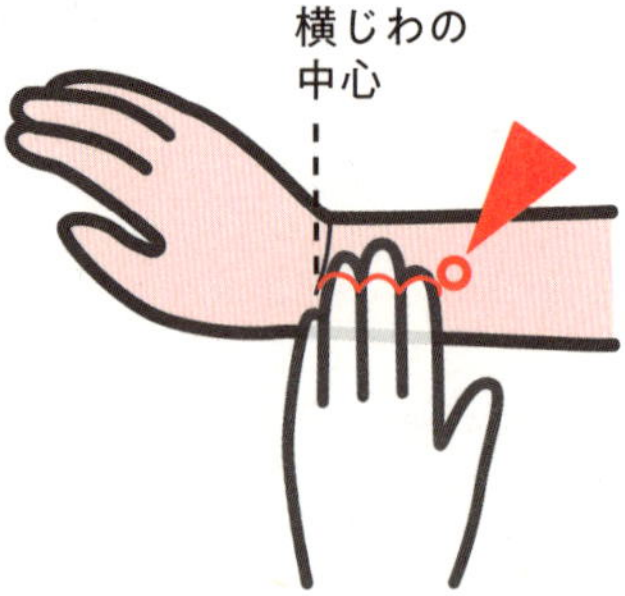

押し方

親指をツボに当てて6〜8回、息を吐きながらに垂直に押し、息を吸いながらゆるめます。左右どちらも行いましょう。

見つけ方

手の甲を持ち上げたときにできる横じわの中央から上に指3本分のところにあります。

腸の働きを活性化し蠕動運動を促す

便秘の主な原因は腸の働きが弱まり、排便を促す蠕動《ぜんどう》運動が鈍くなること。食物繊維や水分が不足しても起こるので、日ごろからバランスのよい食生活を心がけましょう。便秘薬をレスキュー的に使うのは構いませんが、常用すると、薬なしでは排便できなくなることもあるので気をつけましょう。

「支溝」は腸の動きを活性化して快便に導いてくれるツボ。「上巨虚」は慢性の便秘にも効く特効ツボです。天枢（P63）や足三里（P74）、大巨（P77）のツボも併用するといいでしょう。

こんなツボも効果的！

上巨虚

［じょうこきょ］足の陽明胃経

足のすね付近にあり、気の巡りをよくして腸の通りをよくする。

その他の効果

□下痢
□腹痛
□足の痛み

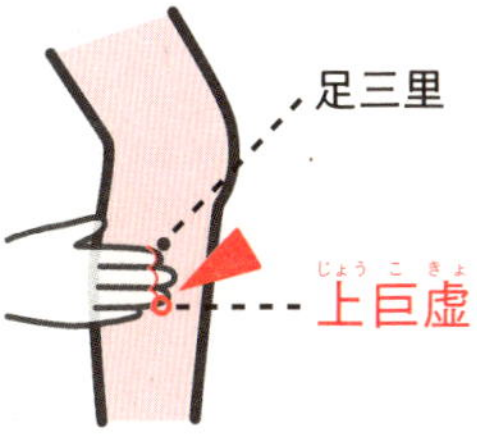

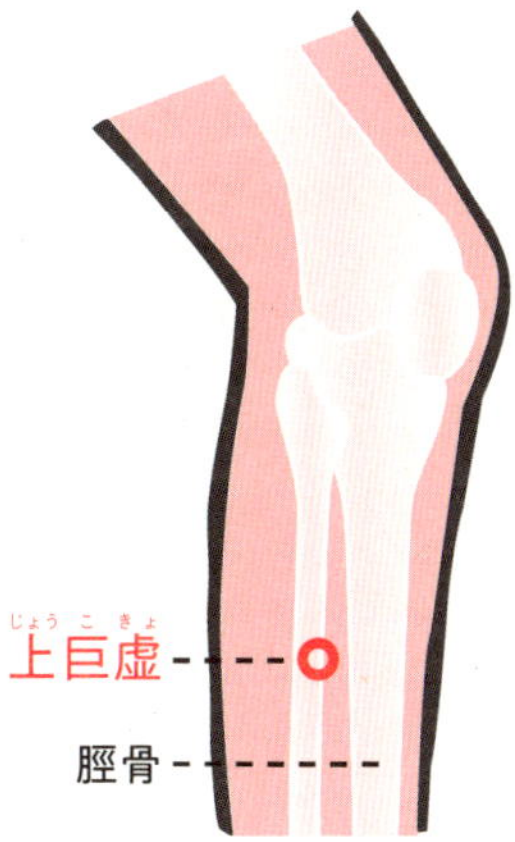

脚の外側

見つけ方

足三里のツボ（P74：ひざのお皿の外側下端にあるくぼみから、脛骨に沿って指4本分下がったところ）から、さらに指3本分下にあります。

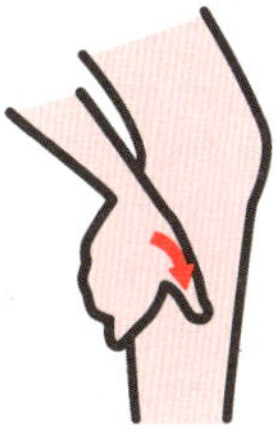

押し方

親指をツボに当てて6〜8回、息を吐きながら脚の中心に向かって押し、息を吸いながらゆるめます。左右どちらも行いましょう。

福辻先生のツボコラム 17

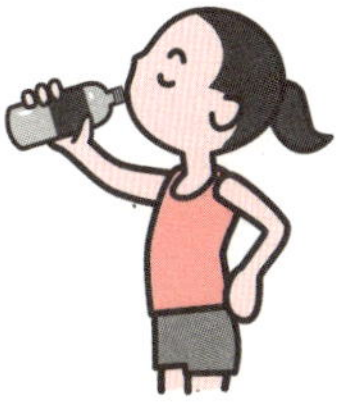

よく歩いて、水を飲もう！

当院でも特に女性は便秘に悩む方が多いです。運動不足だと、腸の蠕動運動が鈍るので、まずはよく歩きましょう。糖分のとり過ぎも便秘につながります。お茶に含まれるタンニンも便秘のもとなので、なるべく水を飲むようにしましょう。腸内環境の悪化は免疫力を低下させ、様々な病気の原因になるので、たかが便秘とあなどらず、早めの対策を！

#「冷え性に効く」

その他の効果
□のぼせ
□足のむくみ
□排尿困難

衝門

［しょうもん］
足の太陰脾経

そけい部にあり、気の巡りをよくして痛みを抑える働きがある。

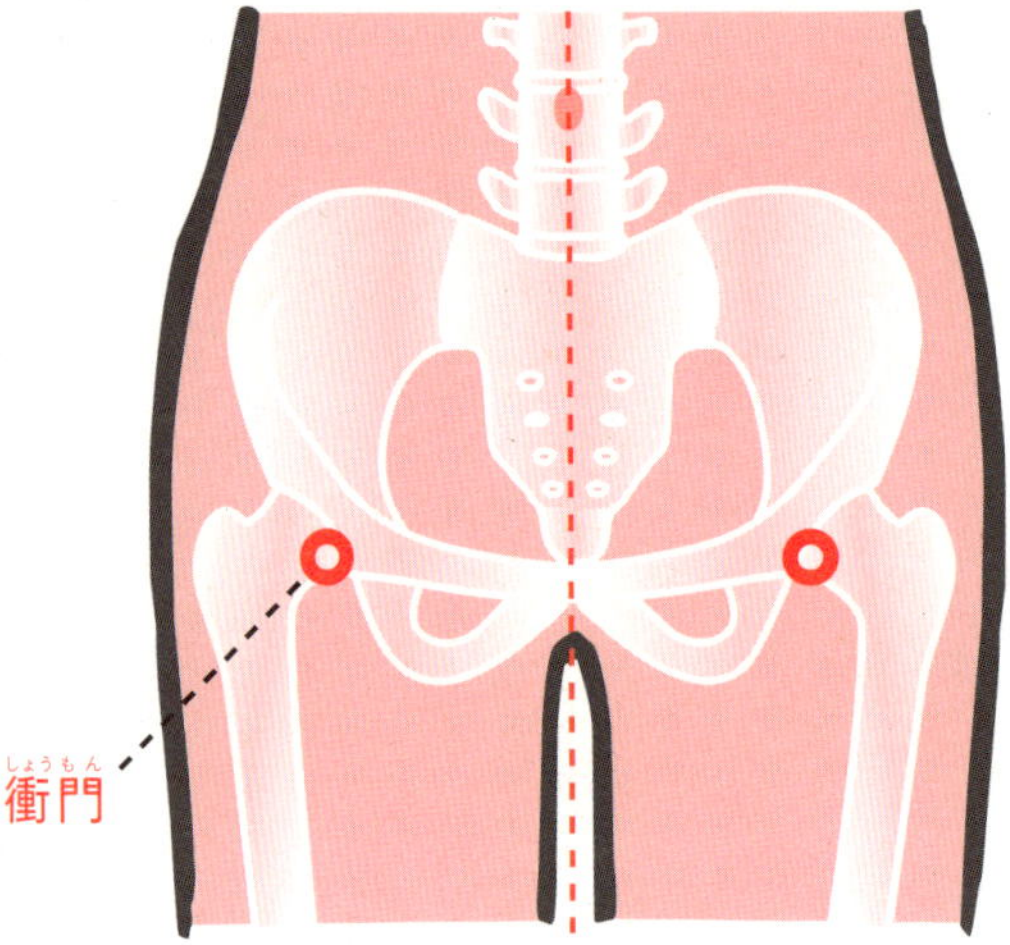

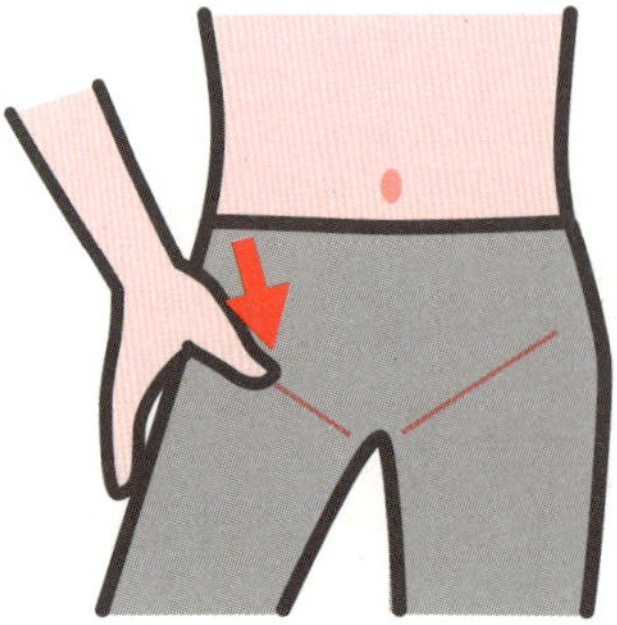

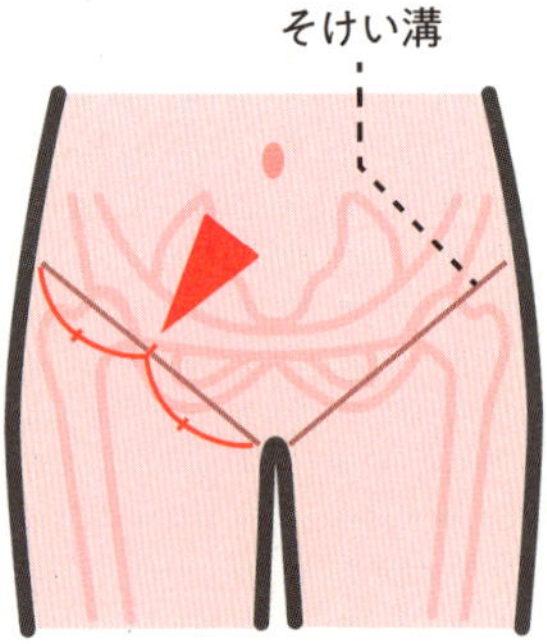

押し方

親指をツボに当てて6〜8回、息を吐きながらに垂直に押し、息を吸いながらゆるめます。ホースの水を途中で止めるように、強めに押します。左右どちらも行いましょう。

見つけ方

そけい溝（太ももの付け根のビキニラインのしわ）の中央にあります。動脈の上で、触るとドクドクしている場所です。

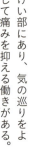

血行不良を改善し 全身を内側から温める

冷え性の主な原因は、血液中に老廃物がたまり、血行が悪くなって、体のすみずみまで血液が行かないこと。「冷えは万病のもと」ともいわれ、腹痛や頭痛などを引き起こしたり、さまざまな病気の原因にもなります。

「衝門」は血液やリンパの流れを促進し、足にたまった老廃物を流してむくみをとり、冷え性を改善するツボ。「太衝」は自律神経に働きかけて、下半身の血流を良くするツボです。東洋医学では、小腸が弱っている人は冷え性になりやすいといわれています。「関元」（P130）など、小腸のツボも併用するといいでしょう。

こんなツボも効果的！

太衝

［たいしょう］ 足の厥陰肝経

足の甲に位置する。精神を落ち着かせ、気分を和らげる効果あり。

その他の効果
- □ 腰痛
- □ 気力減退
- □ 更年期障害

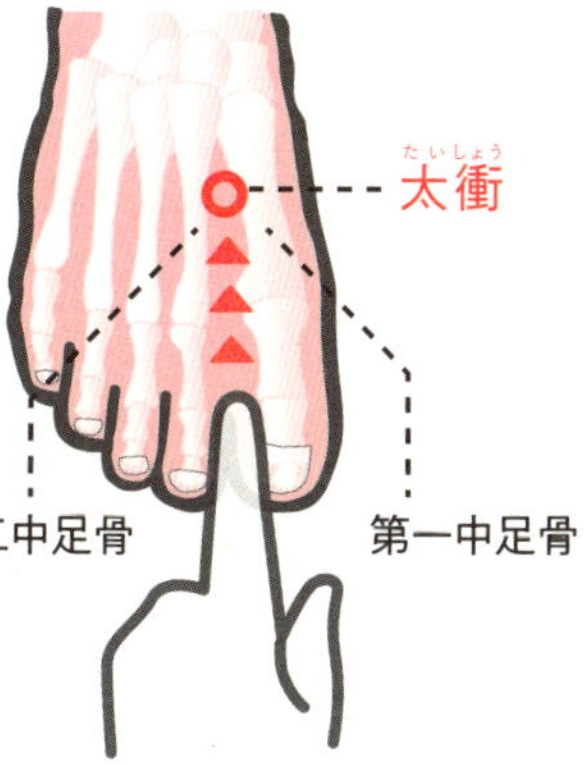

見つけ方

足の甲の第一中足骨と第二中足骨が合わさる場所。足の親指と人差し指の間をたどっていくと、指が止まるところにあります。

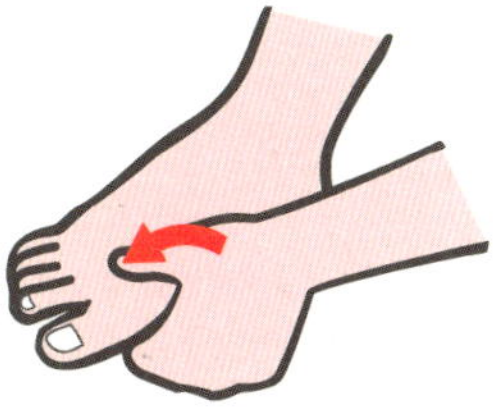

押し方

親指をツボに当てて6〜8回、息を吐きながら足裏に向かって押し、息を吸いながらゆるめます。左右どちらも行いましょう。

福辻先生のツボコラム 18

靴下を履いて寝るのはNG

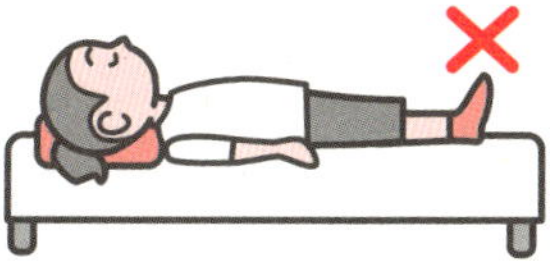

人間の体は保護しすぎると弱くなるので、ある程度鍛えることも大切です。寝るときまで靴下を履いて足を温めすぎるのは、熟睡できない原因にもなるのでお勧めしません。それよりもお風呂から上がる前、足に10〜20秒ほど冷水をかけてみましょう。冷えると体が自分から温めようとするので、かえって湯冷めしにくいのです。

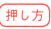

「不妊症に効く」

その他の効果
□冷え性
□頭痛
□鼻水

至陰

［しいん］
足の太陽膀胱経

足の小指の外側。泌尿器系の症状に効果的なことで知られる。

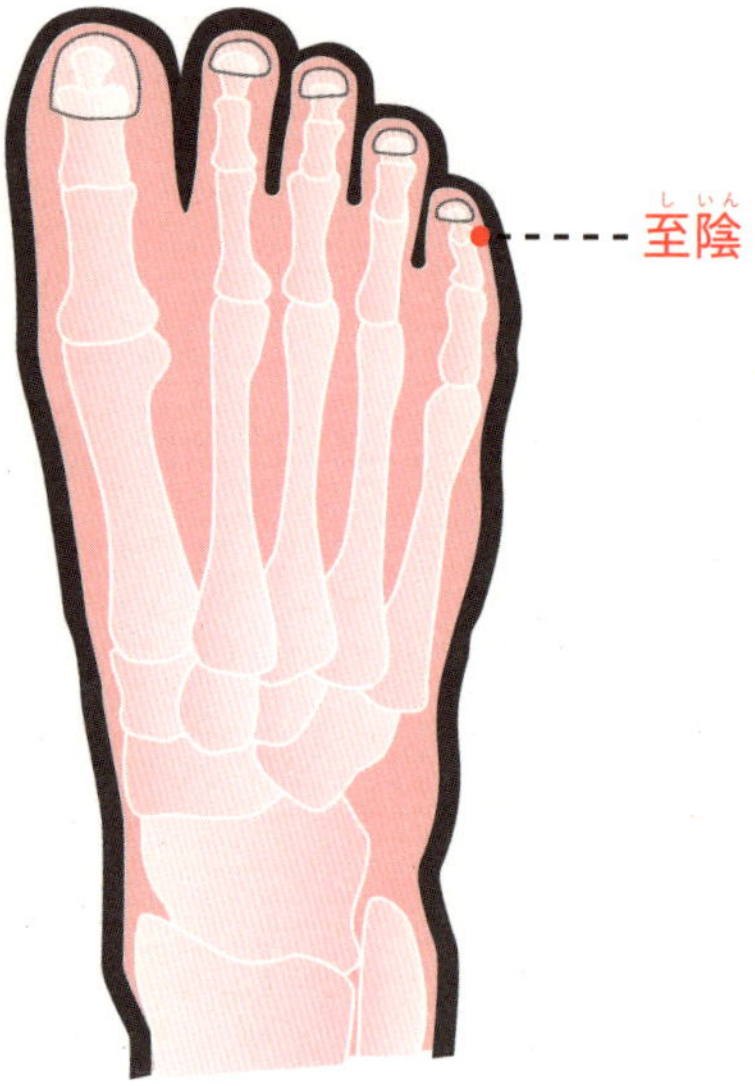

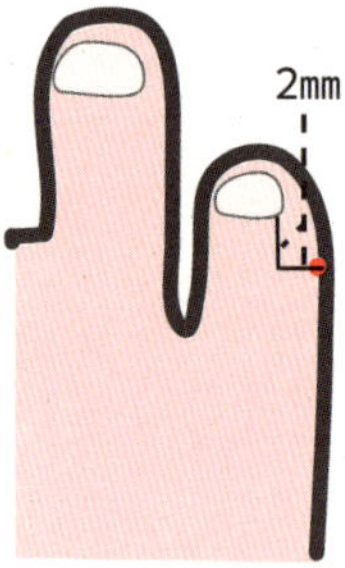

見つけ方

足の小指の生え際の外側の角から2㎜下、2㎜外側のところにあります。

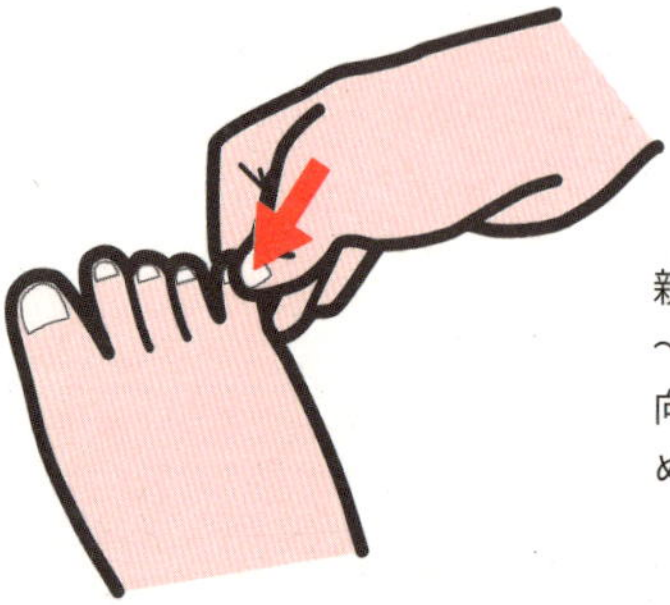

押し方

親指と人差し指でツボをはさんで6～8回、息を吐きながら指の中心に向かって押し、息を吸いながらゆるめます。左右どちらも行いましょう。

骨盤内の血行を促進し、妊娠しやすい体を作る

東洋医学では、体が冷えたり、骨盤内の血流が滞ると、妊娠しにくい体になると考えられています。

「至陰」は婦人科全般に効くツボで、鍼灸院ではここにハリを打って逆子を治すことも。最近の女性はパンプスなどで足の小指が変形している人が多いですが、小指が真っすぐだと不妊症や生理不順にもなりにくいともいわれています。

「曲骨」は骨盤内の血流を良くし、妊娠しやすい体を作ってくれるツボです。「血海」（P126）、「三陰交」（P128）のツボも併用するといいでしょう。

こんなツボも効果的！

曲骨 ［きょっこつ］ 任脈

恥骨の下の曲がったところ。泌尿器や生殖器系の症状に効く。

その他の効果
- □頻尿
- □ED
- □胃炎

見つけ方

体の正中線上で、下腹部の恥骨結合のすぐ上にあります。

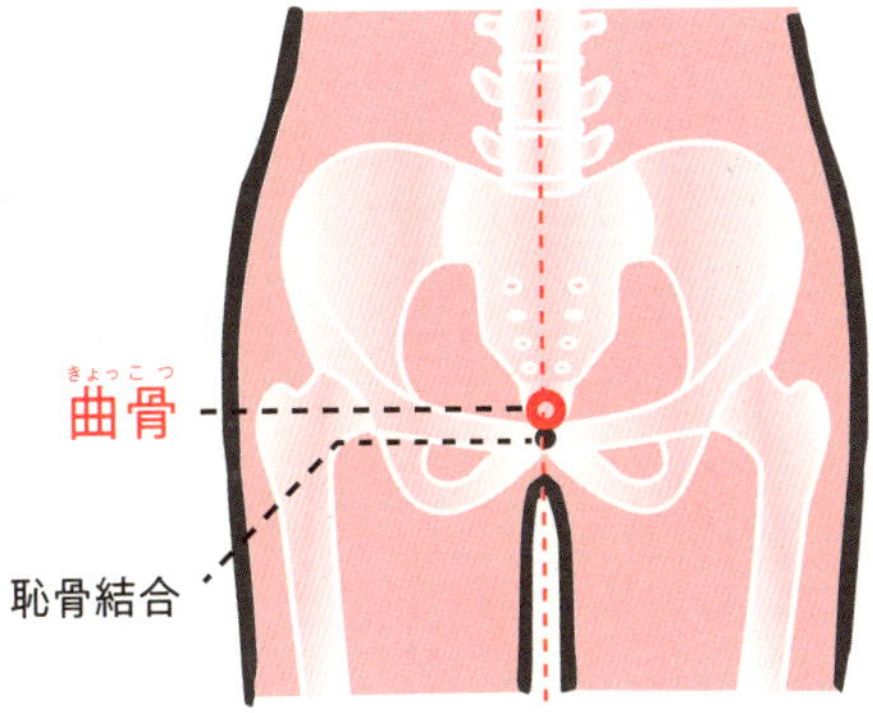

押し方

親指をツボに当てて6〜8回、息を吐きながら背中に向かって垂直に押し、息を吸いながらゆるめます。

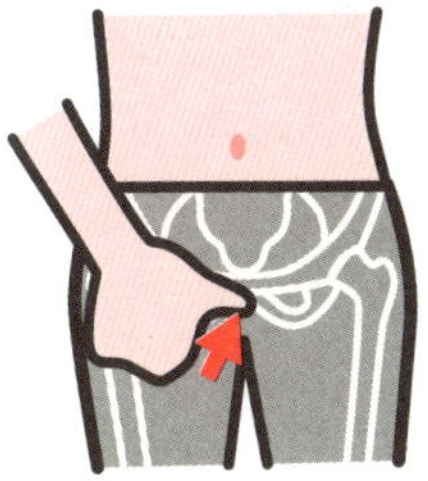

福辻先生のツボコラム 19

女性は仙骨を温めて

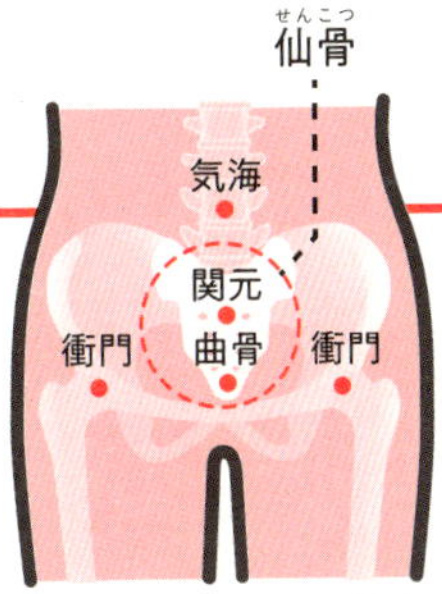

仙骨のまわりには、婦人科系のツボがたくさん

お尻が冷えていたり、かたい人は妊娠しづらいことが多いです。仙骨のまわりには、不妊症や生理痛など、婦人科系のツボが集まっており、女性はこのあたりを温めることがとても重要です。お尻の尾骨の少し上をさすったり、使い捨てカイロを貼ったりして、常に温めるようにしましょう。

アスカ鍼灸治療院
患者のお悩み
ベスト5

5位 生理痛

骨盤が歪むと子宮を圧迫し生理痛が悪化！

生理痛の主な原因のひとつは骨盤の歪み。常に片足に体重をかけたり、足を組んだりしていると、筋肉が左右対称でなくなり、骨盤も歪んでしまいます。また、猫背の姿勢で長時間座る生活を続けるなどして、骨盤が後傾すると、恥骨がずれて子宮を圧迫し、血行不良を起こしたり、神経にさわって痛みが生じたりします。

私の患者さんにも、生理痛がひどくて、1～2日目は学校や会社にも行けず、寝込んでしまうという方が少なくありません。生理痛のツボにハリを打って骨盤内の血行をよくし、整体で骨盤を調整することで、徐々によくなります。

自宅では、曲骨や府舎のツボ押し（P124-125）に加えて、下に紹介した「かかと落とし」やかかとのマッサージをしてみましょう。かかとは生殖器に関係があり、刺激を与えることで生理痛も軽減します。

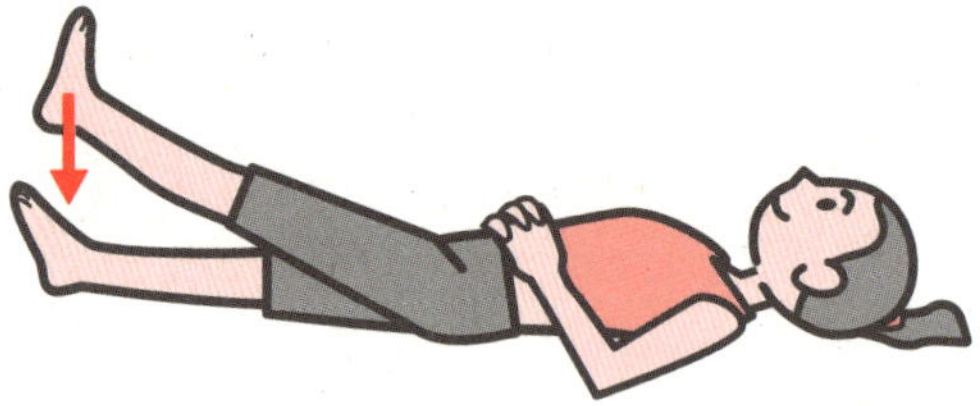

あお向けに寝て、片足を30cmほど上げます。ベッドではなくかたい床の方がベター。上げた足をおろしてかかとを床にドンとぶつけます。左右1セットで8回行います。

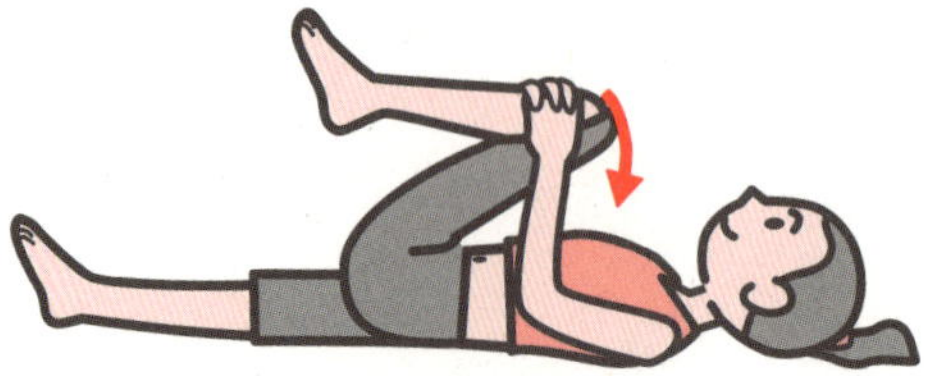

あお向けに寝て、片方のひざを手で抱えます。胸に抱えて5秒キープ。左右1セットで5回行います。

第6章 美容・ダイエットのツボ

ツボ押しは体の不調だけでなく、
美容やダイエットにも効果抜群！
美の大敵、冷えや血行不良を改善しながら、
健康的にやせて、キレイになりましょう！

- □ ウエストのくびれ→**天枢**
- □ 二の腕やせ→**肩貞**
- □ 小顔→**解谿**
- □ 美脚→**風市**
- □ 全身のむくみ→**腎兪**
- □ バストアップ→**陥谷**
- □ ヒップアップ→**環中**
- □ しみ・しわ→**中封**
- □ 乾燥肌→**陰谷**
- □ 髪の傷み・抜け毛→**玉枕**

「ウエストのくびれに効く」

天枢

［てんすう］
足の陽明胃経

へその外側左右。上半身と下半身のバランスを整える働きがある。

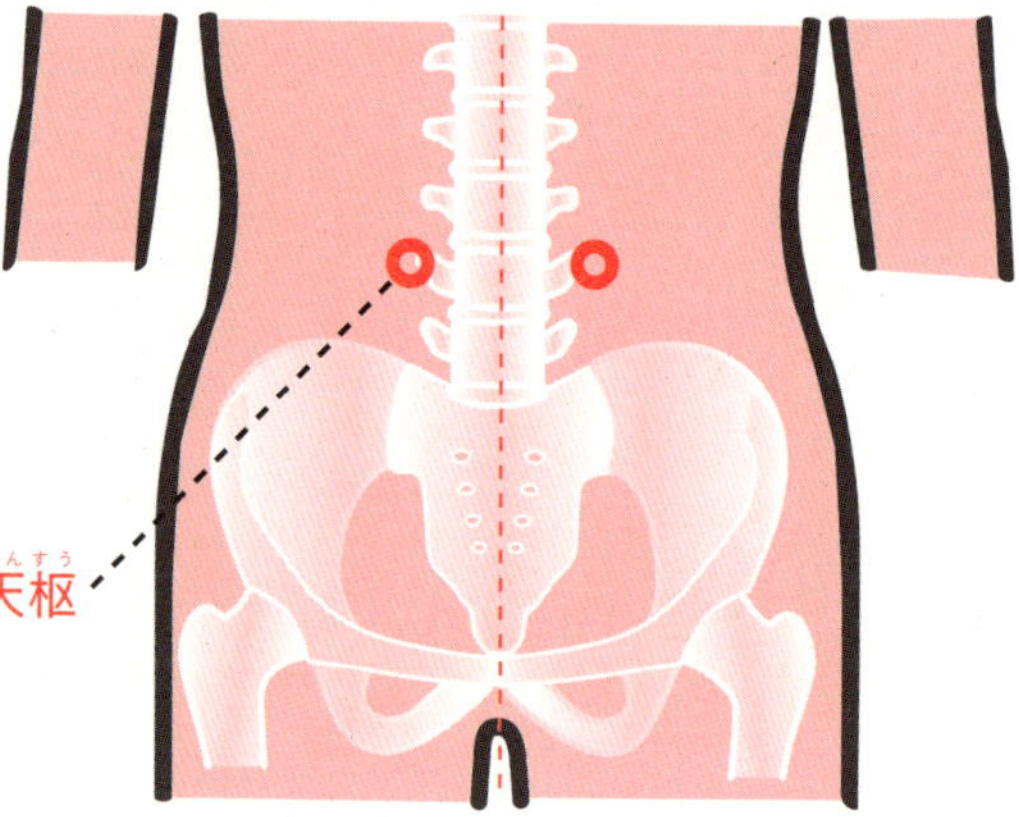

その他の効果
□便秘
□胸やけ
□倦怠感

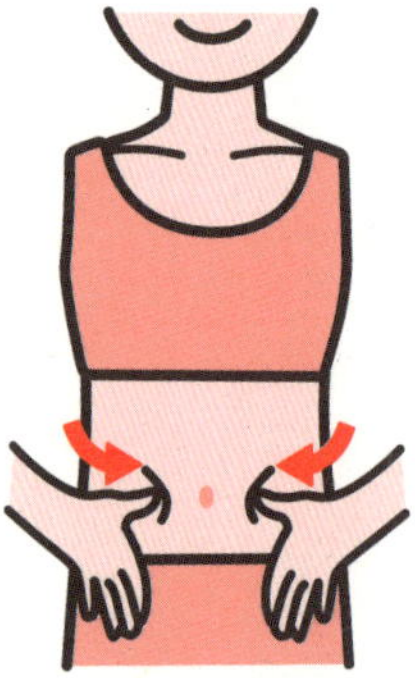

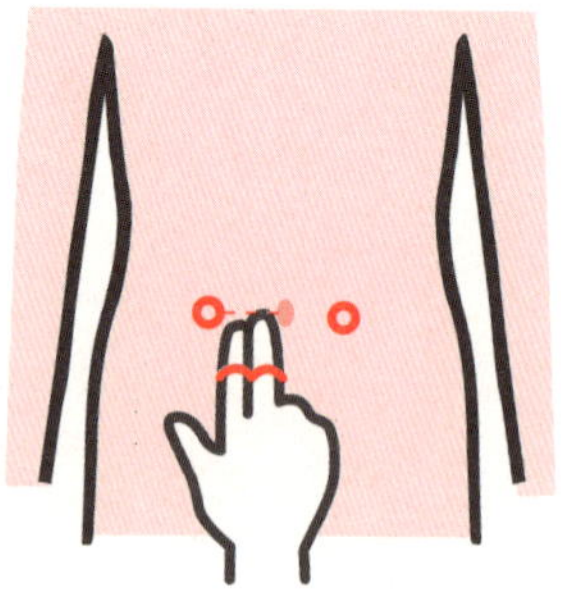

押し方

親指を左右のツボに当てて6～8回、息を吐きながらおなかの中心に向かってじわーっと優しく押し、息を吸いながらゆるめます。

見つけ方

へそから左右に指2本分外側にあります。

代謝アップで脂肪を燃焼しウエストすっきり

ウエスト回りには皮下脂肪や内臓脂肪がつきやすいのですが、代謝を高めることで、比較的やせやすい部位でもあります。最近は内臓下垂によっておなかがぽっこり出ている人も増えています。長時間、同じ姿勢でスマホやパソコンを使用すると、腰が曲がって骨盤が広がり、内臓も下垂しやすくなります。

「天枢」は消化機能を高め、ガスがたまって張ったおなかもケアしてくれるツボ。「帯脈」は気の流れをスムーズにし、代謝を上げて、おなか回りの筋肉を引き締めるツボです。

こんなツボも効果的！

帯脈

【たいみゃく】
足の少陽胆経

わき腹付近にあり、月経を整えて痛みを緩和する働きがある。

その他の効果
- □腰痛
- □下痢
- □PMS

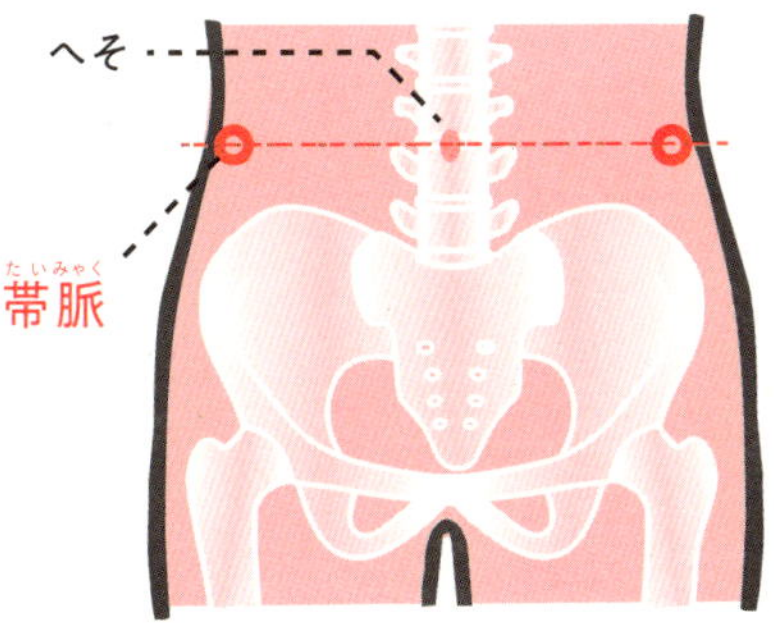

見つけ方

へそから左右の脇腹へ真横に伸ばした線上の、腹と背中の境目にあります。

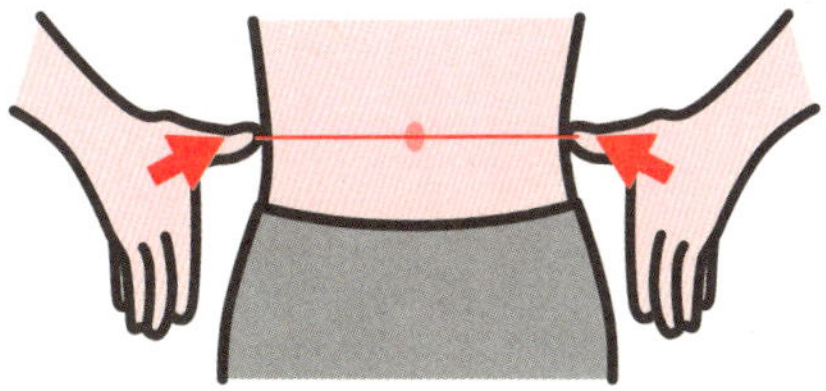

押し方

両手の親指を左右のツボに当てて６～８回、息を吐きながら胴体の中心に向かって押し、息を吸いながらゆるめます。左右どちらも行いましょう。

こんな方法も！

2枚重ねたバスタオルをたて2つに折って、ヨガマットのように丸めます。それを腰の後ろに当てて、手を上げて5分間あお向けに寝ます。腰を持ち上げることで下垂していた内臓が元の位置におさまり、骨盤の歪みも改善して、ウエストラインもスッキリ！（詳細はP32-33参照）

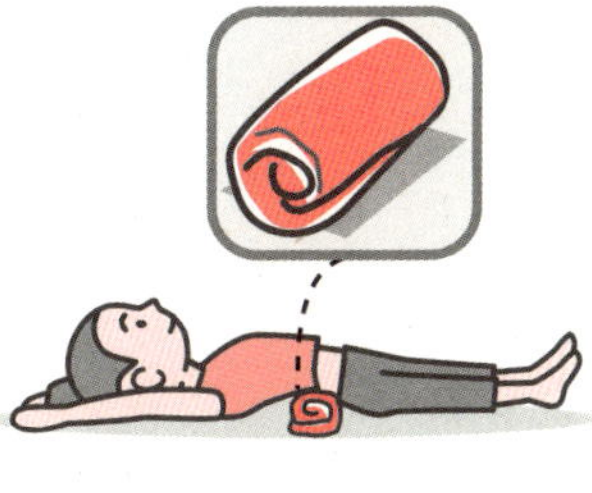

〔二の腕やせに効く〕

肩貞

【けんてい】
手の太陽小腸経

肩周囲部。貞は正しいの意。肩を正しい状態に戻すことから命名。

その他の効果
□五十肩
□リウマチ
□神経痛

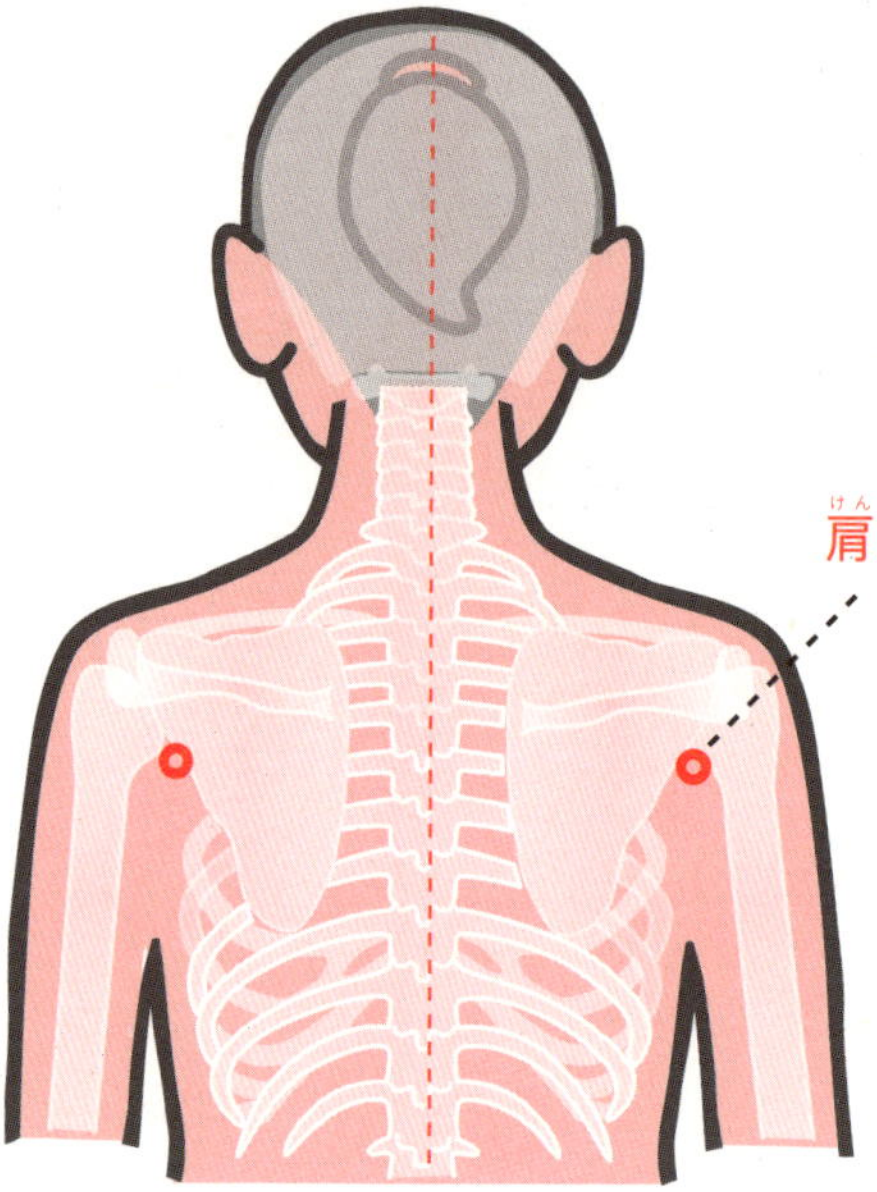

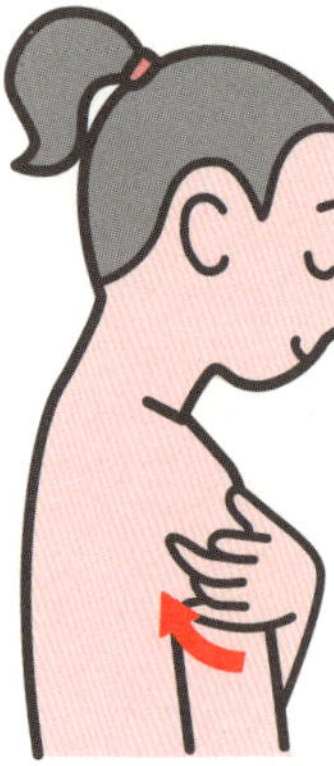

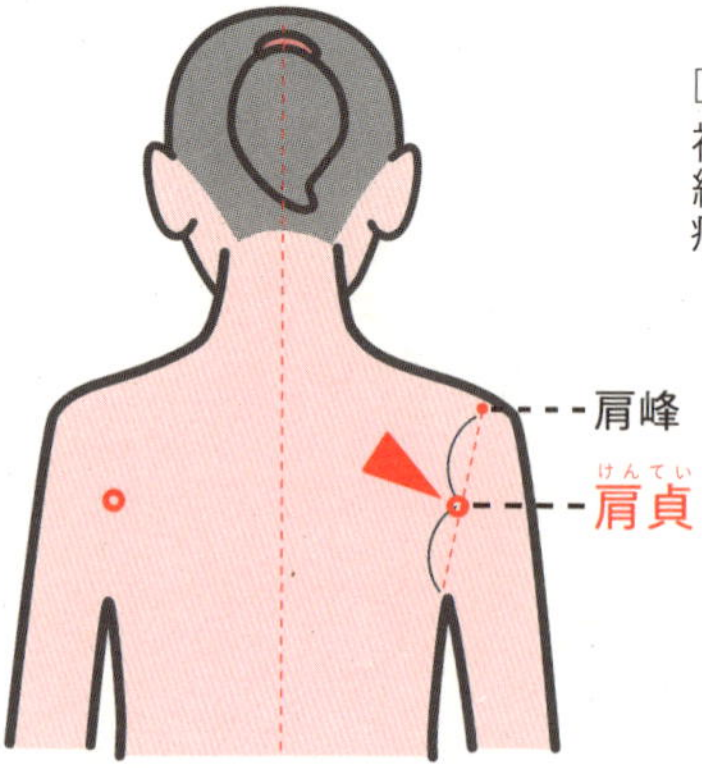

押し方

中指をツボに当てて6〜8回、息を吐きながら肩の中心に向かってゆっくり押し、息を吸いながらゆるめます。左右どちらも行いましょう。

見つけ方

肩関節の後ろ側、肩峰と脇の下を結ぶライン（背中側）のちょうど真ん中にあります。肩峰から指3本分のところです。

巻き肩になると、背中の肉が二の腕に流れてくる！

二の腕は首や肩、背中と連動しています。うつむいて猫背の姿勢でデスクワークなどを続けていると、肩が前に出た「巻き肩」になりがちです。すると肩甲骨が外に広がり、背中の肉が二の腕に流れて、脂肪が付きやすくなります。たるんだ腕を引き締めるには、この肩甲骨を中央に寄せて、よい姿勢を保つことが必要です。

「肩貞」のツボは肩関節の筋肉のこわばりをほぐして、正しい姿勢に導きます。「臑会」のツボは、神経痛や関節痛など、肩～上腕の症状全般にも効果があります。

こんなツボも効果的！

臑会［じゅえ］

手の太陽小腸経

上腕部後ろ側。経絡の通りをよくし、気の流れを改善する。

その他の効果

- □肩関節痛
- □上腕神経痛
- □のどの痛み

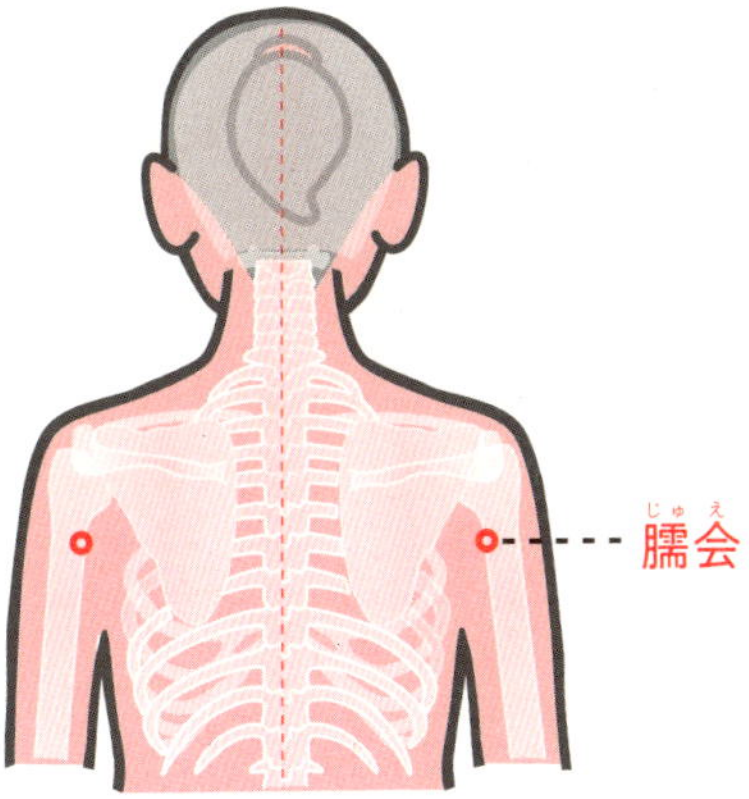

見つけ方

肩峰から三角筋に沿って下へ指4本分のところにあります。

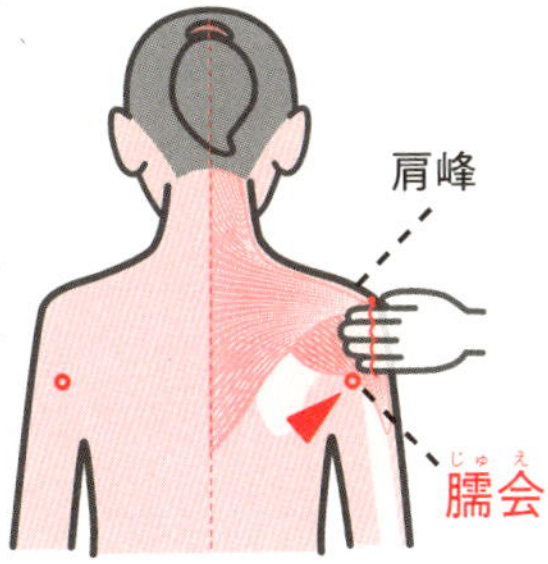

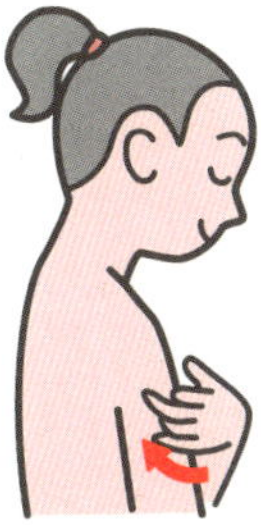

押し方

中指をツボに当てて6～8回、息を吐きながら腕の中心に向かってゆっくり押し、息を吸いながらゆるめます。左右どちらも行いましょう。

こんな方法も！

背中のぜい肉が腕に流れないように、肩甲骨を寄せるストレッチをしましょう。両ひじを曲げて、息を吐きながら胸を反らせて上を見て、吸いながら戻すという動作をゆっくり10回行います。仕事や勉強の合間に、気づいたらする習慣をつけるといいでしょう。

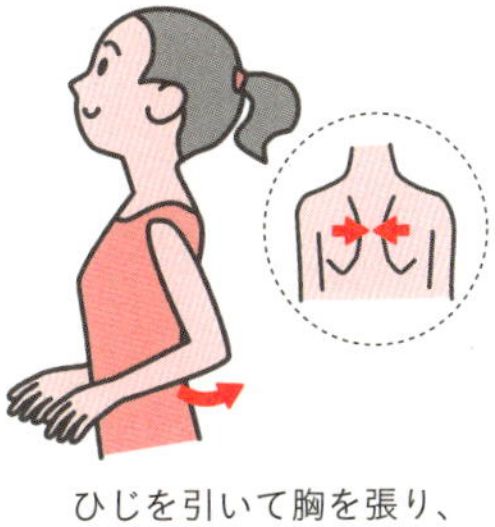

ひじを引いて胸を張り、肩甲骨を中央に寄せる

〔小顔に効く〕

解谿

［かいけい］
足の陽明胃経

下腿部と足部の境目にあって、谷間のように凹んだ部分にある。

その他の効果
□目の腫れ
□ねんざ
□足の関節炎

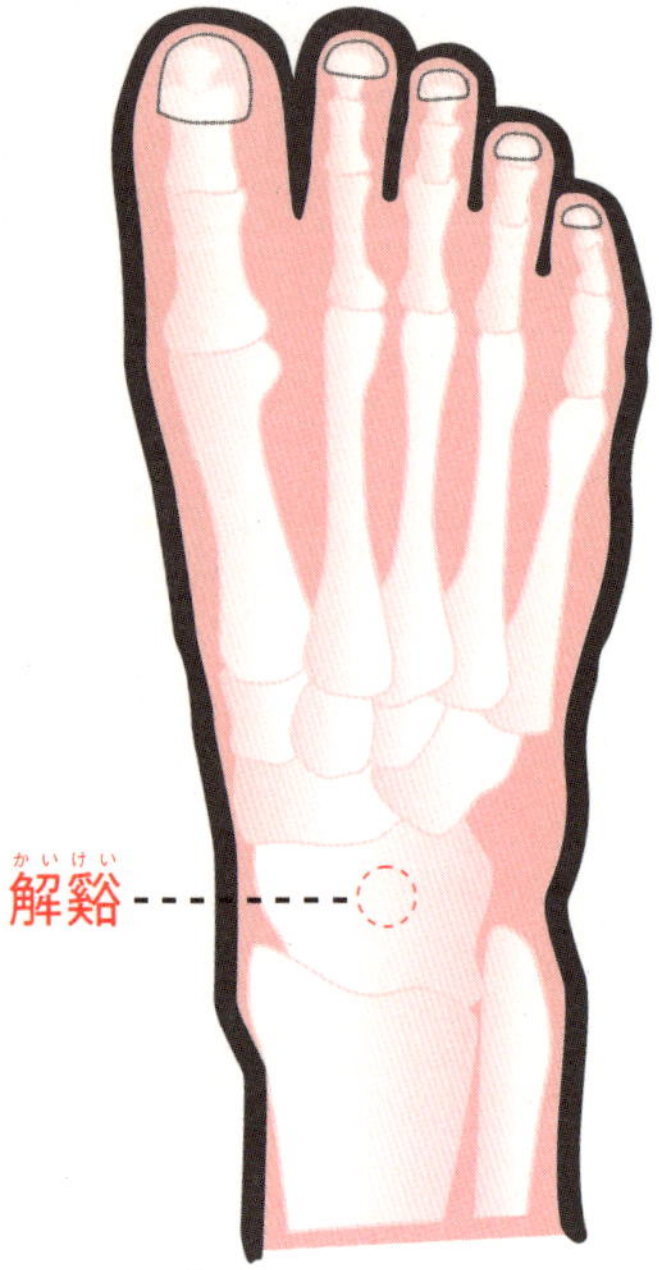

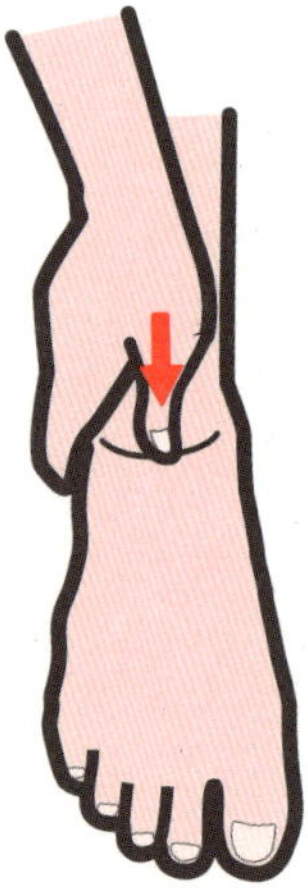

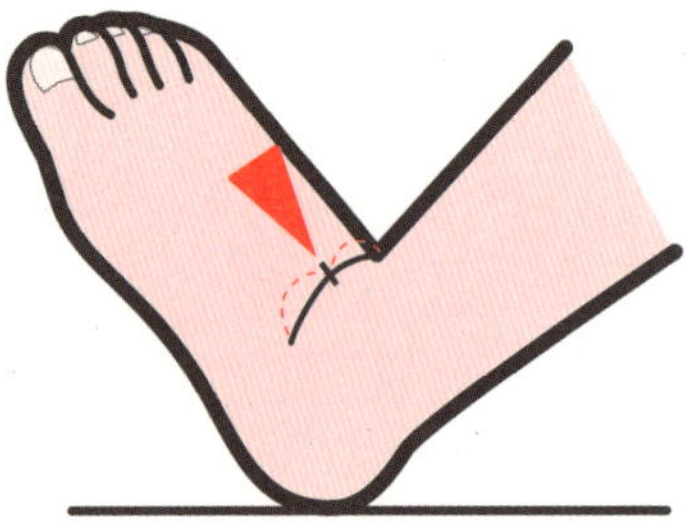

押し方

親指をツボに当てて6〜8回、息を吐きながら足の中心に向かってゆっくり押し、息を吸いながらゆるめます。左右どちらも行いましょう。

見つけ方

足の甲を持ち上げるとできる足首の横じわの中央で、少し凹んだところにあります。

顔の血行やリンパの流れを改善しスッキリ小顔に！

顔が大きくなる原因のひとつは、年を重ねるごとに顔がたるんで脂肪がつくから。顔の小さい芸能人でも、20代の時と、60代の顔写真を見比べてみれば、フェイスラインが崩れて、顔が大きくなっているのが分かるはず。骨格も広がるので、そこにぜい肉がついてしまいます。

「解谿」は血行改善や水分の排泄を促し、顔のむくみを解消してくれるツボ。「大迎」のツボはあごを巻き込むようにして押すので、唾液が出やすくなり、リンパの流れもよくして、小顔を実現してくれます。

こんなツボも効果的！

大迎
【たいげい】 足の陽明胃経

下あご付近にある。腫れを抑えて顔や歯の痛みを鎮める効果がある。

その他の効果
- □歯痛
- □顔面神経痛
- □顔のしわ

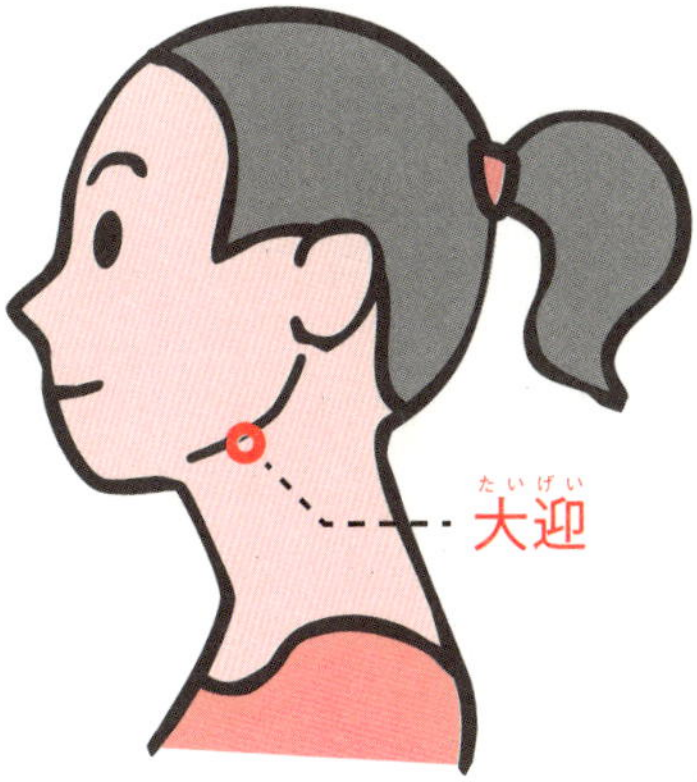

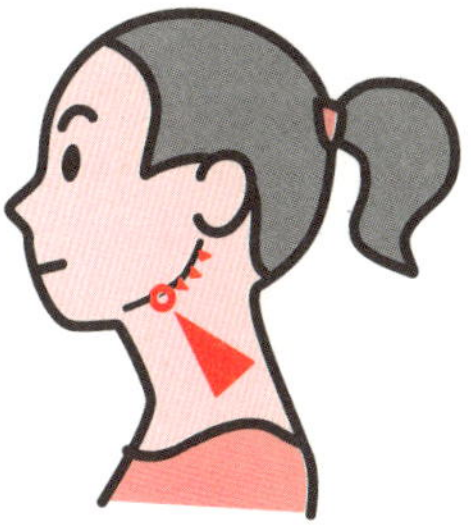

見つけ方

えらからあごの骨の下縁を指でたどっていくと、凹んでいて指がとまる部分にあります。

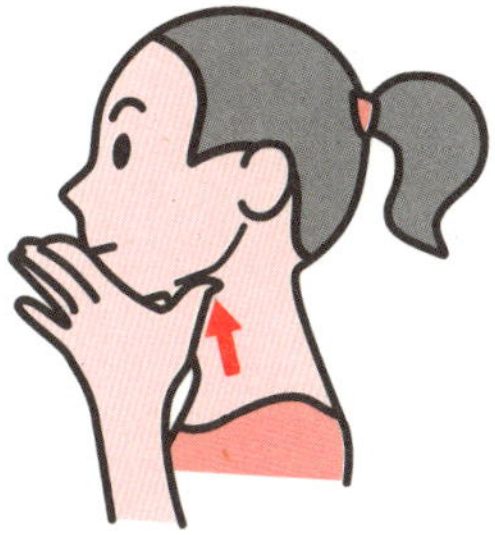

押し方

親指をツボに当てて6〜8回、息を吐きながらあごを巻き込むようにして押し上げ、息を吸いながらゆるめます。左右どちらも行いましょう。

こんな方法も！

手をグーにして顎に当て、頬に向かってゆっくり肉を上に持ち上げましょう。1日1分でもいいので、気づいたときにマッサージする習慣をつけると、徐々にフェイスラインがすっきりしてきます。

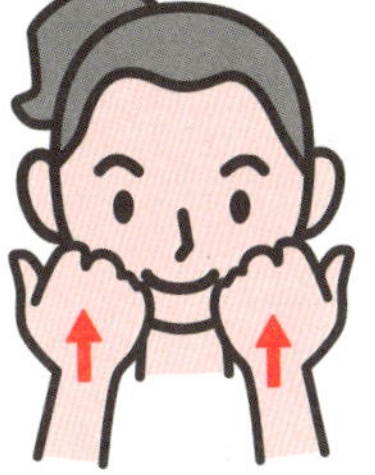

〔美脚に効く〕

その他の効果

□腰痛
□耳鳴り
□じんましん

風市

［ふうし］
足の少陽胆経

太ももの外側。経絡の通りをよくして水はけをよくする。

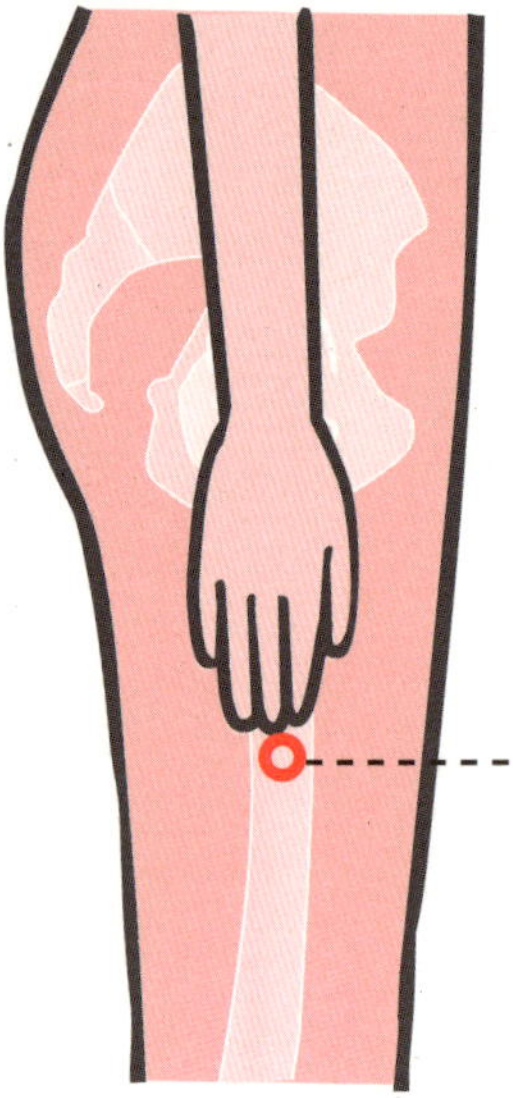

見つけ方

「気をつけ」をして立ったときに、中指が太ももの側面に当たる部分にあります。

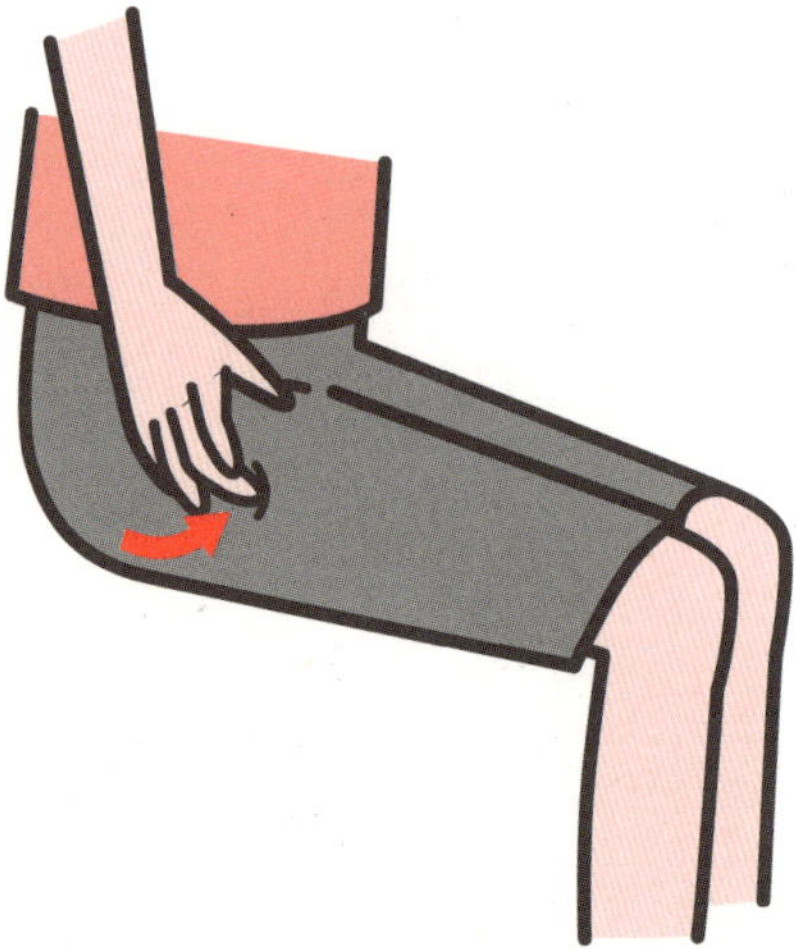

押し方

中指をツボに当てて6〜8回、息を吐きながら脚の中心に向かってゆっくり押し、息を吸いながらゆるめます。左右どちらも行いましょう。

代謝を上げて、美脚の大敵、冷えとむくみを改善

脚が太くなる主な要因は冷えとむくみ。女性は夕方になると脚がむくんで、履いているブーツがきつくなったりしますが、これをほおっておくと、リンパに水が溜まって冷えるので、体がそれを冷やさないようにと、脂肪をつけてしまいます。まずはよく歩いて、代謝を上げましょう。

「風市」は水分の代謝を高めてむくみをとり、脚を引き締めるツボ。「陽陵泉」のツボは内臓の動きを活発にして、老廃物を排出し、脚の疲れもとってくれます。青竹踏みや足裏のツボを刺激するマットなどを使うのもいいでしょう。

こんなツボも効果的！

陽陵泉

［ようりょうせん］

足の少陽胆経

すねの外側。肝や胃の働きをよくして上がった気を下げる。

その他の効果

□ひざ痛
□坐骨神経痛
□高血圧

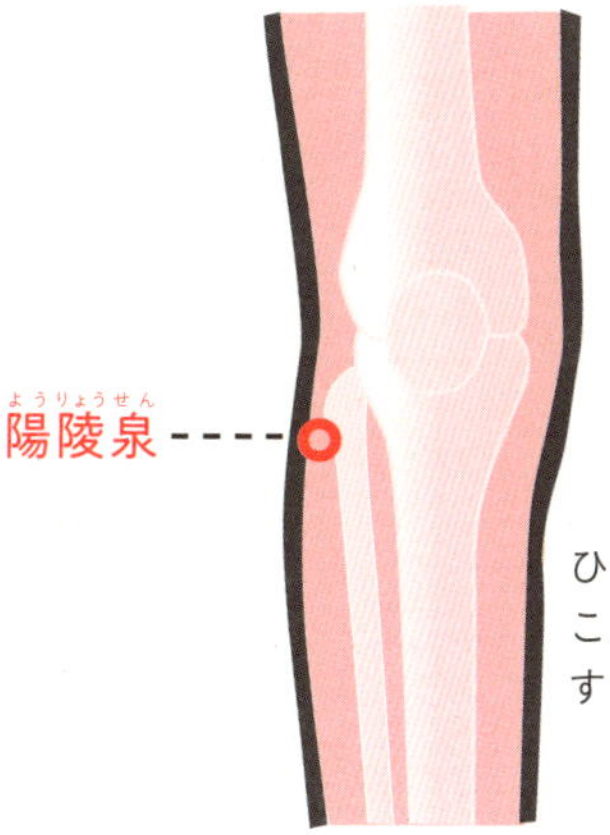

見つけ方

ひざのお皿の下の外側にぽこんと出た骨（腓骨頭）のすぐ下のくぼみにあります。

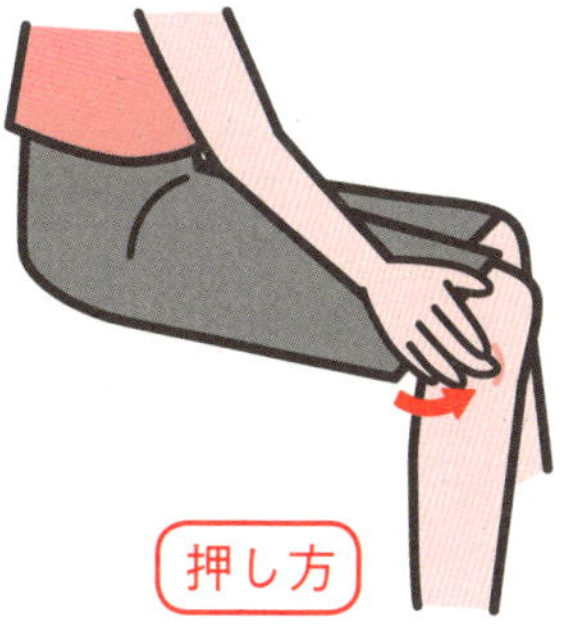

押し方

中指をツボに当てて6〜8回、息を吐きながら脚の中心に向かってゆっくり押し、息を吸いながらゆるめます。左右どちらも行いましょう。

こんな方法も！

立って片足をつま先までまっすぐ伸ばし、足の甲を持ち上げて5秒キープ。この動きを左右3セットずつ行います。腓腹筋とヒラメ筋を引き締めて、ふくらはぎがスリムに！

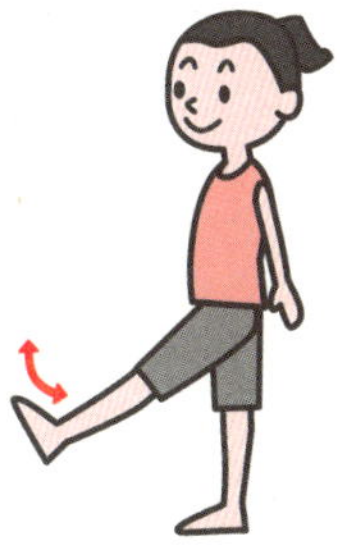

【全身のむくみに効く】

腎兪

［じんゆ］
足の太陽膀胱経

腎臓の機能を高めるツボ。兪は穴の意味。腰の左右に位置する。

その他の効果
□腰痛
□冷え性
□生理不順

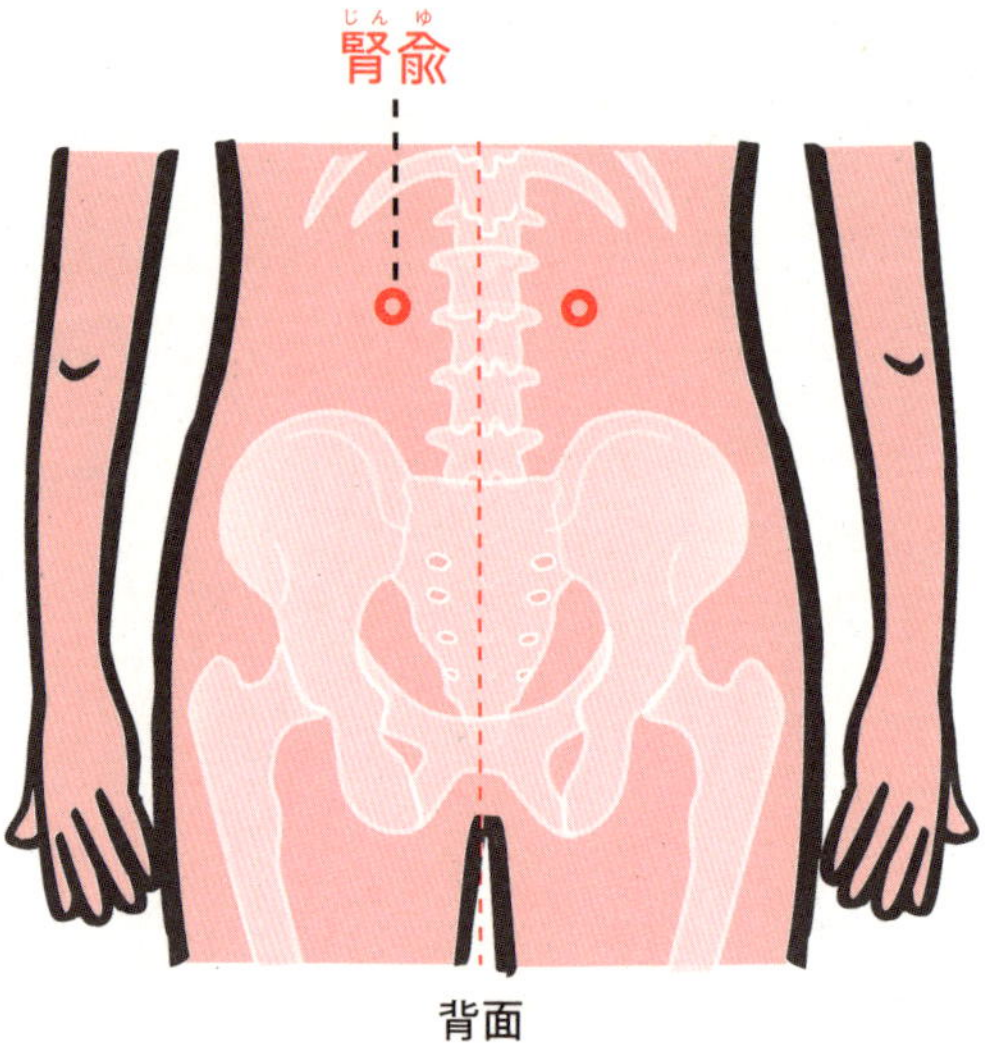

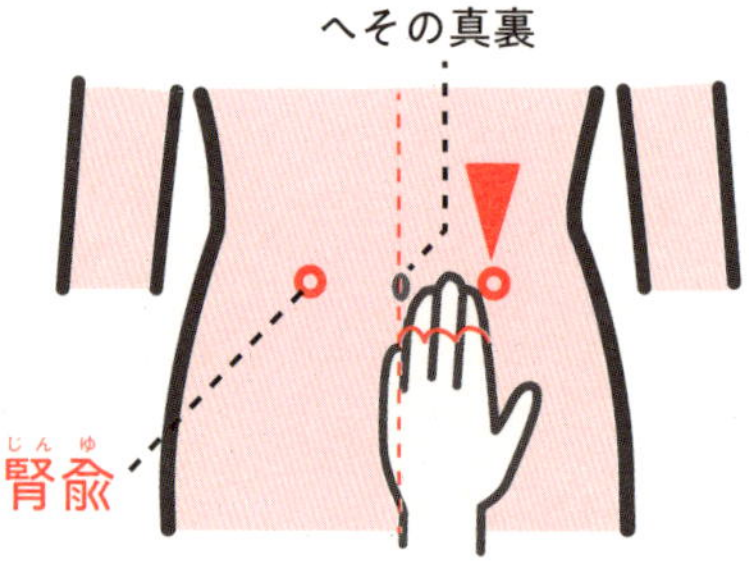

見つけ方

へその真裏（背中側）で、背骨から左右に指3本分外側のところにあります。

押し方

両手の親指をツボに当てて6〜8回、息を吐きながら腰の中心に向かってやや強めに押し、息を吸いながらゆるめます。左右どちらも行いましょう。

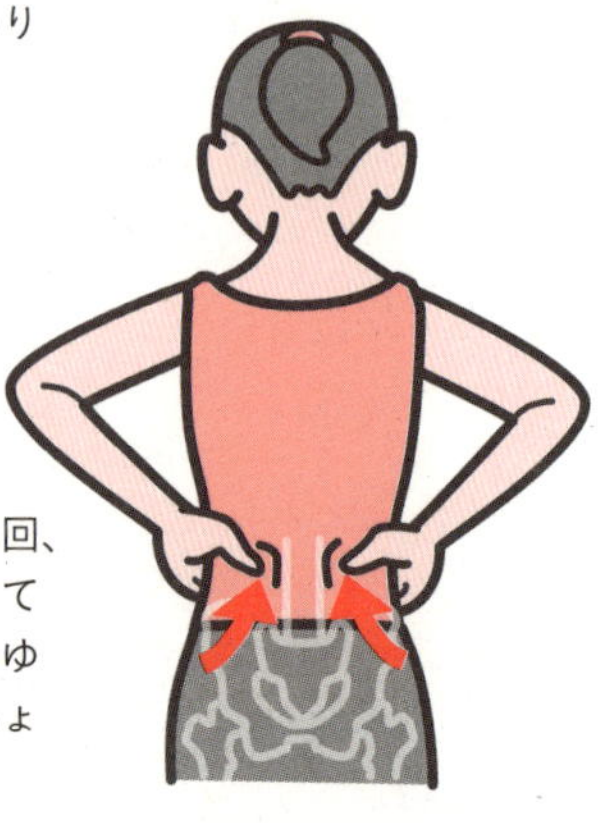

腎機能を改善、余分な水分を排出し全身をデトックス

全 身がむくむ主な原因は腎機能の低下により、尿や便、汗などで水分を体外に排出しにくくなることです。全身の代謝が悪くなり、六臓六腑が疲れている状態です。ＰＭＳや心不全、甲状腺機能の低下によっても全身がむくむことがあります。

「腎兪」は腎機能を高め、むくみを解消するとともに、腰痛や冷え性、生理不順、坐骨神経痛などにも効く万能ツボ。「水分」はその名の通り、余分な水分を排出してくれるデトックス機能に優れたツボです。

こんなツボも効果的！

水分 ［すいぶん］ 任脈

へそからやや上にある。水分バランスを整える効果がある。

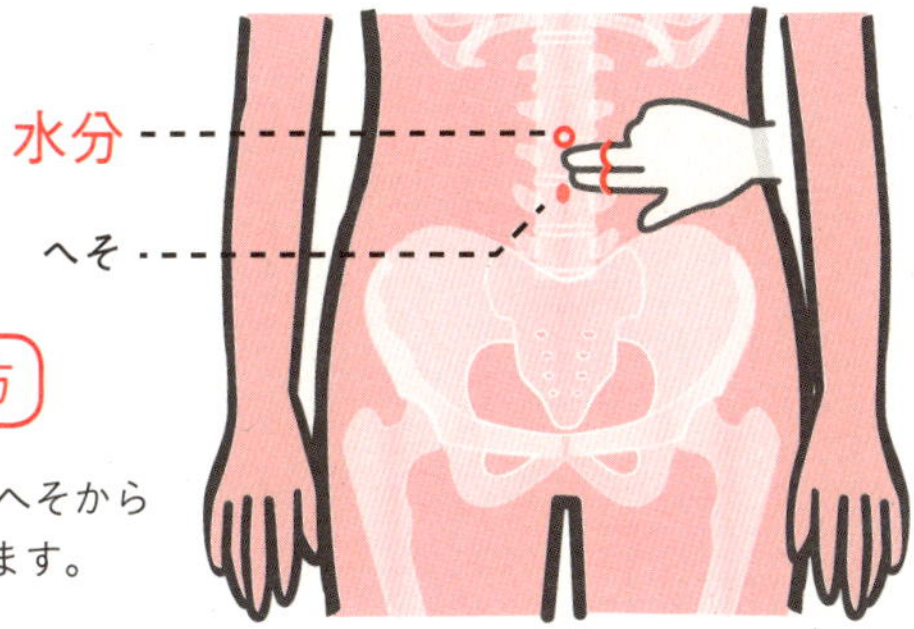

前面

見つけ方

体の正中線上で、へそから指2本分上にあります。

その他の効果
- □ ひざ痛
- □ 坐骨神経痛
- □ 高血圧

押し方

親指をツボに当てて6〜8回、息を吐きながら背中に向かってゆっくり押し、息を吸いながらゆるめます。

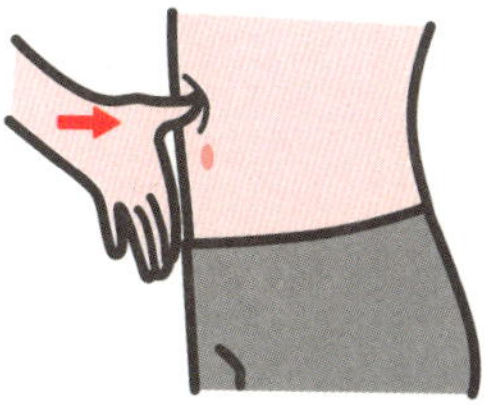

福辻先生のツボコラム 20

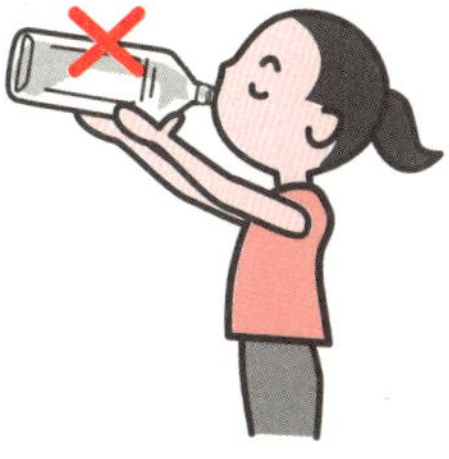

水の飲み過ぎに要注意

むくみに悩む患者さんは水分をとり過ぎていることが多いです。最近は「1日に2ℓの水を飲みましょう」などといわれていますが、特に女性には、必要以上の水分摂取はむくみや冷え、不妊症などにつながります。1日に5〜6回以上トイレに行く人は水分のとりすぎなので、控えるようにしましょう。

「バストアップに効く」

陥谷

［かんこく］
足の陽明胃経

山間の谷の意味。足の甲の骨の間のくぼみに位置することから。

その他の効果
□頭痛
□腹痛
□食あたり

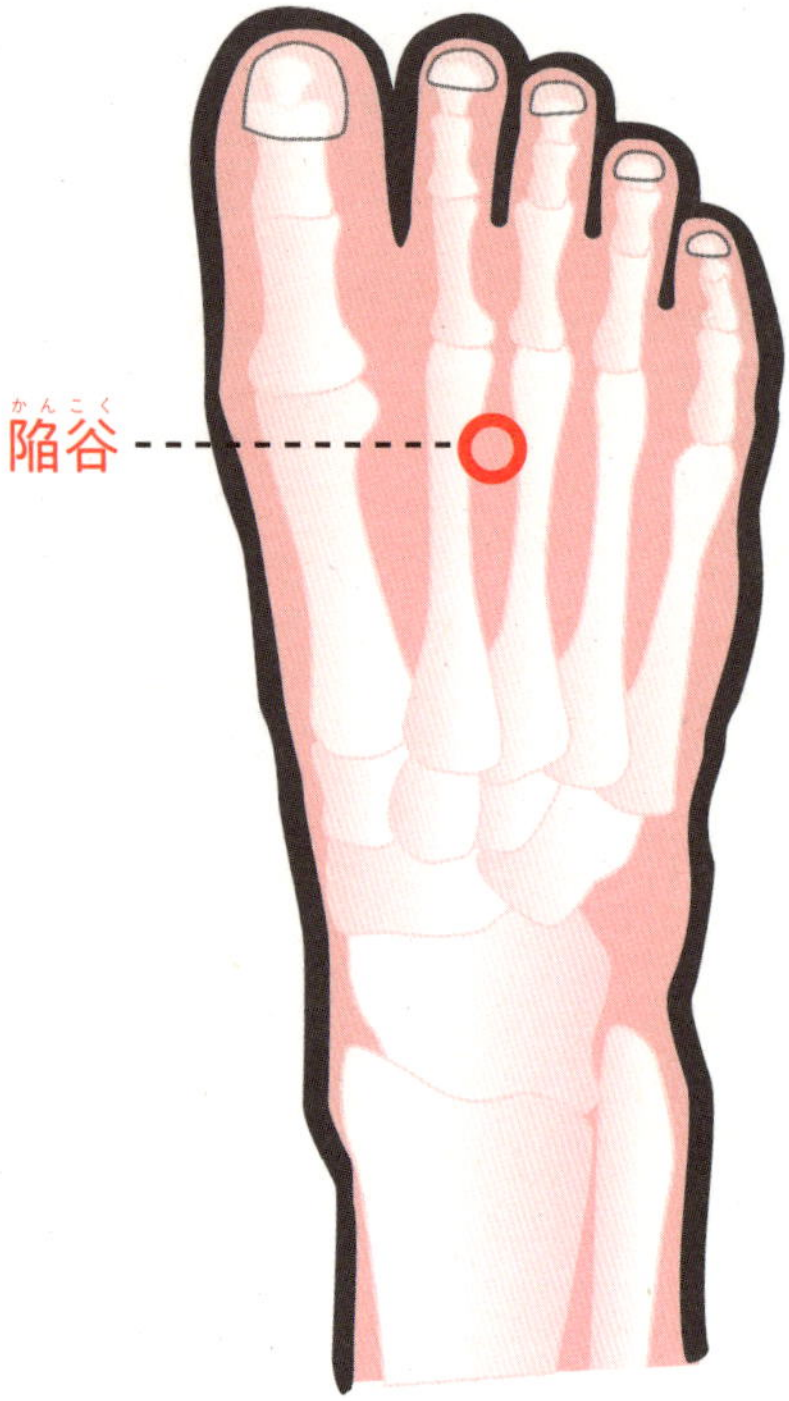

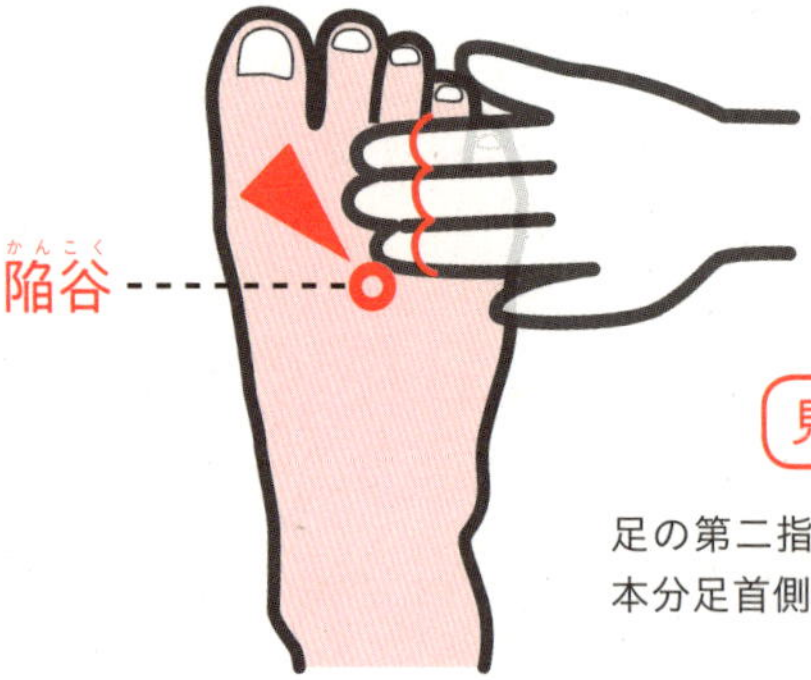

見つけ方

足の第二指と三指の間から指3本分足首側のくぼみにあります。

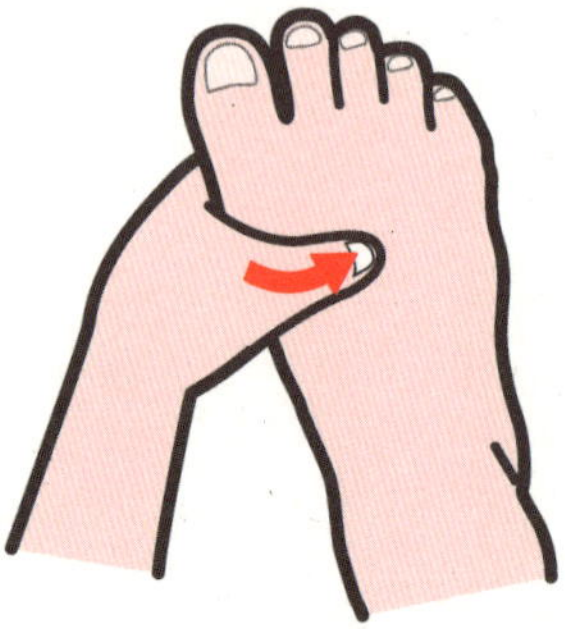

押し方

親指をツボに当てて6～8回、息を吐きながら足裏に向かってやや強めに押し、息を吸いながらゆるめます。左右どちらも行います。このツボの周囲は胸に刺激が伝わる「反射区」になっているので、一帯をよくもみましょう。

大胸筋やクーパー靭帯の衰えによって張りが失われる

バストの下垂の主な原因は老化によって大胸筋が衰えて、張りがなくなること。背中の筋肉が衰えると猫背になり、胸からおなかにかけての筋肉が縮んで大胸筋がたるみ、バストを支えるクーパー靭帯もだらんと伸びてしまいます。逆に年をとっても姿勢がいい人は大体美しいバストラインをキープしています。

「陥谷」は首や肩の緊張をほぐし、胸回りの血行を良くして、張りのあるバストを作るツボ。「屋翳」は乳腺を刺激して女性ホルモンの分泌を促すツボで、乳腺症にも効果があります。

こんなツボも効果的！

屋翳
［おくえい］
足の陽明胃経

胸に2つあり、心臓と肺を覆い隠す位置にあることから命名。

その他の効果
- □制汗
- □乳腺症
- □肋間神経痛

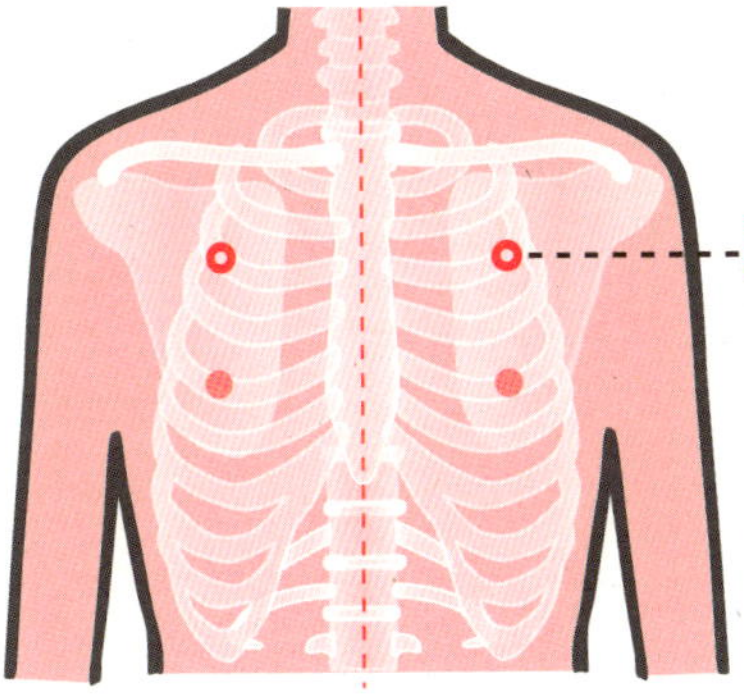

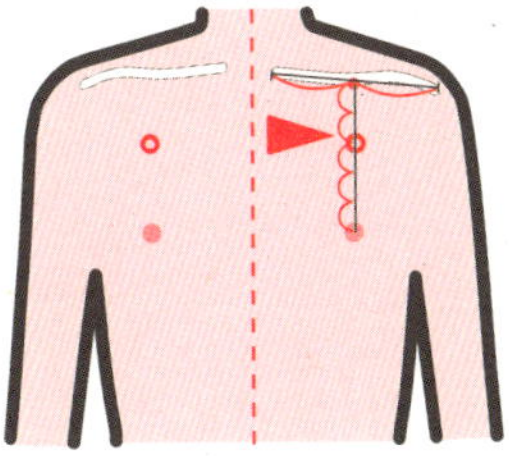

見つけ方

乳首から鎖骨に向かって真上にたどった線上、下から5分の3（中間より少し上）のところにあります。

押し方

中指をツボに当てて6～8回、息を吐きながらゆっくり押し上げ、息を吸いながらゆるめます。左右どちらも行いましょう。

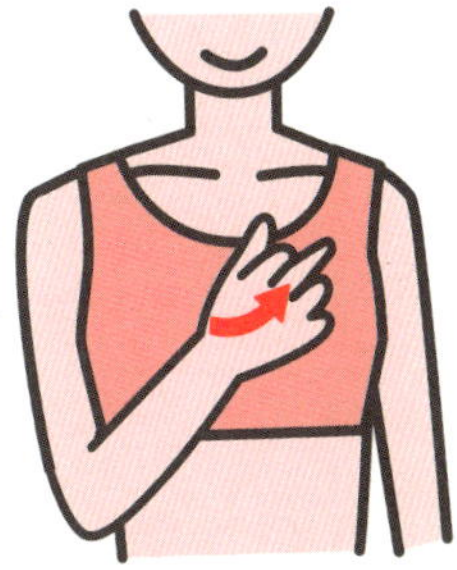

こんな方法も！

右の手のひらを左の鎖骨の下に置き、肩から前に垂れ下がってきた胸の筋肉を背中に戻すようにして、手のひら全体で押し上げます。肩の上で10秒キープした後、肩をぎゅっとつかみます。左右5回ずつ繰り返しましょう。

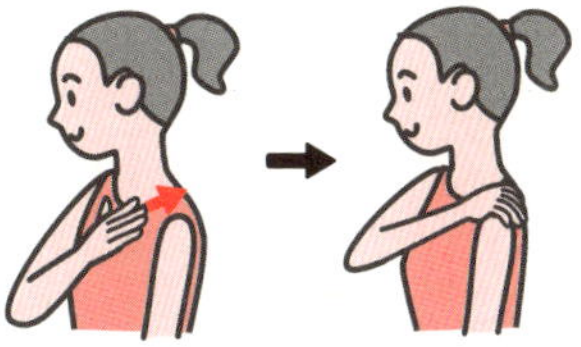

【ヒップアップに効く】

その他の効果
□腰痛
□足のむくみ
□ぎっくり腰

環中

【かんちゅう】
奇穴

お尻の中央。筋肉に緊張をもたらし、肺機能を高める効果がある。

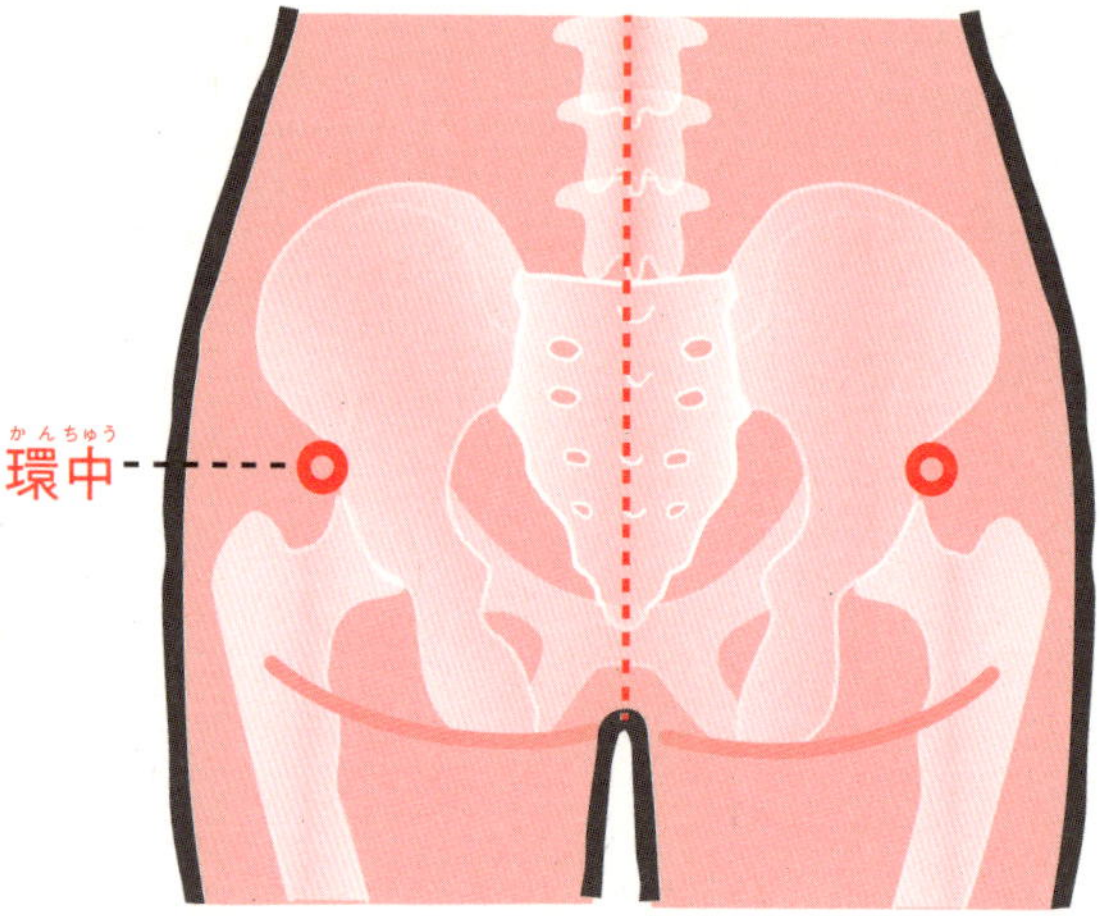

見つけ方

立ってお尻に力を入れたときにへこむ場所（お尻のえくぼ）にあります。

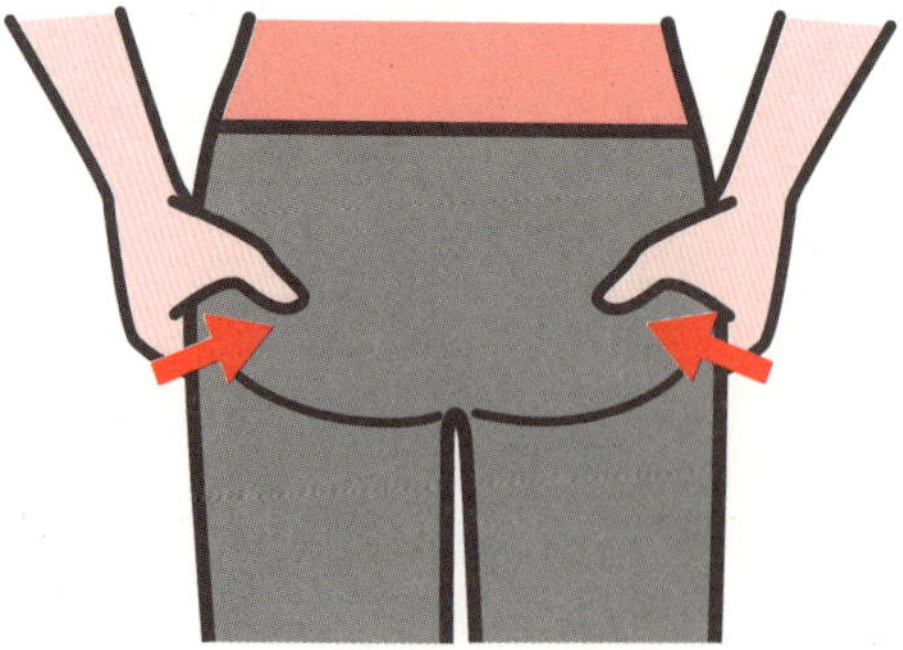

押し方

親指を左右のツボに当てて6～8回、息を吐きながらお尻の中心に向かって押し、息を吸いながらゆるめます。

お尻のこりをほぐし脂肪の燃焼を促す

ヒップアップには筋肉のエクササイズも大切ですが、ツボ押しによってお尻まわりの筋肉をほぐし、血行がよくなると、老廃物や余分な水分、脂肪などが流れやすくなって、セルライトの解消や引き締めにつながります。

特にデスクワークなどで座る時間が長い人は血流が滞り、お尻の筋肉が硬くなりやすいので、ツボ押しの習慣をつけましょう。

「環中」のツボはお尻のこりをほぐし、脂肪を燃焼しやすくしてくれます。「環跳」はお尻の筋肉の血行を良くして、ヒップアップにつなげるツボです。

こんなツボも効果的！

環跳【かんちょう】足の少陽胆経

臀部の外側。経絡の通りをよくして気の流れを改善する。

その他の効果
□足の痛み
□ひざの痛み
□股関節痛

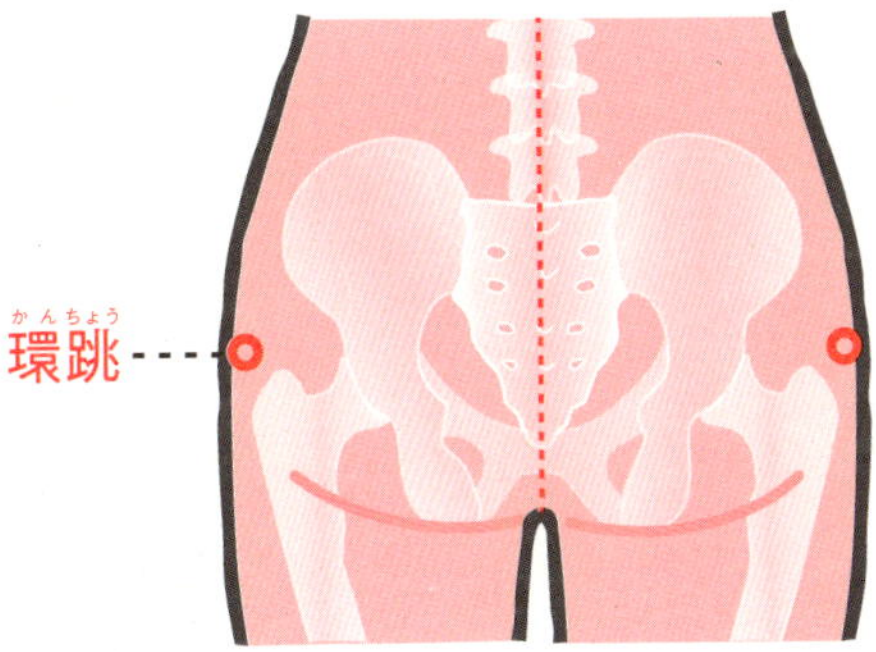

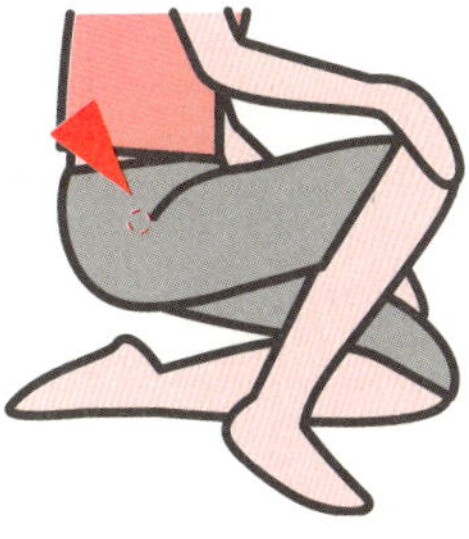

見つけ方

しゃがんだときにそけい部にできるしわの先端にあります。

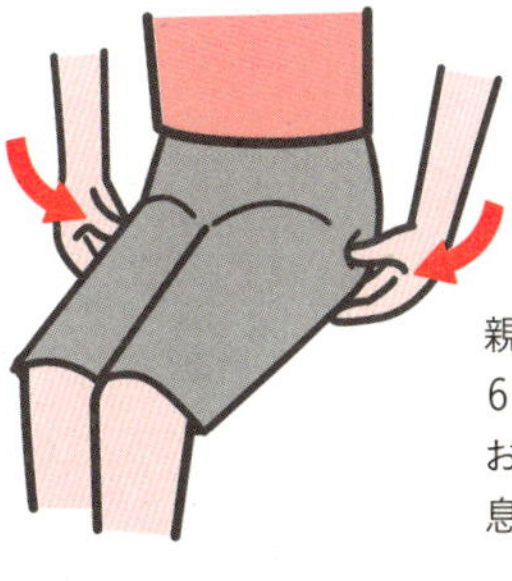

押し方

親指を左右のツボに当てて6～8回、息を吐きながらお尻の中心に向かって押し、息を吸いながらゆるめます。

こんな方法も！

足を肩幅に開いて立ち、手を腰に当てます。ひざを伸ばして足を後ろに上げて、10秒キープ。足が外側に開かないように、まっすぐ上げましょう。左右とも3回ずつ行います。

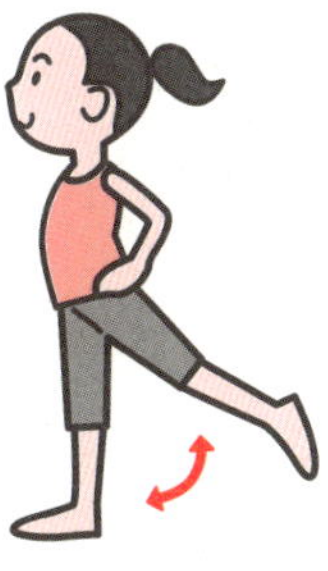

［しみ・しわに効く］

その他の効果
□腰痛
□足関節痛
□憂鬱感

中封

［ちゅうほう］
足の厥陰肝経

内くるぶしに位置し、気の巡りを改善して下腹部痛などを抑える。

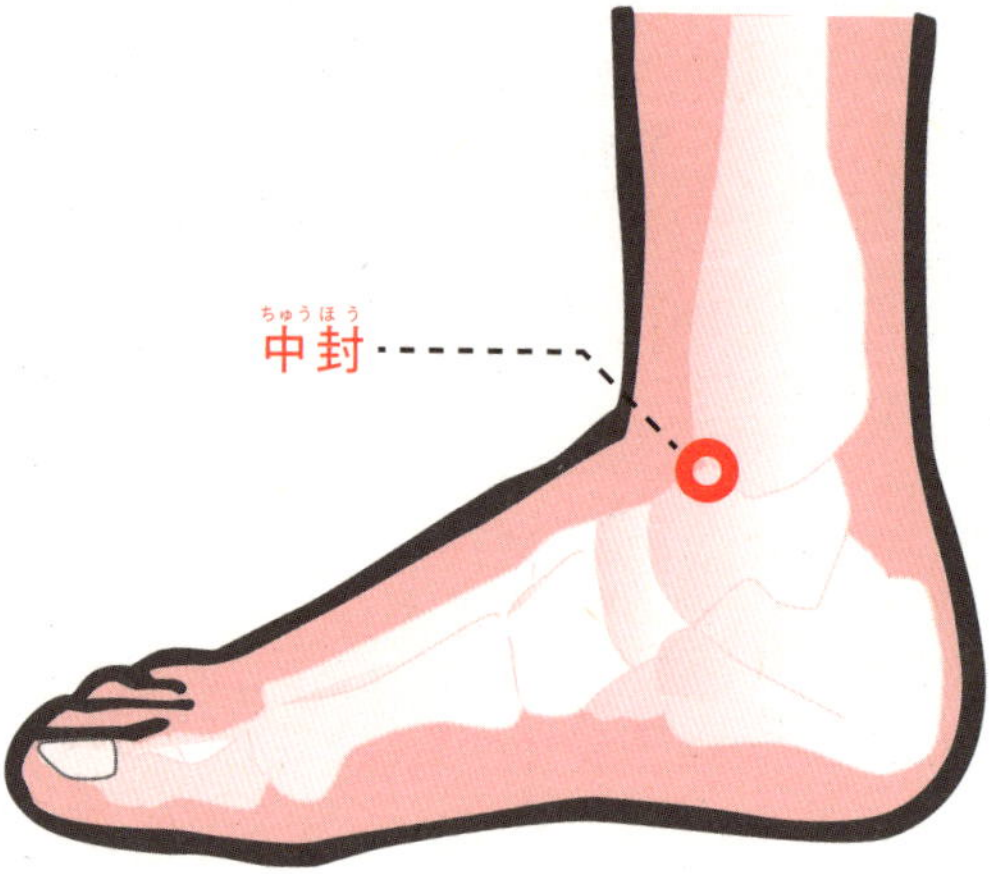

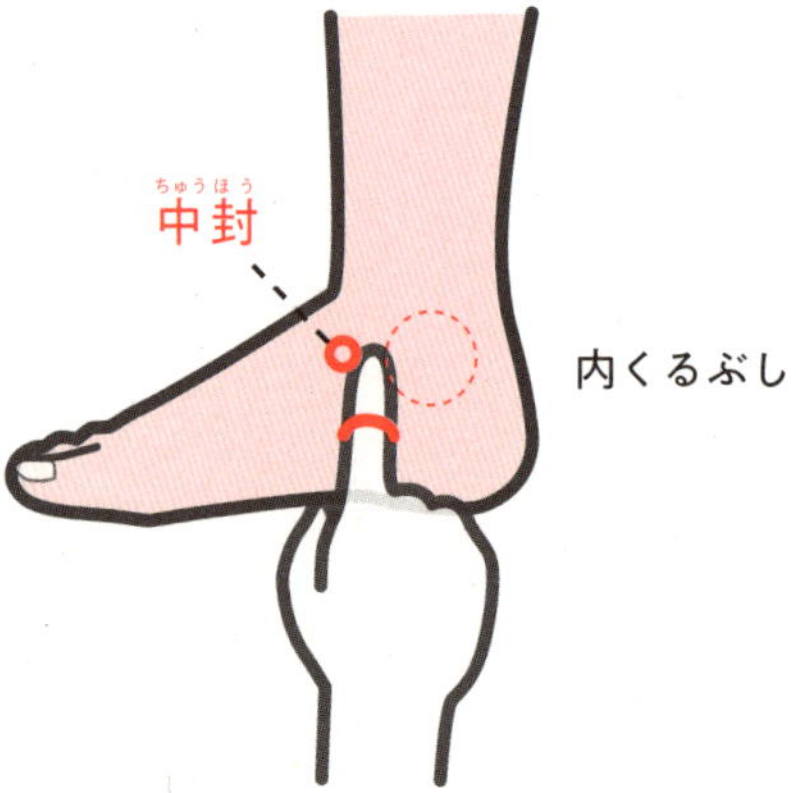

見つけ方

内くるぶしから足の親指方向へ指1本分のところにあります。足首を甲側へ持ち上げると、少しくぼむところです。

押し方

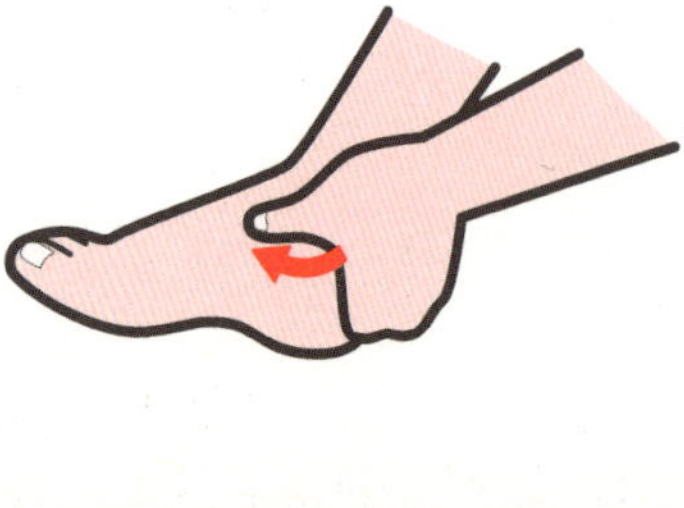

親指をツボに当てて6〜8回、ゆっくり息を吐きながら足の中心に向かって押し、息を吸いながらゆるめます。左右どちらも行いましょう。

肌の新陳代謝を上げて張りと透明感を実現

東洋医学では、しみは肝臓の不調からくるといわれています。肝斑というしみの種類もあるように、肝臓の解毒作用で悪いものを体外に排出できないと、しみができやすくなります。肝経のツボ「中封」で毛細血管の血流を促して、しみやくすみを改善しましょう。

一方、しわは脾臓の弱りからくることが多く、肌の新陳代謝を良くすることが大切です。脾経のツボ「大都」で血液やリンパの流れを改善し、肌に水分と栄養をたっぷり届け、肌の張りをよみがえらせましょう。

こんなツボも効果的！

大都 ［だいと］ 足の太陰脾経

足の親指付近。脾や胃の機能を高めて水分排出や精神安定に効く。

その他の効果
- □むくみ
- □胃腸炎
- □口内炎

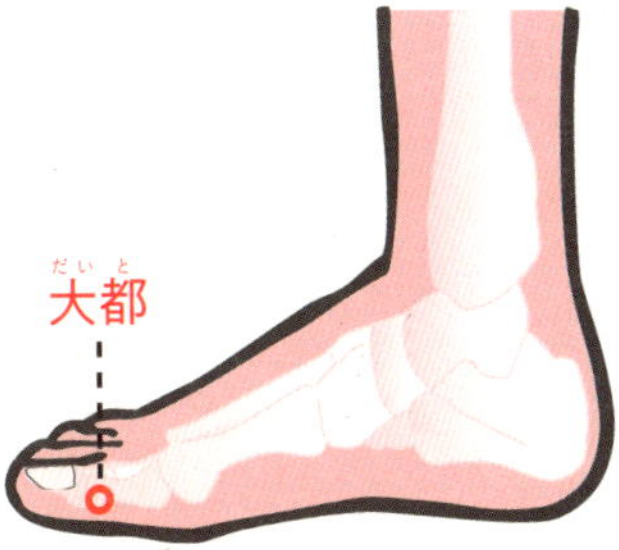

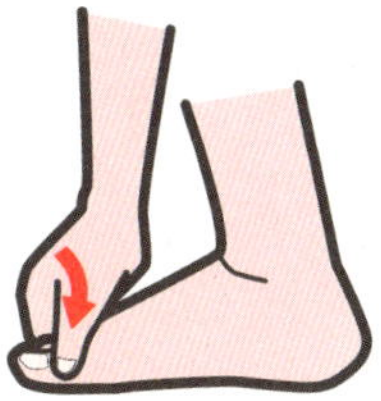

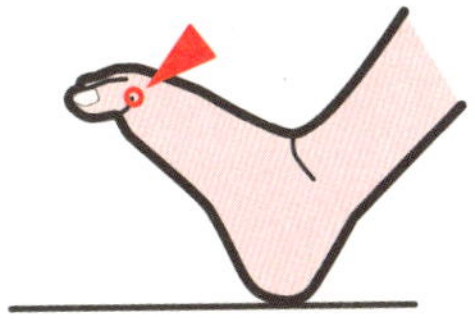

押し方

親指をツボに当てて6～8回、息を吐きながら足の中心に向かって強めに押し、息を吸いながらゆるめます。左右どちらも行いましょう。

見つけ方

足の甲と裏の境目で、足の親指の付け根の丸い骨のつま先側のくぼみにあります。足の親指を曲げるとできる太い横じわの先端です。

こんな方法も！

しわの予防には、顔の筋肉を鍛えることが大切。大きく口を開けて、ゆっくり「あ」「い」「う」「え」「お」と言ってみましょう。10回ほど繰り返します。

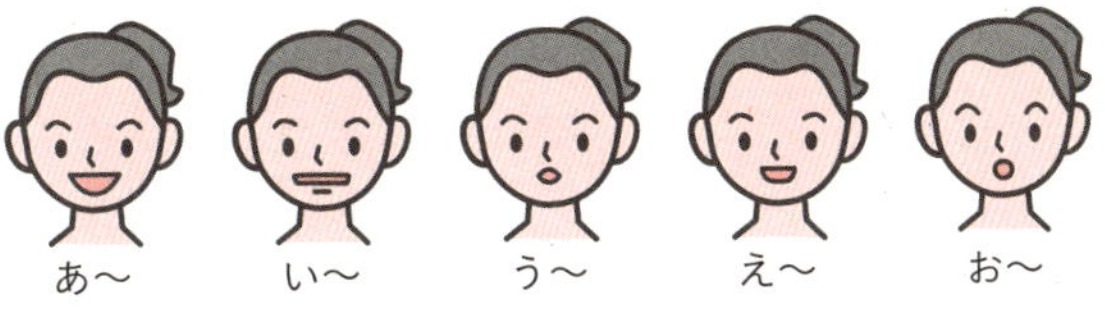

乾燥肌に効く

その他の効果
□ 生理不順
□ 冷え性
□ ひざの痛み

陰谷

［いんこく］
足の少陰腎経

ひざの後方。陰は体の後ろ側。
ひざの裏側のくぼみの意味。

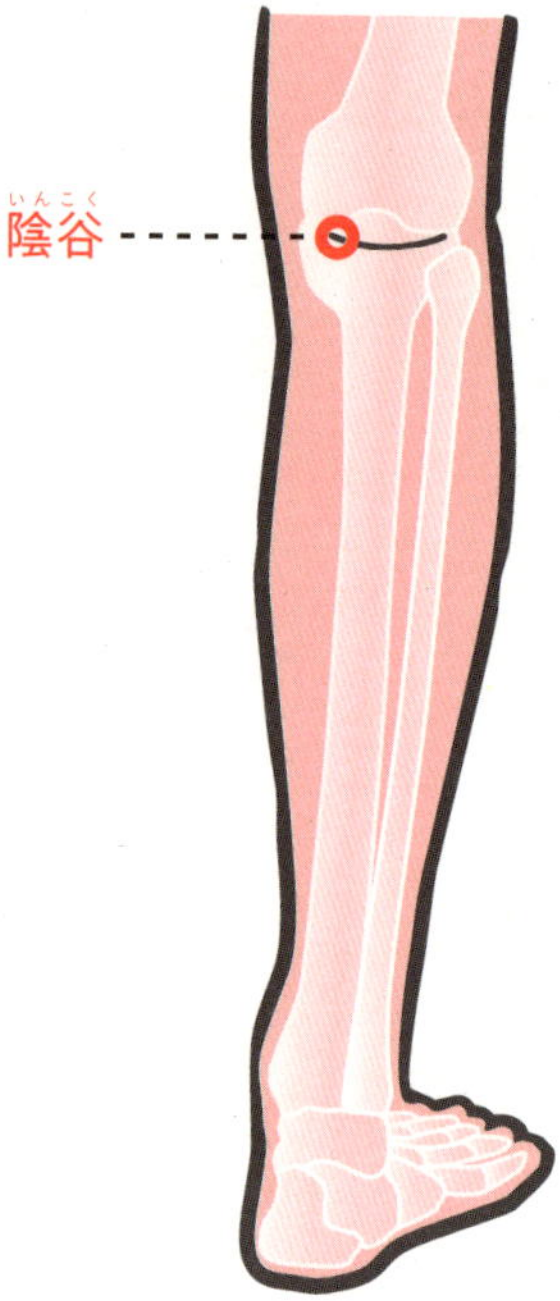

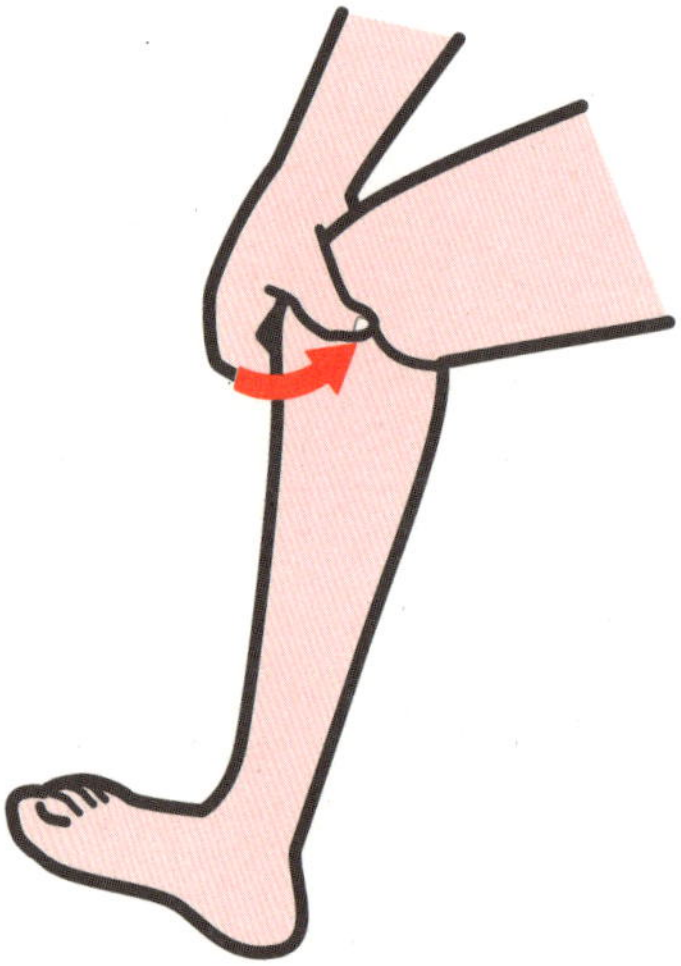

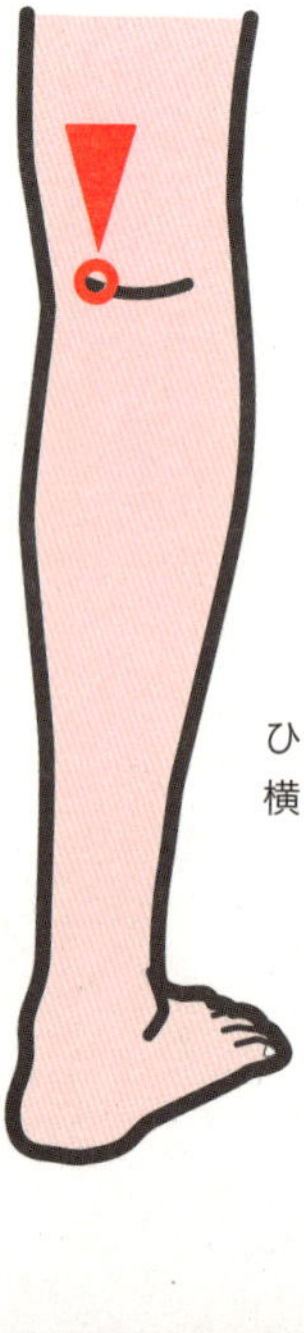

見つけ方

ひざを曲げるとひざ裏にできる横じわの親指側の端にあります。

押し方

座ってひざを軽く曲げ、親指をツボに当てて6〜8回、ゆっくり息を吐きながら脚の中心に向かって押し、息を吸いながらゆるめます。左右どちらも行いましょう。

水分の代謝を高め肌のうるおいアップ

乾燥肌とは、肌の水分や皮脂が不足している状態。赤ちゃんの頃は誰でもうるおいのあるプルプルの肌ですが、加齢や紫外線などの影響で、だんだん保水力が落ち、皮脂の分泌も減って、肌がカサカサしたり、かゆくなったりします。

東洋医学では、腎臓の不調から乾燥肌になると考えられています。腎経で最もよく使われる「陰谷」のツボはホルモンの分泌を調整し、肌にうるおいを与えます。「尺沢」は肺に活力を与え、水分の循環をよくして、乾燥肌を防いでくれるツボです。

こんなツボも効果的！

尺沢

［しゃくたく］
手の太陰肺経

前腕部のくぼんだ位置にある。せきを止めるのに効果のあるツボ。

その他の効果

- □せき
- □鼻水
- □ひじの関節痛

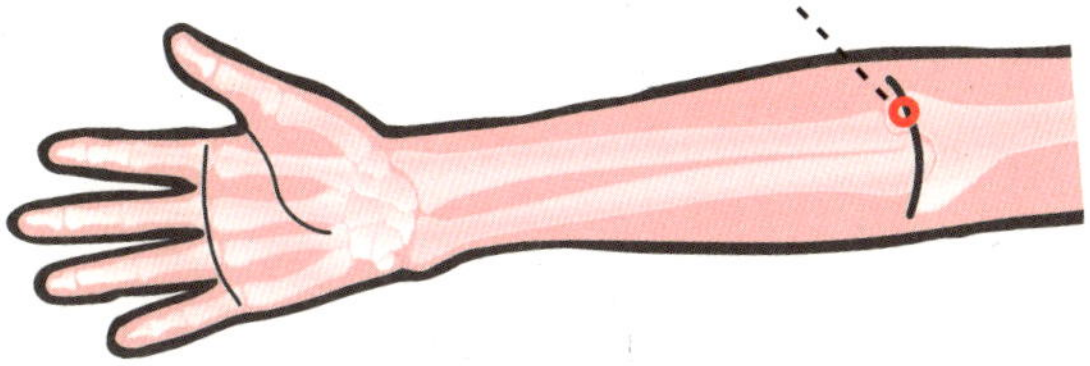

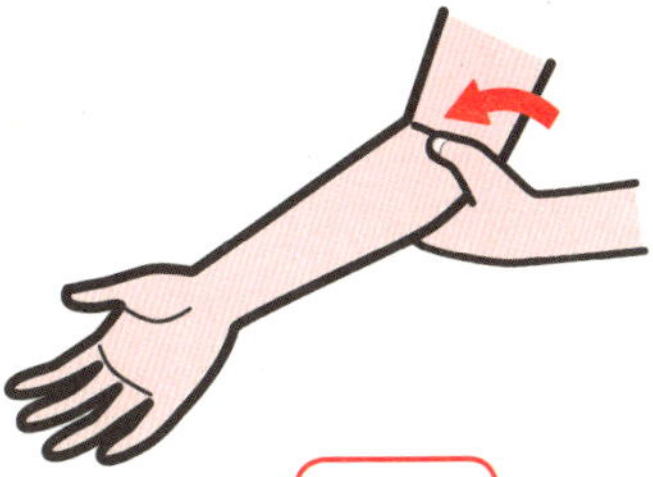

押し方

親指をツボに当てて左右6〜8回ずつ、息を吐きながら腕の中心に向かって押し、息を吸いながらゆるめます。左右どちらも行いましょう。

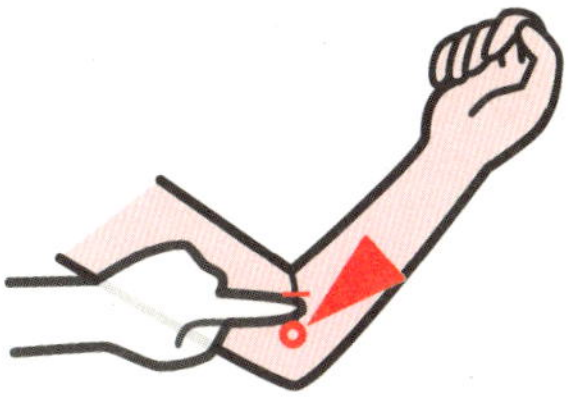

見つけ方

ひじを曲げるとできる横じわの上、しわの中心から指1本分親指寄りのくぼみにあります。

福辻先生のツボコラム 21

熱すぎるお風呂に要注意

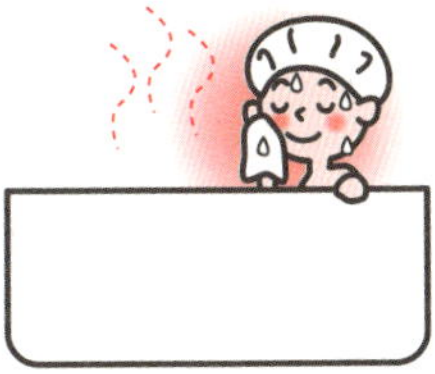

42度以上の高温のお風呂に長く浸かると、肌に必要な脂質が奪われます。また、ナイロンタオルなどによるこすりすぎ、洗浄力の強すぎる石鹸で洗うと、肌のバリア機能が低下することがあるので気をつけましょう。入浴後はローションなどで保湿を心掛けてください。

「髪の傷み・抜け毛に効く」

玉枕

［ぎょくちん］
足の太陽膀胱経

後頭部の一番隆起したところにあるツボ。

その他の効果
□鼻づまり
□鼻血
□疲れ目

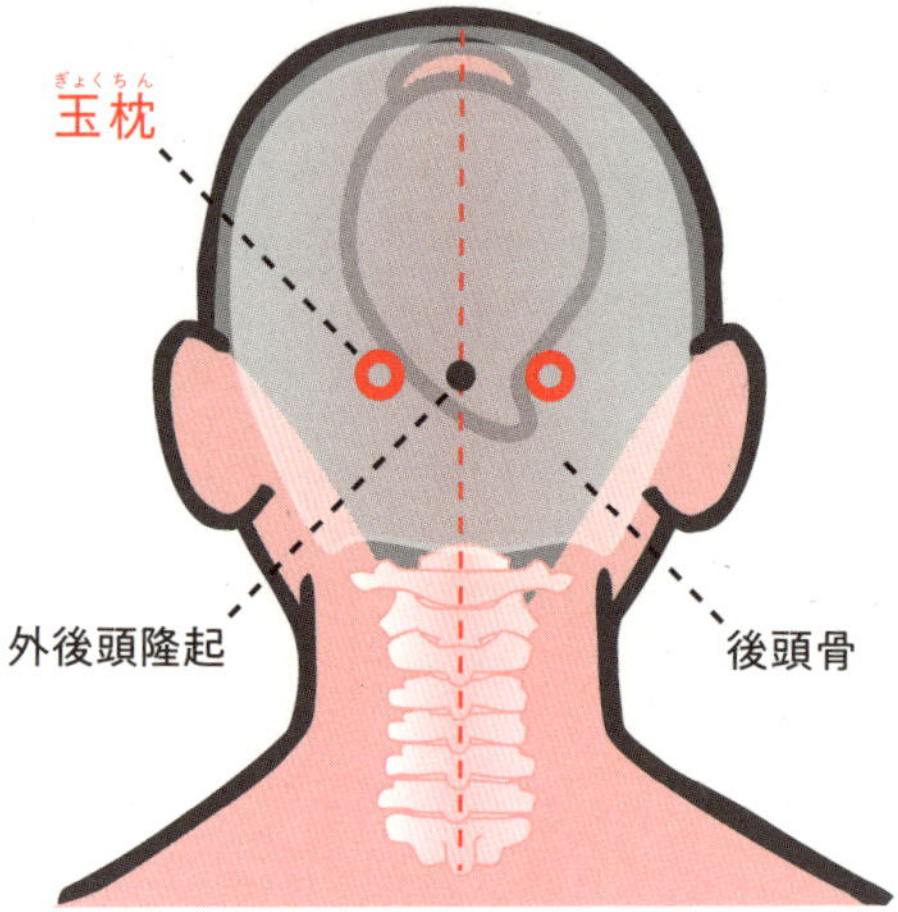

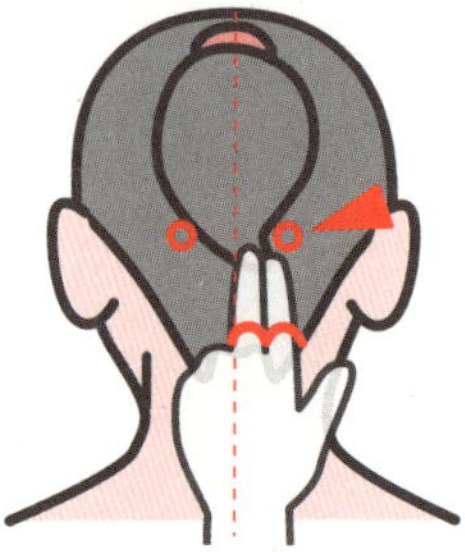

見つけ方

後頭部の一番出っ張ったところ（外後頭隆起）から、左右に指2本分の場所にあります。

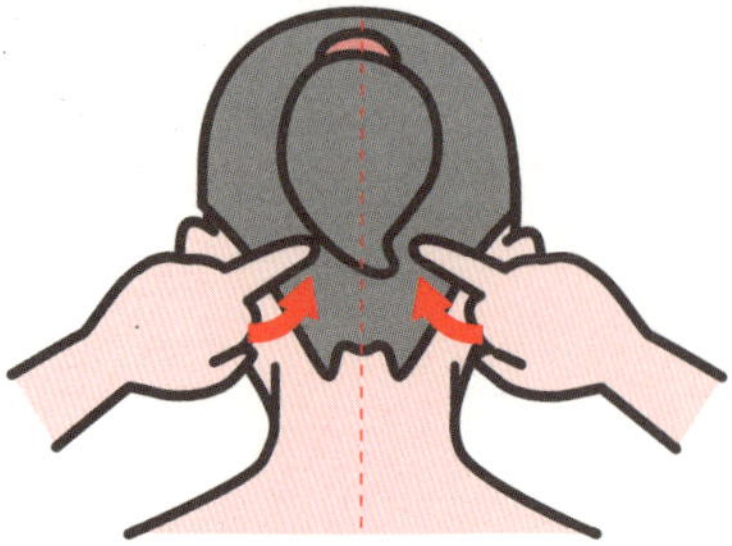

押し方

中指を左右のツボに当てて6〜8回、息を吐きながら頭の中心に向かって押し、息を吸いながらゆるめます。

頭部の血行を促し地肌を健康に

髪が傷んだり抜けたりする主な原因は頭部の血行不良です。肩や首がこっていると、頭部の血流も悪くなるので気をつけましょう。最近はストレスから抜け毛に悩む人も少なくありません。また、甘いものや塩分のとり過ぎも髪にはよくありません。栄養バランスのよい食生活を心がけましょう。

「玉枕」は老廃物を流し、地肌を健康にして、髪の痛みや抜け毛を防ぐツボ。「健脳」のツボは頭部の血行を改善し、頭や脳の疲れもとってくれます。

こんなツボも効果的！

健脳【けんのう】

奇穴

首と頭蓋骨の間の左右にある。頭部の血行不良を改善する。

その他の効果

- □肩こり
- □集中力アップ
- □認知症

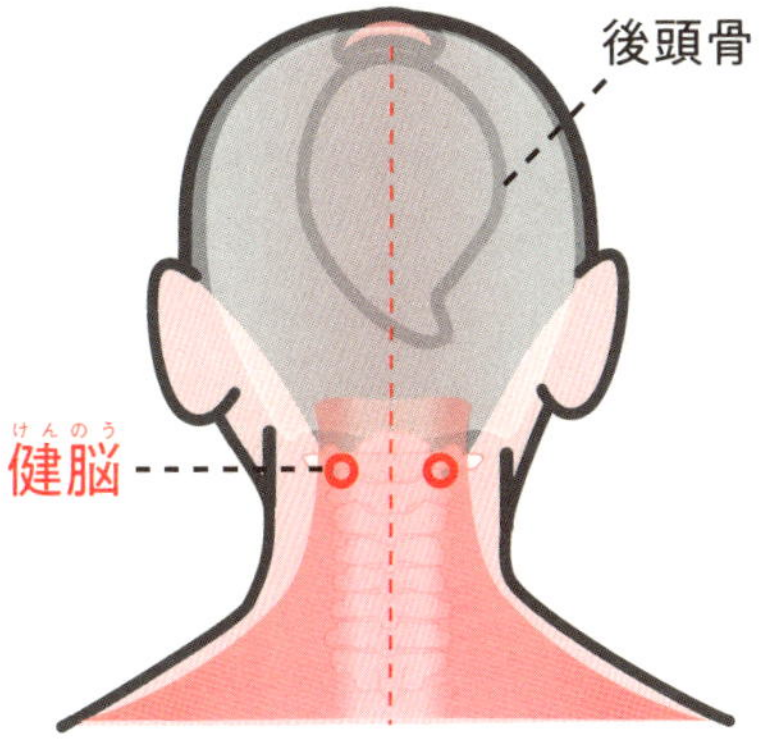

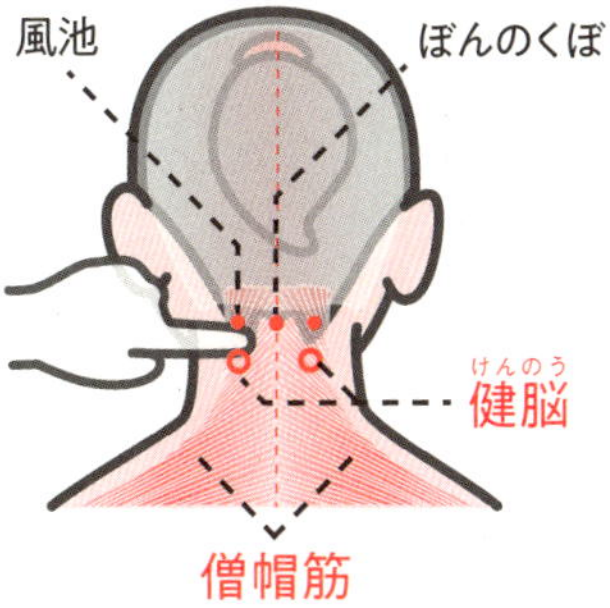

見つけ方

後頭骨の下縁（髪の生え際）の中央に「ぼんのくぼ」という凹みがあり、そこから左右に指2本分のところに風池のツボ（P98）があります。そこから指1本分下が健脳です。

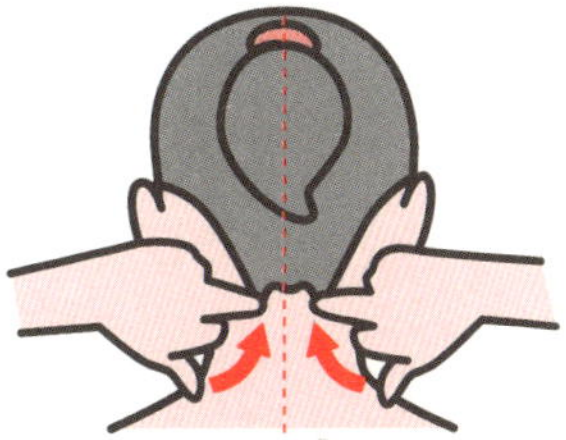

押し方

両手の中指を左右のツボに当てて6〜8回、息を吐きながら頭の中心に向かって押し上げ、息を吸いながらゆるめます。

こんな方法も！

頭部の血行をよくするために、日ごろから気づいたときに手の指で頭をタッピングするようにしましょう。同時に指の腹で頭皮をマッサージすると一層効果的です。

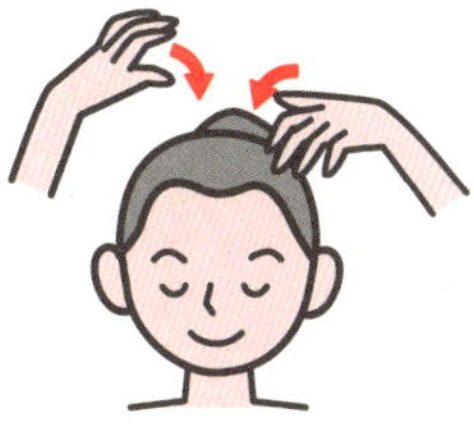

福辻鋭記
（ふくつじ・としき）

福井県敦賀市出身。アスカ鍼灸治療院院長。日中治療医学研究会会員。日本大学芸術学部、東洋鍼灸専門学校卒業。鍼灸にカイロプラクティックや整体も取り入れた独自の治療法が評判となり、TBS「水曜スペシャル」で"日本の名医50人"に選ばれる。鍼灸による美容技術と理論を研究し、美容鍼灸のパイオニアとして、ダイエットや美容、健康関連の書籍やテレビなどで幅広く活躍中。著書多数。

体が整う ツボの解剖図鑑

2019年6月27日 初版第1刷発行
2024年7月30日 第3刷発行

著者 福辻鋭記
発行者 三輪浩之
発行所 株式会社エクスナレッジ
https://www.xknowledge.co.jp/
〒106-0032
東京都港区六本木7-2-26
問合先 編集 TEL.03-3403-6796
FAX.03-3403-0582
販売 TEL.03-3403-1321
FAX.03-3403-1829
info@xknowledge.co.jp